言語聴覚士のための臨床実習テキスト

成人編

深浦順一・爲数哲司・内山量史 編著

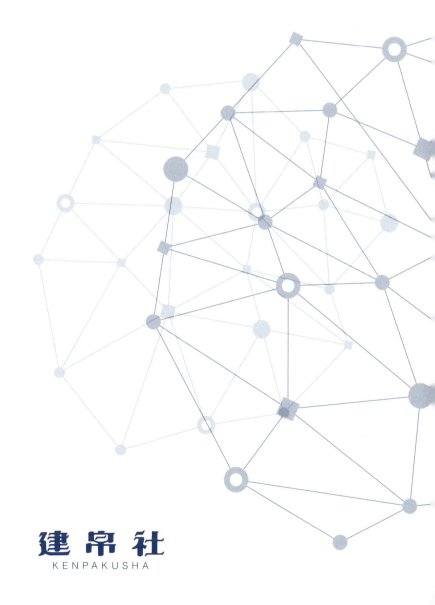

建帛社
KENPAKUSHA

序　文

　言語聴覚士の養成教育において，臨床実習は重要な役割を担っている。特に最終学年で実施される総合臨床実習は，病院・施設等で言語臨床を行う言語聴覚士となる上で特に重要な位置を占めている。臨床実習実施上の一つの基準として，臨床実習指導者，養成校教員向けには一般社団法人日本言語聴覚士協会が2004年に作成し，2010年に改訂した「臨床実習マニュアル」がある。しかし，臨床実習に参加する養成校の学生に焦点を当てた教科書は，これまでに刊行されていないのが現状であった。臨床実習が効果的に実施されるためには，学生が明確な目的・目標意識をもって実習に参加することが必要であり，また臨床実習指導者も養成校における臨床実習の内容や到達目標の確立，そして養成校の方針に賛同し，後進の育成に努めるという倫理的視点と自らの資質向上の視点から指導することが必要である。

　本書は，臨床実習に出る学生を対象に，実習で十分な成果を上げてもらうことを願い企画したものである。実習に臨むにあたり必要となる最低限の知識と，実習の成果報告として採用されている症例報告書の作成について重点的に取り上げた。具体的には，実習の概要，目的や各領域の基礎的知識を解説した後に，領域別に代表的な障害について見本症例を用いたケーススタディを展開し，症例検討，評価と報告書の作成手順などを掲載し，臨床実習に結び付けられるような内容とした。また，成人領域の実習と小児領域の実習とでは異なる側面があるため，姉妹本『言語聴覚士のための臨床実習テキスト（小児編）』とともに二分冊とした。

　本書（成人編）では，情報収集に関してそれぞれの項目のもつ目的を丁寧に説明している。また，ケーススタディは失語・高次脳機能障害や摂食・嚥下障害にとどまらず，耳鼻咽喉科領域の音声障害や聴覚障害にも紙面を割き，言語聴覚士が担当する分野を網羅するよう努めた。

　本書は，多くの言語聴覚士の力をお借りして完成した。お忙しい中ご協力いただいたことに御礼を申し上げます。実習に関する基本的知識の各章は，その道の第一人者の先生方にご執筆いただいた。学生の皆さんにとってはしっかりと理解していただきたいところである。またケーススタディは，臨床現場の最前線で活躍する先生方にモデルケースとその報告書の作成例を提供いただいた。本書をご活用いただき，限られた時間の中で行われる実習をより充実した内容で実施できるように貢献できれば幸いである。

　細心の注意を払い編纂したが，不十分な点が残ることと考えている。いったん世に出し読者の皆さんの評価を受け，よりよい実習書にしていきたいと願っている。

2017年4月

編著者　深浦　順一
　　　　爲数　哲司
　　　　内山　量史

目 次

第1章 臨床実習の概要 — 1

① 臨床実習の目的 — 2
1. 臨床現場で求められている水準 — 2
2. 実習の内容とそれを通して得られるもの — 2
3. 実習に臨むにあたって — 3

② 臨床実習の種類と目標 — 4
1. 観察実習 — 4
2. 臨床評価実習 — 4
3. 総合臨床実習 — 5

第2章 情報収集の項目と方法およびその解釈 — 7

① 基礎情報 — 8
1. 一般的情報 — 8
2. 医学的情報 — 9

② 現症に関する情報 — 11
1. 観察によって得られる情報 — 11
2. 質問紙による情報取集 — 12
3. 他職種からの情報収集 — 12
4. 検査により得られた結果からの情報 — 13
5. ベッドサイドにおける情報収集の一例 — 16

③ 国際生活機能分類（ICF） — 17
1. 障害のとらえ方とICFの特徴 — 17
2. 生活機能について — 18
3. 障害と各レベルの関係（マイナスをプラスの中に位置づける） — 19
4. 「している活動」と「できる活動」 — 20

5．生活機能と因子（健康状態・環境因子・個人因子） ……………………………… 20
6．各生活機能の関係（相互依存性と相対的独立性） ………………………………… 21
7．目標設定について ……………………………………………………………………… 23

第3章 言語聴覚療法の評価・診断の知識 ———————————— 27

① 失語症領域 …………………………………………………………………………… 28

1．評価・診断の目的と留意点 …………………………………………………………… 28
2．評価の流れ ……………………………………………………………………………… 28
3．評価の過程における留意点 …………………………………………………………… 30
4．結果の分析における留意点 …………………………………………………………… 31
5．問題点の抽出における留意点 ………………………………………………………… 32
6．合併することの多い障害との鑑別診断 ……………………………………………… 32

② 高次脳機能障害領域 ……………………………………………………………… 34

1．はじめに ………………………………………………………………………………… 34
2．学術用語としての高次脳機能障害 …………………………………………………… 34
3．行政的定義による高次脳機能障害 …………………………………………………… 38
4．高次脳機能障害の評価法および診断の留意点 ……………………………………… 38

③ 発声発語障害領域 ………………………………………………………………… 40

A 音声障害 …………………………………………………………………………… 40

1．評価・診断の留意点 …………………………………………………………………… 40
2．評価の流れ ……………………………………………………………………………… 40
3．評価・診断の実際 ……………………………………………………………………… 41
4．治療と再評価 …………………………………………………………………………… 42

B 成人構音障害 ……………………………………………………………………… 43

1．運動障害性構音障害 …………………………………………………………………… 43
2．器質性構音障害（舌癌術後） ………………………………………………………… 45

④ 摂食・嚥下障害領域 ……………………………………………………………… 47

1．評価の目的と意義 ……………………………………………………………………… 47
2．スクリーニング検査の適応と留意点 ………………………………………………… 47
3．嚥下造影検査，嚥下内視鏡検査の適応と留意点 …………………………………… 48
4．摂食嚥下機能・障害の総合評価 ……………………………………………………… 50

5 成人聴覚障害領域（高齢者） ... 52

1. 高齢期難聴の基礎知識 ... 52
2. 聴覚リハビリテーションにおける言語聴覚士の役割 ... 53
3. 評価 ... 53
4. 訓練 ... 54

6 評価・診断のまとめ方（ケースレポートのまとめ方） ... 56

1. 評価・診断の整理 ... 56
2. 記載すべき内容 ... 57
3. 書き方の留意点 ... 60

第4章 ケーススタディ ... 63

1 失語症領域 ... 64

- **A** ブローカ失語 ... 64
- **B** ウェルニッケ失語 ... 72
- **C** 全失語 ... 81
- **D** 伝導性失語 ... 90

2 高次脳機能障害領域 ... 101

- **A** 脳外傷後の高次脳機能障害 ... 101
- **B** 遂行機能障害 ... 111
- **C** 記憶障害 ... 119
- **D** 社会的行動障害（病因不問，非言語性コミュニケーション障害含む） ... 127
- **E** 注意障害 ... 135
- **F** アルツハイマー型認知症（レビー小体型認知症との鑑別） ... 144

3 構音障害領域 ································· 152

- **A** 一側性上位運動ニューロン性（UUMN）構音障害 ································· 152
- **B** 運動低下性構音障害（パーキンソン病） ································· 158
- **C** 失調性構音障害 ································· 166
- **D** 混合性構音障害（ALS） ································· 173

4 摂食・嚥下障害領域 ································· 180

- **A** 偽性球麻痺性嚥下障害 ································· 180
- **B** ワレンベルグ症候群による嚥下障害 ································· 188
- **C** 頭頸部癌術後の嚥下障害 ································· 196
- **D** 神経難病の摂食・嚥下障害 ································· 203

5 耳鼻咽喉科領域 ································· 211

- **A** 音声障害（ケース1　筋緊張性発声障害（過緊張性発声障害）） ································· 211
- **B** 音声障害（ケース2　声帯結節） ································· 220
- **C** 成人聴覚障害 ································· 227

6 生活行為向上マネジメント症例 ································· 236

- **A** ICFを用いたリハビリ後の社会参加の例① ································· 236
- **B** ICFを用いたリハビリ後の社会参加の例② ································· 246

第1章

臨床実習の概要

臨床実習の目的

　言語聴覚士の卒前教育は，社会人として必要な教養科目，医療・福祉の専門職として必要な基礎科目，言語聴覚士として必要な専門科目，そして臨床教育としての演習と臨床実習から構成されている。

　臨床実習はいろいろな名称で呼ばれているが，観察実習，評価実習，総合臨床実習などがある[1]。これらの実習が各学年で系統的に提供されることで，言語聴覚障害や摂食嚥下障害についての知識と臨床経験をまったくもたずに入学した学生が，さまざまな臨床的体験を通して言語聴覚士となる準備をしていくことになる。特に最終学年で実施される総合臨床実習は卒前教育の総仕上げとなる重要な段階である。

1．臨床現場で求められている水準

　一般社団法人日本言語聴覚士協会言語聴覚士養成教育モデル・コア・カリキュラム諮問委員会の調査[2]によれば，入職時の言語聴覚士の現状の到達度は職場の先輩の指導を受けながら基本的臨床を実施する水準で，独立して臨床が行えるには3か月～1年程度かかっている。理想としては入職時に先輩からの助言程度で基本的臨床が実施できる水準が求められており，卒業時までにその水準に到達する努力を行う必要がある。

　入職時までに理想的な水準に到達するためには，講義などで身につけた知識，演習・実習で身につけた臨床態度と臨床技能が十分に備わった状態でなければならない。つまり，最終学年における総合臨床実習の到達目標は，この理想的な水準（入職時に先輩の助言程度で基本的臨床が実施できる水準）に到達することにある。

2．実習の内容とそれを通して得られるもの

　総合臨床実習で実施される内容は，1）患者および家族，関係職種からの情報収集，2）検査の実施，3）得られた情報と検査結果を分析・統合して行う評価（言語病理学的診断，問題点の抽出と訓練・指導・支援計画の作成），4）評価報告書の作成，5）訓練の実施と再評価であり，一連の臨床過程を体験する。

　また，正確な臨床記録の作成やリスク管理，チームアプローチについても学ぶことになる。さまざまな患者を通して，このような臨床を体験することは，講義や演習で学んだことの理解度・到達度を確認し，自らの課題を明確にする上で良い機会となる。

　この総合臨床実習のなかで身につけるものとして，社会人および医療職としての基本的態度がある。臨床の場でのことばづかいや態度などを改めて見直す良い機会である。そして，さまざまな専門的技能を習得する良い機会である。情報収集においては医療福祉職の必須能力である面接技術を学ぶ。患者および家族との良好な関係づくりに何が必要か，必要かつ十分な情報を得ることができているかなど，臨床の基本となるものである。

　そして，検査の実施とその解釈を通して，障害のタイプや重症度を評価し，訓練・支援計画を立

てることになるが，その言語病理学的診断の妥当性の検証，エビデンスに基づく訓練計画の作成などについて臨床実習指導者から指導を受ける．

　この評価の過程は実習において最も重要なものであり，その文書としての表現である報告書の作成は，言語聴覚士となった段階で大いに役立つであろう．

3．実習に臨むにあたって

　以上のように，総合臨床実習は言語聴覚士となるための重要な段階である．また，実習は患者，臨床実習指導者，病院・施設のスタッフ，そして病院・施設の協力のもとに実施されるものである．多くの協力のもとで実施される実習において，学生は最大限の努力をする必要があり，実習に入るまでに十分な準備をしなければならない．基本的知識の整理と基本的検査の演習を自らが納得するまで行うことで，実習における成果を最大限のものとしていただきたい．

　さらに，言語聴覚士となってからは，自らの実習の経験を生かし，次世代の学生により良い実習を提供することを期待している．

引用文献
1）日本言語聴覚士協会：臨床実習マニュアル改訂版，2010．
2）内山千鶴子，藤田郁代，藤原百合ほか：言語聴覚士養成教育ガイドライン・モデル・コア・カリキュラムの作成について．言語聴覚研究 12（3）：pp.130-138, 2015．

2 臨床実習の種類と目標

　臨床実習の種類は見学実習や評価実習，総合臨床実習，短期実習，長期実習と，養成校によりその呼び方もさまざまである。その内容についても確定したものはない。言語聴覚士養成所指定規則によれば「臨床経験5年以上の言語聴覚士のもと480時間の実習を行い，その内320時間は医療機関で行う」という規定以外，実習内容についての詳細な規定はない。しかし，資格取得後，業務につくことを考えれば当然国家試験受験前までに到達しておくべきレベルが想定される。

　日本言語聴覚士養成教育モデル・コア・カリキュラム諮問委員会のアンケート調査によればアンケートに回答した54校中34校が，臨床観察，評価実習，総合実習と，段階をおって実習を行っていた。そして半数の養成校が卒業時の学生は先輩の指導を必要とするレベルであると回答している[1]。そのレベルに達するためにも臨床実習は重要な位置を占める。日本言語聴覚士協会は2004年に臨床実習マニュアルを刊行している（2010年改訂）。以下の各実習の名称は臨床実習マニュアルに準拠する[2]。

1. 観察実習

　観察実習は，言語聴覚士が行う実際の臨床現場を見学する。養成校がこの実習を行う場合は低学年で半日～1週間程度の期間で，見学する内容は言語聴覚士の臨床場面や言語聴覚士の業務である。学生にとっては，言語聴覚療法訓練室やベッドサイドなど限定された空間で緊張しながらの見学になる。しかし，その気持ちは言語聴覚士や患者も同様であるため感謝の念をしっかりもって臨まなければならない。そのためにも，まず身だしなみや挨拶など社会に通用するマナーを実践できるようにしておかなければならない。

　訓練や検査の開始時には，言語聴覚士と患者とのコミュニケーションを目の当たりにすることになる。患者の限定されたコミュニケーション様式に言語聴覚士が上手に対応している場面を見学することでコミュニケーションの取り方を学ぶことができる。また，その場面から言語聴覚障害の特徴も学ぶことができる。

　検査や訓練の場面の見学は，言語聴覚士の説明があっても十分に理解できないことが多いかもしれない。しかし，その点が重要である。実習前に疾患や言語聴覚障害に関する準備をしておいても，学年によっては十分な準備はできないであろう。目前の言語臨床を近い将来自分が行うためには，もっと勉強しなければという学習の動機になれば実習に参加した意義は大きい。

2. 臨床評価実習

　臨床評価実習は，総合臨床実習の前に行われる実習である。2～4週間程度の期間をとり，最終学年前か最終学年で行われることが多い。名称のとおり評価を行う実習であるが，そのためにも患者のみならず関連職種とコミュニケーションを図る必要がある。まず，この点が学生にとっては学内で経験しないことであり，大変であろう。特に言語聴覚障害をもつ患者とは年代も違うため，話題となるようなニュースやその地域の歴史について知識を得ておくと役に立つ。

　また，観察実習より長い期間施設で実習することになるので，評価だけではなく言語聴覚士の臨

床以外の業務についても知ることができ，臨床の教材作成など実際に体験することも多いであろう。

この臨床評価実習を，検査を多く行う実習と考えている学生は少なくない。しかし，評価とは検査データからのみ行えるものではない。情報収集は通常以下のように実施する。

①カルテから必要な情報を得る。②患者の観察や面接から情報を得る。③検査データから必要な情報を得る。④関連職種から情報を得る。

情報収集については第2章に詳述しているが，情報の解釈・統合について例を挙げる。ある患者の反復唾液嚥下テスト（Repetitive Saliva Swallowing Test：RSST）が3回であった。だが，この検査数値のみで嚥下障害がないとは断定できない。本人から飲み込みにくさの訴えはないか，湿性嗄声の有無，摂食時の観察，神経学的所見，嚥下器官検査などの情報を統合して判断しなければならない。

3．総合臨床実習

総合臨床実習は，多くの養成校で最終学年に実施されており，1回の実習が4～8週間で設定されることが多い。日本言語聴覚士協会臨床実習マニュアル（改訂版）によると総合臨床実習の目標は「臨床施設において，実習指導者の指導・監督の下に評価・言語病理学的診断，言語訓練プログラムの立案について学び，訓練の一部を実施し，訓練記録のまとめ方，訓練経過報告書の作成を学ぶ」とある[2]。しかし，在院期間が短い急性期病院，週1回程度の外来患者が中心の施設などはこのような目標を設定することが困難であるため，各施設の特徴を活かした柔軟な目標設定となる。重要なのはどのような状況下においてもコミュニケーションや摂食嚥下機能の状態を把握し，患者の状態の理解に努め対応する言語聴覚士の真摯な姿を学ぶことである。

また，ケースカンファレンスや院内勉強会などに参加する機会もある。言語聴覚士の業務に関してもカルテ記載やカンファレンス資料作成，退院報告書など患者のこれからのリハビリや生活ができる限りスムーズに行えるためには，言語訓練だけではなくさまざまな業務が必要なことを実感するであろう。訓練記録の重要性についても知り，実際に記録を作成する機会もある。日本言語聴覚士協会臨床実習マニュアル（改訂版）には記録作成時および経過報告書作成時の留意事項の記載がある[3]。

①時間の経過に添った記録：どのような記録項目をどのような時系列の中で行ったか。反応はどのような時間経過で行われたかなど。
②課題に対する反応：訓練課題の内容とそれに対する反応はどうであったか。
③訓練に対する態度：子供や対象者の行動観察を通じて，訓練課題の関心，態度などを記録する。
④その訓練日のサマリーや反省事項をまとめておく。

訓練経過報告書の留意点は，①今までの経過をまとめ，②現在の状態，③今後の課題・方針について述べ，関連領域の専門家の情報も加える。さらにケースカンファレンスで報告する際には，それぞれの領域に共通する用語をできるだけ選択し，時間経過に即した記述でまとめる。

以上のようなさまざまな内容を見学，体験，実施し言語聴覚士になる動機をよりいっそう高めることができることが大切である。

引用文献

1）内山千鶴子，藤田郁代，藤原百合ほか：言語聴覚士養成教育ガイドライン・モデル・コア・カリキュラムの作成について．言語聴覚研究 12（3），pp.130-138，2015．
2）日本言語聴覚士協会編：臨床実習マニュアル改訂版，p.8，2010．
3）前掲書2），p.14．

第2章

情報収集の項目と方法およびその解釈

基礎情報

　リハビリテーションを実施する上で必要となる情報は，一般的な情報と医学的情報から構成される。一般的な情報には患者の家族構成や病前の生活歴といった個人的要素が含まれており，医学的情報には診断名や現病歴，画像所見といった専門的な情報が含まれている。

　情報収集には診療録（カルテ），MRIやCTなどの画像所見，看護記録，リハビリテーション記録といった記録媒体から収集する方法と主治医や担当看護師，理学療法士，作業療法士，医療ソーシャルワーカーなど関連する専門職をはじめ患者や家族との面談から収集する方法がある。

　関連職種へのインタビューでは質問事項と質問の意図を明確にして効率よく収集することが必要である。理学療法や作業療法の訓練場面でのコミュニケーション状況やコミュニケーション上の工夫などについて確認することが重要である。

　また，本人あるいは家族からの教育歴，生活歴，医学的既往歴などの情報収集に関しては人間性を十分に尊重し，一方的に質問が繰り返されることのないように配慮が必要である。本人や家族からの情報は主訴や家族のニーズを把握することにもつながり，病前の生活歴やコミュニケーション状況を知ることは今後の訓練プログラムの立案にとても重要となる。

　情報取集において知り得た情報の守秘義務や管理などには十分な注意が必要である。

1．一般的情報

1）本人に関する情報（年齢・家族構成・教育歴・職業・趣味・性格・利き手）

①**年齢**：発症年齢が若いほうが回復が良いとされており予後予測の要素として活用できる。

②**家族構成**：同居人を含めた家族構成を知ることでキーパーソンや介護の協力者となる人はいるのか，主たるコミュニケーション相手は誰かを確認することは家庭復帰に際しての必要な情報となる。

③**教育歴**：教育レベルから知的水準を把握することが可能である。また，教育歴を知ることで訓練課題および訓練教材の参考となる。

④**職業**：どのような仕事に就いていたかの情報以外にどのような人とかかわっていたのか，他者とのかかわりが多いのかといった社会的役割を知ることが重要である。職業復帰の可能性や休職の期間などの情報は重要であり，職場復帰が可能な場合は職業復帰の受け入れ態勢，企業の主治医，職場復帰後の会社での役割，周囲の理解，職場環境（勤務状態，勤務時間，週休の量，職場の位置，通勤方法）などを把握する。また，事前にこのような情報を得ることで職業的なリハビリテーションのかかわりが可能となる。

⑤**趣味**：病前の趣味を把握し訓練に取り入れることで意欲向上につながる。

⑥**性格**：病前の性格を把握することで気持ちに寄り添うかかわりができる。また病後の性格変化についても把握しやすくなる。

⑦**利き手**：大脳における言語機能の測性化の様相を推測する手がかりや言語野の推測ができる。

2）病前の生活に関する情報（生活歴・趣味・言語活動・言語環境および生活環境・経済的状況・家屋状況）

①**生活歴**：病前の生活様式を知ることは在宅復帰へ向けた目標を考えるためには必要な情報となる。家庭復帰後どのような生活をしたいかなど本人のニーズ把握も重要である。例えば食事に関しては誰とどこでどのように摂っていたのか，喫煙や飲酒などの嗜好品や余暇の過ごし方などについて確認することで訓練内容にも活用できる。

②**言語活動**：無口か話し好きか，病前に読んだり書いたりする習慣があったのかやそのような環境で生活していたかを確認することで，書字訓練の導入などについての判断材料となる。また，出生地や方言の有無を確認することは，構音・イントネーションや発音の誤りが方言によるものなのかの判断基準となる。

③**言語環境および生活環境**：1日の中でどのくらい人と交流し，どれくらいコミュニケーションを図っていたかを確認する。高齢者の場合はサロンやサークル活動，地域住民との交流について把握する。若年者の場合は趣味仲間，学校，クラブ活動，友人との交流について把握する。

④**経済的状況**：保険の種類や年金受給の有無について確認する。借金の有無，家族の主たる金銭管理者についても必要に応じて確認する。

⑤**家屋状況**：持ち家か賃貸か，何階に住んでいるか，手すりの有無，風呂，トイレ，寝室などの家屋情報や自宅周辺の勾配や段差の有無，交通量などの周辺情報を知ることで家庭復帰を見据えたかかわりが可能となる。

2．医学的情報

1）主　訴

　本人の困っている事柄を聴取する。その内容次第では病識の有無も把握できる。本人の希望を確認することや言語聴覚療法に望むことを確認することも重要である。

　家族についてもリハビリテーションへの期待度や現状の理解を確認することで家族の障害に対する受容について確認することができる。

2）医学的診断名と現在の状態

　診断名から症状や予後予測について推測できる。意識レベル，医学的管理の有無，大まかな症状把握，その時の生活の自立度，コミュニケーション手段の有無と方法など現在の状態を把握することは非常に重要である。訓練室における標準的な検査結果と生活場面におけるコミュニケーション能力なども加味して総合的に評価を行う。

3）既往歴

　今回の急性発症した疾患に対する基礎疾患を有していたのかを知ることでリスク管理に役立つ。高血圧，糖尿病，脂質異常症，不整脈，肥満などが脳血管障害の危険因子であり確認が必要である。

4）現病歴

　「いつ」「どこで」「どのように」といった発症時の状況や発症経過を確認する。発症から今回の入院までの日数や状態の変化を把握することで予後予測やこれからの対応について検討が可能となる。

5）検査所見

①**神経学的所見**：神経学的テストによってどの部位にどのような障害が存在するのかが判断できる。麻痺，筋緊張，反射，感覚，協調運動，視野障害の有無を確認する。

②**放射線学的所見（CT・MRIなど）**：病巣，範囲，吸収域（出血の際）について確認し，症状の出現との関連性の確認や予後予測が可能となる。

③**神経心理学的所見**：意識レベル，知能レベル，発動性，記憶障害の程度，失行・失認の有無，コミュニケーション障害の有無（失語症・高次脳機能障害・構音障害など），重症度などの情報を把握する。

④**視力・聴力**：加齢に伴う低下が予測される高齢者には検査や訓練場面での配慮が必要である。生活場面への影響について確認し，生活上の自由さが生じていればコミュニケーションの図り方の検討や周囲への働きかけも必要である。

6）他部門からの情報

関連職種から以下の情報を収集する。得られた情報は関連職種間で共有することがリハビリテーションにおけるチームアプローチには重要である。

①**医　師**：全身状態に関する情報や予後予測とリスク管理についての情報を得る。服薬中の薬とその副作用についての確認や栄養管理についても情報を得る。リハビリテーション実施上の禁忌事項の確認は重要である。

②**看護師**：1）コミュニケーション：病棟でのやりとり，食事・排泄などの要求時の手段，ナースコールの使用
　　　　　　2）生活：日中の過ごし方，夜間の睡眠の状況
　　　　　　3）排泄：尿便意と失禁の有無，病棟での対応（トイレかおむつか）
　　　　　　4）精神面：情緒は安定しているか，リハビリテーションや医療に対して不安はないか，せん妄の有無
　　　　　　5）行動・動作：食事・着替えなどに協力動作は得られるか，危険行動の有無
　　　　　　6）面会の頻度：家族関係，友人関係

③**理学療法士・作業療法士**：麻痺の程度，上肢・体幹・下肢の機能，関節可動域，筋力，感覚，基本動作や歩行の様子，日常生活動作（Activities of Daily Living：ADL）の情報，訓練時におけるコミュニケーションの様子，訓練指示の理解，動作の拙劣さの有無，訓練時のバイタルの変動，耐久性，覚醒度の変化，訓練目標と訓練内容，リハビリテーション実施上の注意点について確認する。

④**医療ソーシャルワーカー**：家族構成，キーパーソン，職業歴・生活歴，経済状況，保険の種類，要介護度，転帰先，サービス設定の時期と考えられるサービスの種類について情報を得る。

⑤**栄養士**：栄養管理状況や嚥下食の提供の有無について確認する。

参考文献

・日本言語聴覚士協会編：臨床実習マニュアル改訂版，p.8，2010.
・平野哲雄，長谷川賢一，立石恒雄ほか編：言語聴覚療法臨床マニュアル　改訂第3版，共同医書出版，2014.
・深浦順一，長谷川賢一，立石雅子ほか編：図解　言語聴覚療法技術ガイド，文光堂，2014.

2 現症に関する情報

　現症に関する情報は面接，観察および検査からそれぞれ目的，対象，状況に応じて情報を収集する。

　観察は患者の行動や発話を直接観察する方法で，病棟生活において自然な行動や会話，コミュニケーション意欲，食事場面などが評価できる。

　検査は標準化された検査を用いると客観的な情報が得られる。標準的な検査の実施が困難な場合は個別に症状に応じたハンドメイドの検査課題を実施し必要な情報を収集する。

1．観察によって得られる情報

　面接時には患者の反応から大まかな症状を把握し，適切な検査につなげることが重要である。訓練時間以外の様子，例えば病棟での生活状況やスタッフや他患とのかかわり，1日の過ごし方などから知的機能や活動性の把握が可能となる。

　積極的に病棟へ足を運び患者の生活場面に興味・関心をもつことが重要である。

1）医学的管理の有無

　気管切開，酸素投与，バルーンカテーテル，栄養手段（中心静脈栄養，胃瘻，経鼻経管栄養）を確認することで全身状態を把握することが可能となる。

　カニューレの種類，投与されている酸素量などから呼吸機能，嚥下機能の参考にする。吸引回数や痰の性質，唾液の処理の有無，喀出力などを確認することで大まかな嚥下機能の把握が可能となる。

2）移動手段

　歩行が自立をしているのか介助が必要か。また車いすの操作は可能などといった移動手段の観察以外にも麻痺の有無，麻痺の程度の把握が可能となり身体機能の大まかな把握が可能である。

3）意識レベル

　JCS（Japan Coma Scale），GCS（Glasgow Coma Scale）にて意識レベルを把握する。薬の副作用による意識レベルの低下である可能性も考えられるため，事前に服薬などは調べておくことが望ましい。意識レベルの日中の変化についても情報を得ておく。

4）コミュニケーション態度

　声かけに対しアイコンタクトの有無，身振りの使用，音声言語でのやりとりが可能かどうか，表情変化といった反応から大まかなコミュニケーションレベルを把握することが可能となる。

　失語症が疑われる際には，YES-NO反応（頷き，首ふり）が可能か，選言による返答が可能か，文字の選択が可能かで理解力の把握と簡単なコミュニケーション方法の確認ができる。また，音声言語での返答がみられるか（挨拶などの復唱レベル，単語レベル，短文レベル）によって表出面の把握が可能となる。

　病前の環境や性格（独居，口数が少ない，話し好き）も影響するため，病前の様子を確認しておくことが望ましい。

5）発声発語器官

　顔面および発声発語器官の麻痺の有無と程度の確認をする。上下肢に麻痺が認められる際には、麻痺による顔面の左右差にも注目する。

　口角の下垂、鼻唇溝の深さ、流涎の有無、流涎への気づきや男性の場合は髭の剃り残し（感覚鈍麻）などは評価を実施する上で参考となる。

6）発話特徴

　発話の流暢性、声の性質（GRBAS 尺度）や声の大きさ、方言の有無（出身地の確認）、構音の歪みなどからコミュニケーション障害の原因を予測することが可能となる。

　発話明瞭度、異常度など数値として残しておくことで訓練の効果判定の参考となる。

7）食事場面

　食事形態、食事場面の姿勢、介助量の観察で大まかな摂食嚥下機能を評価することが可能となる。

　食事の際にいす、車いす、ベッドアップなどの姿勢や自力摂取、見守り、補食などの介助量を観察することで全身状態の把握が可能となる。自助具の使用や種類からは上肢の機能が把握でき、道具の使用が可能か否かで認知機能の程度や失行の有無が推測できる。食事形態からは嚥下機能、歯牙や義歯の適合状態からは咀嚼機能を把握することが可能である。

2．質問紙による情報収集

　面接による聞き取り調査が困難な場合、アンケート形式で実施する方法もある。また、外泊による一時帰宅を経験した場合は、家庭での状況を把握するため家族に外泊時の様子について調査を実施する場合もある。

3．他職種からの情報収集

　リハビリテーションを進めていく上ではチームでかかわっていくことが重要であり得られた情報はチームで共有する必要がある。また、患者の状態は日々変化していくため、必要に応じて繰り返し情報収集や情報共有はしておく必要がある。

　他職種とのコミュニケーション状態を知ることで、訓練場面でできることを日常生活場面へ般化させるための重要な手がかりとなる。

　リスク管理が必要な患者も多く、そのためには医学的知識も求められる。

①医　師：事前にカルテから情報収集はしておく必要はあるが、不十分な部分の情報は医師より直接収集する。

②看護師：要求などはどのように伝えるのか、ナースコールの使用は可能かなど、病棟での生活について情報を収集する。

③理学療法士：身体機能面や訓練時のコミュニケーション方法についての情報を収集する。

④作業療法士：ADL 面（できる ADL、している ADL）や訓練時のコミュニケーション方法について情報を収集する。

⑤医療ソーシャルワーカー：事前に家族から患者の情報を得ている場合が多く、患者と家族の関係や家庭環境について情報を収集する。

　他職種からの情報収集の詳細は第2章1-2．「6）他部門からの情報」を参照されたい。

4. 検査により得られた結果からの情報

　標準化された検査から得られた情報を整理しまとめる。検査場面から信頼性，妥当性のある結果が得られているのかを判断する。検査の成績だけではなく，間違い方や特徴などといった検査の際の情報などについてもまとめると評価の手助けとなる。

　標準化された検査が実施困難であった場合には，これまでの観察から得られた情報を手がかりに症状を整理していく。その患者の状態に合わせたテストバッテリーを作成し実施することも時には必要である。

　検査場面における症状だけに注目してしまうと"できないこと"しかみえてこない。目の前にいる患者（その人）のすべてを知るつもりでかかわっていく必要がある。

　訓練プログラム立案の際は，できないことを中心としたプログラムになりやすく残存機能を活用した訓練プログラムを立案することを心がける。

　以下に標準的な検査をまとめた（表2-1）。

表2-1　成人領域の主な検査

音声言語機能	言語機能	標準失語症検査（Standard Language Test of Aphasia：SLTA）	失語症の代表的な検査。26項目の下位検査で構成されており，「聴く」「話す」「読む」「書く」「計算」について6段階で評価する
		WAB（The Western Aphasia Battery）失語症検査　日本語版	失語指数が算出できるので，失語症の回復あるいは増悪を評価しやすくされている。検査得点からブローカ失語，ウェルニッケ失語，全失語などの分類を試みている唯一の検査である。失語症の検査項目以外に失行検査，半側空間無視の検査，非言語性知能検査などを含んでおり，大脳皮質指数を算出できるのも大きな特徴である
		失語症語彙検査（Test of Lexical Processing in Aphasia：TLPA）	脳病変患者の単語の表出・理解機能を多面的に評価し，障害の神経心理学的診断，言語治療プログラムの作成，治療効果の測定などに役立てることを目的とした検査
	口腔顔面の運動機能	標準失語症検査補助テスト（Supplementary Tests for Standard Language Test of Aphasia：SLTA-ST）	SLTAの26項目の難易度だけではカバーできない軽度の失語症の症状把握やDeep Test（掘り下げテスト）を目的とした検査。実用的能力を調べるための6項目のテストから構成され，言語訓練課題やコミュニケーション手段の設定に有用な情報が得られる
		標準ディサースリア検査（Assessment of Motor Speech for Dysarthria：AMSD）	ディサースリアの臨床検査に必要な3つのプロセス，1一般的情報の収集，2発話の検査，3発声発語器官検査のすべてを含む総合的なディサースリア検査法である
		運動障害性（麻痺性）構音障害 dysarthria の検査法第一次案	dysarthria検査法を，〔Ⅰ〕構音・プロソディー検査，〔Ⅱ〕構音器官の検査，〔Ⅲ〕発話特徴抽出検査の3部で構成された検査
		新版構音検査	構音の誤りの有無を系統的に正確に判定診断ができる。誤りの性質を分析的に捉え，構音治療の指針を得ることができる検査法である
	発声・声質	声の聴覚印象評価	声の質の異常である嗄声を評価するGRBAS評価という方法

高次脳機能など	意識障害	Japan Coma Scale (JCS)	刺激に対する覚醒の有無・程度などによって評価する方法
		Glasgow Coma Scale (GCS)	開眼・言語・運動の3つの要素を用いて、各項目の合計点数（最低3点〜最高15点）で評価する。国際的な意識障害の評価方法として用いられている
	認知症など	長谷川式簡易知能評価スケール改訂版（Hasegawa's Dementia Scale for Revised：HDS-R）	9項目の設問で構成された簡易知能評価スケール。30点満点中20点以下だと"認知症疑い"となる
		Mini Mental State Examination (MMSE)	アルツハイマー型認知症などの疑いがある患者のために作られた簡便な検査方法で、被験者に対し口頭による質問形式（各質問に点数があり、30点満点で判定）で行われる
	知的機能	WAIS-Ⅲ成人知能検査（Wechsler Adult Intelligence Scale-3rd ed：WAIS-Ⅲ）	成人用のウェクスラー知能検査WAISの改訂第3版。言語性IQ（VIQ）、動作性IQ（PIQ）、全検査IQ（FIQ）の3つのIQに加え、「言語理解（VC）」、「知覚統合（PO）」、「作動記憶（WM）」、「処理速度（PS）」の4つの群指数も測定でき、一層多面的な把握や解釈が可能となった
		レーヴン色彩マトリックス検査（Raven's Colored Progressive Matericies：RCPM）	36枚の標準図案の欠如部に合致するものを6つの選択図案の中から1つだけ被検者に選ばせる検査。言語を介さずに答えられる検査で、被検者に負担をかけることなく推理能力（知的能力）を測定できる
	記憶障害	三宅式記銘力検査	有関係対語、無関係対語ともに10の対語を記憶し、3回実施するなかでどの程度10に近づいていくかをみる検査
		WMS-R ウェクスラー記憶検査（Wecheler Memory Scale-Reviced：WMS-R）	国際的に使用されているウェクスラー式の記憶検査。記憶のさまざまな側面を測定することができ、認知症を始めとする種々の疾患の記憶障害を評価するのに有効。言語を使った問題と図形を使った問題で構成され、13の下位検査がある
		日本版リバーミード行動記憶検査（Rivermead Behavioural Memory Test：RBMT）	日常生活に類似の状況を作り出し、記憶を使う場面を想定して検査を行う。4種類の並行検査が用意されているので、練習効果を排除して記憶障害を鮮明に評価できる
		ベントン視覚記銘検査（Benton Visual Retention Test：BVRT）	言語記銘ではなく図版記銘のテスト。1つの図版形式は10枚の図版からなり、さらに同質の図版形式が3種類あるので、練習効果と習熟の可能性をさけて再検査ができる
	注意障害	標準注意検査法（Clinical Assessment for Attention：CAT）	注意の障害の有無、程度、質を把握する検査。7項目からなり、それぞれ評価する注意の質が異なる 専用の検査用紙、CDを用い、正答率や的中率、所要時間を求める。20〜70歳代の年齢別に基準値、カットオフ値が設定されており、客観的評価が可能である
		注意障害の行動評価尺度	作業療法実施中の状況を作業療法士が評価する検査。4段階で判定（0：なし〜3：常に）、18点満点（点数が高いほど重度）。1週間程度繰り返し行う
	遂行機能	遂行機能障害症候群の行動評価日本版（Behavioural Assessment of the Dysexecutive Syndrome：BADS）	カードや道具を使った6種類の下位検査と1つの質問紙から構成されている。さまざまな状況での問題解決能力を総合的に評価できる点に特徴がある

		ウィスコンシンカード分類課題（Wisconsin Card Sorting Test：WCST）	「抽象的行動」と「セットの転換」に関する検査で，一般的には前頭葉機能検査法として知られている 赤，緑，黄，青の1〜4個の三角形，星型，十字型，丸からなる図形のカードを示しながら，被験者の反応をみる検査
	行為（失行症）	標準高次動作性検査（Standard Performance Test for Apraxia：SPTA）	高次動作性障害の臨床像が検査成績から客観的に把握でき，麻痺，失調，異常運動などの運動障害，老化に伴う運動障害や知能障害，全般的精神障害などと失行症との境界症状も把握できる。また，行為を完了するまでの動作過程が詳細に評価できる
	視覚失認・半側空間無視	標準高次視知覚検査（Visual Perception Test for Agnosia：VPTA）	高次視知覚機能障害である皮質盲，物体・画像失認，相貌失認，色彩失認，失読，視空間失認など包括的に捉えることのできる標準化された検査
		行動性無視検査日本版（Behavioural Inattention Test：BIT）	半側空間無視を評価するためのテストバッテリー。日常生活の側面を反映させた9項目の「行動検査」と，紙と鉛筆による簡単な半側空間無視検査6項目の「通常検査」から構成されている
嚥下	スクリーニング検査	反復唾液嚥下テスト（Repetitive Saliva Swallowing Test：RSST）	唾液嚥下を30秒間繰り返してもらうスクリーニングテスト。30秒間に2回以下の場合，嚥下開始困難，誤嚥が疑われ，3回以上の場合は，ほぼ問題なし
		改訂水飲みテスト（Modified Water Swallow Test：MWST）	冷水3 mLを口腔前庭に注ぎ，嚥下してもらう。嚥下の有無，呼吸状態，湿性嗄声で評価する
		フードテスト（Food Test：FT）	ティースプーン1杯（3〜4 g）のプリンなどを嚥下させてその状態を観察する
		頸部聴診法	飲水や食事の前に肺か頸部の呼吸音を聴診器で聞いておき，食後の音と比較する。音に変化があれば誤嚥を疑う
	詳細検査	嚥下造影検査（Videofluoroscopic examination of swallowing：VF）	X線透視下で造影剤を飲み込んでもらい，透視画像で嚥下状態をみる検査。口への取り込みから嚥下の終了までの過程を観察することができる
		嚥下内視鏡検査（Videoendoscopic examination of swallowing：VE）	経鼻的に鼻咽腔喉頭ファイバー（内視鏡）を挿入して，直視下で嚥下状態をみる検査。食物や唾液などの咽頭残留の状態を直視下で観察できる

各障害別の評価については第3章の「言語聴覚療法の評価・診断の知識」を参照されたい。

5．ベッドサイドにおける情報収集の一例

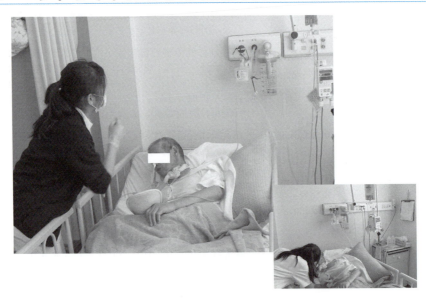

1）観察事項（上記の場面から観察できる内容）
- 酸素管理，気切＋
- 経管栄養
- 体交枕あり
- YES-NO応答＋
- 持続点滴
- 吸引（回数は多くない）
- エアーマット（自ら動くことは困難，褥瘡対策）
- 口腔内衛生保持

2）観察のまとめ
　全身状態（特に呼吸）が不安定であり，重度右片麻痺のため訓練はベッドサイドが主体であり座位姿勢をとることも困難。

　気管切開のため発声は困難であるが，理解力はある程度保たれており，コミュニケーションはYES-NO応答が中心であり，正確性も認められた。

　口腔内は衛生的であり唾液で湿潤されており，咀嚼運動に続いて唾液の嚥下が観察された。唾液の処理（嚥下）は可能と判断できた。

参考文献
- 日本言語聴覚士協会編：臨床実習マニュアル改訂版，p.8，2010．
- 平野哲雄，長谷川賢一，立石恒雄ほか編：言語聴覚療法臨床マニュアル 改訂第3版，共同医書出版，2014．
- 深浦順一，長谷川賢一，立石雅子ほか編：図解 言語聴覚療法技術ガイド，文光堂，2014．

3 国際生活機能分類（ICF）

　国際生活機能分類（International Classification of Functioning, Disability and Health：ICF）は，2001年5月にWHO総会で採択された（図2-1）。それまでのICIDH（国際障害分類，1980）が，疾病の結果に関する分類であり，「マイナス面しか見ていない」「環境が考慮されていない」「社会的不利の分類が不備」などの問題点があった。その後繰り返し改訂作業が行われ，ICFは「健康の構成要素に関する分類」として誕生し，新しい健康感を提起するものとなった。また，ICFはすべての人に関する分類とされている。ここでは，分類法ではなく，ICFの概念を説明し，リハビリテーション場面での目標達成に向けたアプローチに役立ててもらいたい。実際の現場では，ICFの視点に立って，生活機能モデルで整理し，個別的・個性的な目標を設定した上で，プログラムを立案し進めていくときの非常に便利なツールとなる。

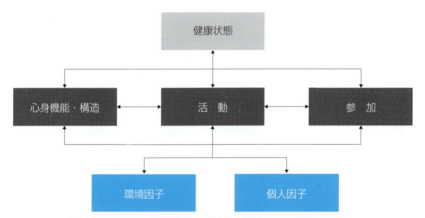

図2-1　ICF：国際生活機能分類（WHO, 2001）モデル

1．障害のとらえ方とICFの特徴

　言語聴覚士の臨床場面では，評価や検査は必ず行うといってよいだろう。そして，そこから得られた結果からアプローチ方法を考える。これで本当に患者のニーズに応えられるだろうか。もちろん，チームアプローチで多職種の意見を聞いて考えることは当然である。だが，リハビリテーションの現場において，主にことばの障害を対象とする言語聴覚士として，果たしてこれだけでよいのだろうか。

　障害のある人は「障害」というマイナス面をもっている。しかし，同時にいろいろなプラス面やかけがえのない個性なども含めて当然ながらもっているのである。ICFは，「このような所にはこういうマイナス面があるが，ほかの所にはこんなプラス面がある」ということを表すことができるツールといえる。このように考えることは非常に重要で，人をみる場合にまずプラス面から出発して，マイナス面をもプラス面の中に位置づけてみるということにつながる。患者一人ひとりのその人らしさを追求し，また自立支援に向けては，プラス，マイナス両面から漏れることなくその人全

体をみることが重要で，ICF は大変に有用となる。

つまり，患者が抱えた障害だけをとらえるのではなく，障害を抱えた生活者として患者をとらえることが，リハビリテーションの現場に求められているのである。これからは医療でも福祉でも介護でもこういう見方がますます大事になるであろう。ICF というツールを用いて，リハビリテーションの質を高め，患者や利用者中心のサービスを展開することが大切だと考える。

■ 2．生活機能について

生活機能とは，図 2-2 のモデルの中で，「心身機能」「活動」「参加」の 3 つを包括した概念であり，生きることの全体像を示すものである。その生活機能に対して双方向に影響を与える因子が，「健康状態」「環境因子」「個人因子」である。患者の全体像をとらえるためには，それぞれの要素間の関係性をとらえながら整理することが何より重要となる。

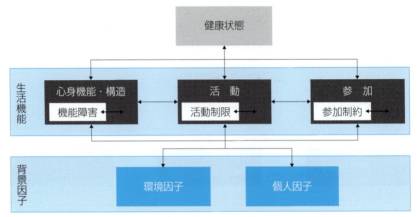

図 2-2　ICF の生活機能モデル

出典）大川弥生：よくする介護を実践するための ICF の理解と活用，中央法規，2009 より引用一部改変

「心身機能・構造」は，文字どおり身体の動きや精神の働き，また身体の一部分のことである。「活動」とは，生活行為であり朝起きてから夜寝るまでに行うことのすべてであり，ADL から家事・仕事・勉強・趣味・スポーツ・人との交際などに必要となるあらゆる生活行為のことである。また「参加」とは，ほかの人とのかかわりの中で何らかの役割を果たすこと，主婦や親としてなどの家庭内の役割，働くこと，文化的・地域的・政治的・宗教的な組織や催しへの参加などである（表 2-2）。

表2-2 生活機能3つのレベルの特徴

心身機能・構造	活動	参加
生物（生命）レベル	個人（生活）レベル	社会（人生）レベル
身体の動きや精神の働き，また身体の一部分のこと。視覚・聴覚，内臓の働き	生きていくのに役立つすべての生活行為のこと。生活上の目的をもち，ひとまとまりをなした動作からなる，具体的な行為のこと（能力と実行状況に分けてとらえる）	家庭や社会に関与し，役割を果たすこと。楽しむこと，関与とは，一員であること，従事すること，受け入れられること必要な資源を利用し得ること
生命の維持に直接関係する，身体・精神の機能や構造	ADLから家事・仕事・人との交際・趣味・スポーツなどに必要なすべての行為を含む	主婦や家族の一員としての役割，働くこと，職場での役割，趣味の会への参加，スポーツに参加，地域組織の中で役割を果たす，文化的・政治的・宗教的集まりに参加するなど

出典）「高齢者リハビリテーションのあるべき方向」普及啓発委員会：いきいきとした生活機能の向上をめざして—高齢者リハビリテーション研究会報告書から見えてきたこと，2004より引用一部改変

3．障害と各レベルの関係（マイナスをプラスの中に位置づける）

　ICFでは生活機能に問題が生じた状態，つまり「生活機能低下」が「障害」で，3つのレベルからなっている。「心身機能」に問題が生じた状態が「機能障害（構造障害を含む）」，「活動」に問題が生じたのが「活動制限」，「参加」に問題が生じたのが「参加制約」である（図2-3）。そしてこれらの3レベルが統合されたものが「障害」（disability）である。このことは，実は大切で深い意味があり，図2-3に示すように，障害を3つの生活機能の中でそれぞれ位置づけ，各レベルで問題が生じた状態であるマイナス面をプラス面との関係でとらえて整理するのである。検査場面で問題（障害）を探すだけではプラス面は見つからず，ほかの場面も含め余りあるプラス面を見つけモデルに沿って整理することが重要である。

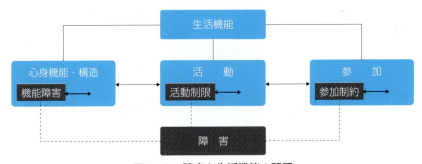

図2-3　障害と生活機能の関係

出典）大川弥生：よくする介護を実践するためのICFの理解と活用，中央法規，2009より引用一部改変

4.「している活動」と「できる活動」

ICFでは「活動」をさらに,「実行状況（している活動）」と「能力（できる活動）」の2つに分けて整理することが特徴である（図2-4）。

「実行状況（している活動）」は，現在の生活の中で実際に行っている活動のことである。この実行状況をとらえるには，必ず実際にしているかを確認しなければならず，「〜しているはず」と推測したものではない。

「能力（できる活動）」は，専門家がもっている技術や経験を駆使し，補助具などを用いることではじめて「できる」こと，評価やテストの場面で「できる」こと，本人が頑張ったり，また家族とともに工夫すればできること，などがある。調子がよかったり，何らかの働きかけで行えたものは「できる活動」である。

「している活動」と「できる活動」には必ず差があり，その差の原因からは大変重要な情報が得られ，そこに働きかけることで効果的に活動を向上させることができる。失語症の患者が，訓練室で言語聴覚士とは会話が成立しても，病棟などではほとんど話すことがないということも少なくない。また，訓練室の平行棒で歩行を50往復していても，生活場面の病棟でトイレまで歩いているとは限らない。このような場合，やる気がないと考えられる場合があるが，決してそうではなく，用具や人的な環境要因による場合が少なくない。このような差が出る原因を追求することは非常に重要となる。

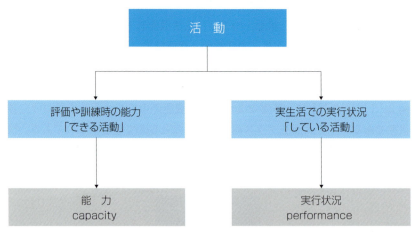

図2-4 「できる活動」と「している活動」

5．生活機能と因子（健康状態・環境因子・個人因子）

生活機能モデル（図2-1, 2-2）の矢印が示すように各因子（健康状態・環境因子・個人因子）は，生活機能に影響を及ぼす。影響を及ぼすというと，生活機能にマイナスの影響だけを考えるが，プラスの影響もある。すなわち，生活機能を向上させることにつながる影響も考え，これを利用することも重要である。

「健康状態」は，ICFの前身であるICIDHでは，「疾患・変調」だけとされてきたが，ICFではもっと広い概念で妊娠・高齢・ストレス状態などを含むものである。年をとること（加齢）は，正常な生理的変化であり異常ではない。しかし，生活機能にはさまざまな影響を及ぼし問題となるこ

表2-3 環境因子

> 1．物的な環境
> 　建物・道路・交通機関
> 　日常的に使用する物体・器具（食品，薬，衣服など）
> 　福祉用具（杖，歩行補助具，義肢装具，車いすなど）
> 　自然環境（地形，植物，動物，災害など）
> 2．人的な環境
> 　家族，友人，仕事上の仲間など
> 　人の態度や社会意識としての環境（会社や同僚が障害者や高齢者をどう見るか，どう接するかなど）
> 3．社会的な環境
> 　医療，保健，福祉，介護などに関するサービス・制度・政策

とも少なくなく，高齢も「健康状態」に含めて考える。

「環境因子」には，表2-3に示すように物的な環境，人的な環境，社会的な環境があり，生活機能によい影響を与える場合は，それを「促進因子」と呼び，悪い影響を与えている場合は「阻害因子」と呼ぶ。「環境因子」の環境を，ある一人の人間にとってその人以外はすべて環境と考えてもよい。

われわれ医療者も人的な環境因子であり，提供するサービス（訓練など）が阻害因子になる可能性があることを肝に銘じなければならない。コミュニケーションという道具を通してかかわる言語聴覚士が促進因子になるかどうかはリハビリテーションの展開に大変大きな意味をもつことは言うまでもない。物的な環境や社会的な環境も合わせて，促進因子になることで，前述の「できるADL」と「しているADL」の差を埋めることもできるため，「環境因子」の整理も大変重要なプロセスである。

「個人因子」は，年齢，性別，生活歴，民族，体力，ライフスタイル，習慣，困難への対応方法，その人に起こった出来事などで，個性に近いものである。当然ながらこの個性を尊重することは非常に重要で，環境因子とも合わせて一人ひとりが生活機能にどのように影響しているかという視点で整理することが求められる。

■6．各生活機能の関係（相互依存性と相対的独立性）

前述したように生活機能も障害も3つの階層があり，この3つのレベルで整理することが重要である。ここでは，3つのレベル（階層）の関係について概説する。3つのレベルの間で矢印が示すように，互いに影響を与えるという「相互依存性」と，互いに影響を及ぼさないという「相対的独立性」という関係がある（図2-5）。

「相互依存性」には心身機能から活動，参加への方向と，反対に参加から活動，心身機能へと向かう2つの関係性がある。これらの関係性を理解することは目標設定や具体的な訓練や練習，そしてサービス内容を考える際に非常に有用となる。さらに，この影響は必ずしもマイナスの影響だけでなく，プラスの影響があることも念頭に置く必要がある。

つまり，①心身機能の低下が活動の低下につながり参加の低下を起こす，②参加の低下が活動の低下や心身機能の低下を起こす，③心身機能の向上が活動や参加の向上につながり，④参加の向上が活動の向上につながり心身機能を向上をもたらすなど，2つの方向性と低下・向上という2つの

影響があることを常に考えることが肝要である。

　例えば，相互依存性（心身機能→活動→参加）は，失語症による発話機能低下（心身機能障害）が家族との会話能力の低下（活動制限）を起こし，家庭復帰することが難しくなる（参加制約）こともあるが，反対の方向と影響からは，退院後の老人クラブへの復帰（参加向上）が，老人クラブ会員同士の日常会話能力や書類整理能力の向上（活動向上）を起こし，その結果，言語の各モダリティーの機能改善につながることも決して少なくないことを忘れないようにしなければならない。

　さらに重要なこととして「相対的独立性」は，生活機能の各レベルはほかの階層に影響されない独立性を有するということである。心身機能である言語機能の改善が難しい場合でも，コミュニケーションエイドを使うことで，日常場面での意思伝達力が向上（活動向上）したり，加齢による言語機能の低下が認められたときでも，詩吟の会の発表会で活躍（参加向上）したりすることもある。さらに，詩吟の会での活躍により，会話機会が多くなり（参加→活動への相互依存性による活動向上），結果として，失語症そのものが改善（参加→活動→心身機能への相互依存性）することも決して珍しくはない。

　重要なことは，例えば顕著な喚語困難のある失語症患者に対し，発症からの時期にもよるが，とりあえず呼称練習を実施するといった機能障害だけへのアプローチでは，リハビリテーションに携わる専門職として無策・無力であることは言うまでもないだろう。

　つまり，生活機能の活動と参加が低下する因果関係と生活機能を向上させるための解決方法の糸口は別であるということである。活動制限を起こした原因は，健康状態や心身機能の低下であったとしても，それを解決する（活動向上させる）方法は，健康状態や心身機能に直接アプローチするだけでなく，活動に直接アプローチすることで活動向上させることもでき，これは非常に有用だということである。入院中より大変おしゃべりでほかの患者と話すことが多い患者は，言語機能の改善が良好である経験は少なくない。

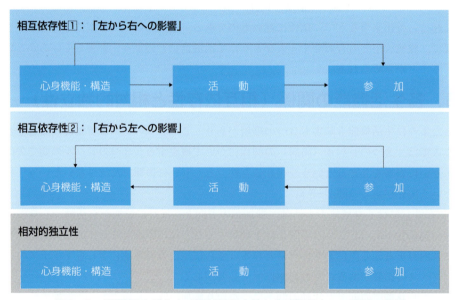

図2-5　「相互依存性」と「相対的独立性」生活機能3つの階層の関係
出典）大川弥生：よくする介護を実践するためのICFの理解と活用，中央法規出版，2009より引用一部改変

7. 目標設定について

　目標とは，患者一人ひとりのよりよい生活機能の状態である。大切なことは，チームで熟慮された実現可能なものであり，ある特定の時期までに達成可能で患者一人ひとりの個別性に富み，かつ具体的なものでなければならず，ICFの生活機能モデルは有用な道具となる。

　したがって，「コミュニケーション能力の向上」などという表現は目標とはならないのである。参加やその具体的なイメージである活動の将来の姿が目標であり，この目標を達成するための手段の一つが言語機能やコミュニケーション能力を向上させるということになる。具体的なイメージとは，参加目標の具体的な姿としての，一つひとつの活動のやり方や使う道具，場所，コミュニケーションであればその相手や状況までを含むものである。

　例えば，在宅では二人暮らしの妻に音声で日常会話ができるようになり，喚語困難時は妻の推測による聞き返しで意思の伝達とやりとりを行うようになること，達成時期は○月○日。もちろんこの場合，人的環境因子である妻の言語障害の理解の上に立った会話能力の向上も目標の一つとなる。

1）する活動と目標設定

　「できる活動」と「している活動」は，前述したとおりであるが，参加やその具体的なイメージである活動の将来の姿，すなわち「将来するようになる活動」を「する活動」という。これは，将来の活動の実行状況で，"将来のしている活動"であり目標の具体的な姿となる（図2-6）。

　目標設定は，まず参加の目標の具体的なイメージである一つひとつの活動ごとに目標（する活動）設定する。その活動目標達成に向けて，「できる活動」と「している活動」の両方にアプローチする。その際，「できる活動」にのみにアプローチしてしまうことが多いが，両方にアプローチする必要がある。

　この2つの差をチームで埋めることが，目標である将来の「する活動」の実現につながるのである。われわれが訓練室などで行う「できる活動」へのアプローチに比べ，患者が実生活の中で実際に「している活動」の時間が圧倒的に長く，「している活動」を向上させるためのチームのアプローチが目標達成への鍵を握っていると言っても過言ではないだろう。

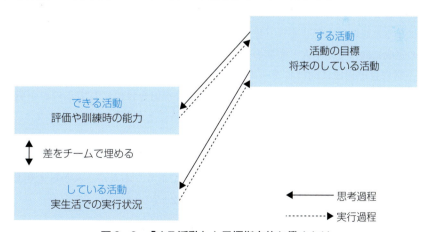

図2-6　「する活動」と目標指向的な働きかけ

出典）大川弥生：よくする介護を実践するためのICFの理解と活用，中央法規出版，2009より引用一部改変

2）参加と活動の関係

　参加と活動は一体として考えなければならない。参加の目標は，家庭や社会でどのように役割を果たしたり，関与したりするかであり，その具体的な姿としての活動内容を一体として考えるということである。

　例えば，「老人クラブでこれまでどおり副会長としての役割を果たす」という参加目標であれば，これに必要となる具体的な行為（パソコンでの会員管理，各種お知らせ書類作成，会合やその他の企画立案，各種機関との交渉など，もちろんセルフケアやほかのADL行為なども含む）が一体として目標設定されなければならない。

　経験不足な言語聴覚士がよく訓練や練習内容で迷うことがあるが，この場合の大半がこの参加とその具体的な姿としての活動目標が不明確なためである。「具体的な姿としての活動」の"具体的"とは，自宅復帰が参加目標であれば，朝から夜寝るまでの一日をどのように過ごすか（活動：生活行為）について，それぞれの活動のやり方，道具，場所なども含め明確なものということであり，患者の生活スタイルや環境が違うため，結果として一人ひとり違った個別的なものとなる。もちろん，この目標は正確な予後予測に基づいた達成可能なものでなければならないことは言うまでもない。さらに，目標は本人・家族の主体的な関与と決定によってなされなければならず，本人・家族の目標達成への能動性が大きな力を発揮するのである。

3）目標指向的な戦略

　このような目標設定の基本的なプロセスを踏むことで，はじめて効果的（達成レベルが高く，かつ短期間で実現すること）に目標達成へ至るのである。参加目標を達成するために必要なさまざまな活動とそれに必要な諸機能（言語機能など）の改善のために必要な訓練・練習を行うといった目標指向的な解決方法が重要である。とりあえず見つかった課題に対して訓練することでは目標設定は難しくなる。このような問題解決型アプローチでは，時間的にも効率が悪く，達成レベルにおいて低くとどまることが少なくない。

　すなわち，入院後の検査計測から得られたさまざまな課題（理解障害や喚語困難など）に対して訓練する問題解決型の訓練・練習では，必ずしも目標は達成されないことが多いのである。このような方法では，むしろ悪影響を及ぼすことも少なくない。つまり，明確な目標なしにとりあえず訓練や練習を行うことで，患者は（時にはセラピストも）訓練することが目標となり，訓練さえすれば元どおりになると思い込んでしまう（思い込みたい）ことにもなりかねない。

　目標はその達成に向けて，本人・家族の能動性の上に立ち，チームで目標や情報を共有した上で役割分担し，常に目標達成に向けてチームで"よってたかって"アプローチすることが望まれる。われわれセラピストは，今実施している訓練・練習が何を目標にしてるのかが明確であること，そして当然ながらそのことを繰り返し患者に説明することが肝要である。

4）ニーズと自己決定

　目標設定においては，患者や家族からの希望がそのまま「ニーズ」として取り上げられ，そのまま目標とはならない。その人に必要なことが「ニーズ」であり，本人がこれからよりよい生活や人生を実現するために必要なことが「ニーズ」である（図2-7）。

　本人や家族が感じた口から発せられた「〜したい」という要望や欲求は，「デマンド」や「デザイヤ」であり，「ニーズ」とは違うことが少なくない。少なくとも要望をすべて口に出して表現す

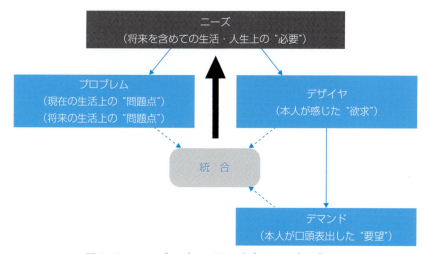

図2-7　ニーズ，デマンド，デザイヤ，プロブレム

出典）大川弥生：よくする介護を実践するためのICFの理解と活用，中央法規出版，2009より引用一部改変

る患者や家族はあまりいない。「ニーズ」を把握するためには，表現された「デマンド」とその奥にある欲求（デザイヤ）を知り，現在や将来の生活上の問題点である「プロブレム」を統合し，その人にとって本当に必要なこととしての「ニーズ」を発見することが大事である。

　そして，このプロセスを通して患者や家族が主体的にかかわり，特に重要なことは，将来の生活や人生の必要，すなわち「ニーズ」を複数考えてこれを提示し，その中から本人に選択してもらうことである。このようなかかわりこそが自立に向けて歩き出す第一歩ともいえる重要なプロセスとなるのである。

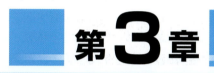

第3章

言語聴覚療法の評価・診断の知識

1 失語症領域

1. 評価・診断の目的と留意点

　言語聴覚療法における評価・診断とは，さまざまな検査や観察，面接などを通した情報収集を行い，その結果を総合して分析することで，言語機能だけでなく，コミュニケーションの問題や関連した問題についてその内容と種類，重症度についても把握することである。この過程を経て，問題点の抽出を行い，それぞれの問題点にどのように対応していくのか，本人に対する働きかけ，家族支援を含め，短期的，長期的な目標を設定し具体的な治療方針を決定する。

　WHOの国際生活機能分類（International Classification of Functioning, Disability and Health：ICF）は，心身機能，活動，参加という3つの側面で生活機能の問題点を整理する際に用いられる。3つの階層にそれぞれの症例の背景因子としての個人因子や環境因子がどのように影響を及ぼしているのかという点を含め，問題の全体像の把握に有用である。

　まずは機能レベルとして失語症の言語症状について，失語症のタイプや重症度について把握する。言語機能に高次脳機能障害，運動障害性構音障害，摂食嚥下障害などが合併している場合には，それらの障害の重症度や症状についても明らかにする必要がある。

　整理すべき問題点の範囲は，失語症などの言語機能，あるいはコミュニケーション能力の側面にとどまらない。活動，参加といったより広い観点で問題点を把握しておく必要もある。そのためには収集する情報として現病歴や画像診断，神経学的所見，発症からの経過や既往歴，他職種からの情報などの医学的情報のほか，生活歴，教育歴，家族構成，病前の言語習慣，趣味や日常生活動作（ADL），経済的状態などの情報も当然必要となる。収集すべき情報は膨大な量となる。おおまかな予後の予測にも配慮しながら，今後の治療方針を立てることになる。

2. 評価の流れ

　評価の流れは通常，初回面接に始まり，スクリーニング検査で言語障害やコミュニケーション障害の有無について，おおよその見当をつけ，総合的診断検査を実施することで詳細に失語症の症状の特徴を知り，失語症のタイプ，重症度について把握し，合併する可能性のある障害との鑑別を行う。さらには言語機能の特定の側面について詳細に評価する掘り下げ検査（特定検査）も用いられる。初回評価，スクリーニング検査，総合的診断検査，掘り下げ検査はそれぞれの実施目的が異なることに注意すべきである。

1）初回面接，スクリーニング検査

　初回面接では持久性などの全身状態や集中の持続，言語聴覚士とやりとりが成立するのかどうかをはじめとして，言語機能の問題，コミュニケーションの問題，また高次脳機能障害，摂食嚥下障害など，どのような問題がありそうなのか，自然なことばかけに対する応答や行動観察から，おおまかに本人の状況の全体像を把握する。初回面接で得られた判断に基づき，スクリーニング検査を実施し，言語機能の問題の有無を見極める。

2）総合的診断検査

　失語症の総合的診断検査として現在よく使用されているものには標準失語症検査（Standard Language Test of Aphasia：SLTA），WAB失語症検査（The Western Aphasia Battery）日本語版などがある（表3-1）。総合的診断検査は言語機能について言語の様式別に詳細に症状を判別できるように構成されている。標準失語症検査の下位検査は26項目で，「聞く」「話す」「読む」「書く」「計算」の5つの側面に区分されている。評価は6段階で行われ，得点プロフィールで表される。一方，WABは日本語版では31の下位検査があり，「自発話」「話し言葉の理解」など8つの側面に区分されている。WABには行為や構成といった非言語的な側面の下位検査が含まれていることに特徴がある。これらの検査は一定の時間経過の後に繰り返し実施し，失語症状の変化，下位検査ごとの得点変化，プロフィールの変化などを見ることができる。この変化の具合が，その間に実施された失語症治療が適切であったかどうかを判断する根拠ともなる。当初，想定された成果が十分上げられなかった場合には訓練プログラムの修正を行う根拠ともなる。

3）掘り下げ検査

　掘り下げ検査（特定検査）としては認知神経心理学的理論に基づくSALA失語症検査（Sophia Analysis of Language in Aphasia）や失語症語彙検査（A Test of Lexical Processing in Aphasia：TLPA），統語機能の評価ができる失語症構文検査（Syntactic Processing Test of Aphasia：STA），標準失語症検査補助テスト（Supplementary Tests for Standard Language Test of Aphasia：SLTA-ST），軽度の失語症者の聴覚的理解力を評価できるトークンテスト（Token Test），実用コミュニケーション能力検査（Communicative Abilities in Daily Living：CADL），重度の失語症者について非言語領域にわたる残存能力を評価する重度失語症検査などが使用されている（表3-1）。特定検査の目的は総合的診断検査では十分な数の結果が得られない下位検査に対する補足の場合もあるし，詳細な訓練計画を立てる必要のある特定の言語機能の側面の評価という場合もある。

表3-1　失語症の検査

総合的診断検査	標準失語症検査（SLTA） WAB失語症検査 日本語版
掘り下げ検査	SALA失語症検査 失語症語彙検査（TLPA） 失語症構文検査（STA） 標準失語症検査補助テスト（SLTA-ST） トークンテスト 実用コミュニケーション能力検査（CADL） 重度失語症検査

4）言語機能以外の評価

　評価の流れとしては，言語機能，あるいはコミュニケーション能力に関する評価が実施された後，合併が疑われる高次脳機能障害の検査やADL，IADLに関する評価など，関連する障害についての評価が続けられる。総合的診断検査が実施できる程度の持久性が保たれているようであれば，これらの評価も実施可能と考えられる。

　これらの評価・診断が終了した段階では，結果をまとめ関連職種に示すと同時に，本人と家族

に，十分な説明をし，今後の言語聴覚療法の進め方について同意を得る。この過程をインフォームド・コンセントと呼ぶ。本人・家族に対する説明は，説明を受ける側が理解できる，わかりやすいことばで行われる必要がある。この説明で納得が得られて初めて失語症治療が可能となる。

3．評価の過程における留意点

評価の実施をする際に特に重要なのは，発症からの経過期間に対する配慮である。

特に問題となるのは急性期である。発症からの経過が短い時期には，発熱や体調の急変などが起こりやすく，全身状態も安定しない，意識レベルも時間により，日により変動する，注意や集中の持続が難しい，総じて持久性の問題があるなど，さまざまな条件が評価の結果に影響を及ぼす可能性があることに留意する必要がある。

1）持久性への配慮

したがってこの時期には実施に長時間かかる総合的診断検査は通常，実施しない。総合的診断検査では負担を軽減するために，通過しなかった課題の数により中止の基準を設けてあることが多い。それでも仮にすべての検査項目を実施した場合，所要時間は1時間を超える。本人への負荷が大きいというだけでなく，得られた検査結果がそのまま言語機能の障害の程度を適切に表しているといえるのかどうかという点が問題となる。体調や意識レベル，注意，集中力などさまざまな条件の影響を排除できないためである。総合的診断検査の実施には疲労や集中の低下などが見られたら中断するなど，本人の状態の変化に十分な注意が必要である。

この点初回面接は通常10分程度と短時間で実施され，やりとりや行動観察が中心となるので，本人への負荷は大きくない。この時期には本人の状態が変動しやすいことは繰り返し述べてきたことであるが，さまざまな時間帯に本人のもとを訪れ，状況の変化がないかどうかをこまめに確認することが重要である。

2）状態像の把握

また，この段階で重要なことは障害について詳細を知るということより，どのような機能が障害され，どのような機能が残されているのか，おおよそを判断することである。本人とのコミュニケーションが円滑に行われるために有効な回路は何か，それを見つけ，家族や周囲のスタッフに伝えることがきわめて重要である。

3）緊張の軽減

また，本人との顔合わせの機会でもあり，言語聴覚士を見知った人と認知するようになることで，過度の緊張などの負荷も軽減できる。本人のもとを訪れる場合には，その前に必ずナース・ステーションに立ち寄り，カルテなどで，その日の本人の状態を確認する。そして，可能であれば担当看護師や主治医から状況や特記事項を聞くことも必要である。例えば「10分程度，注意を集中することができる」「指示されたことに反応することができる」など，やりとりが継続して成立すると判断される場合には，多少の負荷がかかるスクリーニング検査を実施してもよい。

4）異変の発見

一方で，カルテには特別の記載がなくても，応答が鈍い，注意や集中にやや問題がある印象があるなど，何らかの異変を感じた場合には，決して無理をしないことが重要である。ベッドサイドでの理学療法などと比較して言語聴覚療法は身体的な負荷がかかりにくい印象があるかもしれないが，言語機能障害があって理解や表出が難しい場合には，単純なやりとりであっても，本人にはか

なりの負荷を強いることになることを忘れてはならない。

5）慎重な対応

総合的診断検査を実施できるようになるまでの期間には個人差があるが，ある程度，時間がかかると考えておいたほうがよい。なかなか適切な評価結果が得られない場合もある。入院期間の短縮などの条件があり，早期の評価実施が求められる場合もあるが，その後の訓練方針や予後の予測のこともあるので，個別の患者の状況を優先して，慎重に対応することが必要である。

6）検査による負荷への配慮

回復期，あるいは生活期であれば，全身状態や持久性，また集中や注意などの観点では本人の状態は急性期に比較して安定しているといえる。回復期病院に転院してきた直後に，総合的診断検査などを改めて実施しようとすることがある。転院前の医療機関の言語聴覚士からの報告書があっても，評価・診断の過程で種々の検査の実施を通して本人の状況を直接知りたいと考えてのことであろう。

しかし，回復期や生活期であっても，検査の実施は本人にとっては負荷がかかる。むしろこの時期には，発症から時間が経過しており，自己の障害についての理解もある程度進んでいると考えられるので，評価を通して自身の障害を，突きつけられているように感じることもあると思われる。そのことで言語聴覚士との信頼関係がうまく構築できないのでは本末転倒というべきである。本人との信頼関係を築いてから，しかるべき時間経過のうちに総合的診断検査を実施したほうがより正確で適切な結果が得られると思われる。その場合でも検査の実施は最小限にとどめるという配慮が常に必要である。

4．結果の分析における留意点

評価・診断のためには多種多様な情報を集める。その中には総合的診断検査など言語機能に関する検査結果をはじめ，掘り下げ検査や日常のコミュニケーション能力にかかわる情報，関連する高次脳機能，現病歴や既往歴，神経学的所見，画像所見など医学面の情報，ADLや身体機能に関する情報，これまでの就業状況や家族構成など社会的側面にかかわる情報などが含まれる。これらの収集した情報を統合して整理することが必要となる。

情報を集め整理する過程では記録をとることが必須であり，評価報告を記述することにもなる。

1）事前に確認すべきこと

言語面では複数の検査結果を通して，全体像をつかむ。その際に，まず聴力の低下，あるいは視力の低下など，感覚や知覚の問題の有無を明確にしておく必要がある。聴力の低下や視力の低下については，検査を実施する以前に，初回面接などのやりとりにおいて，本来気づくべきことである。ある程度の年齢に達している患者の場合には，ことばの理解が悪いように見える場合，発症以前の日常生活において，聞き直しが多くなかったかということについて確認が必要である。文字の理解が悪いように見える場合も，単に視力や視野の問題があって読みにくいのか，行動観察や家族への確認が重要である。義歯が合わずに外している場合に，義歯がないので話すことが難しいのだと本人が思っていることがある。これらの聴力低下，視覚の問題，義歯の問題などは言語機能の問題を総括する前に，確認しておく必要がある。

2）全体像の把握

言語機能については聞く，話す，読む，書く，そして計算という言語の側面ごとに検査結果をま

とめる。失語症のタイプ分類や重症度を考える場合，あくまでも特定の言語の側面についての情報だけでなく，さまざまな側面の情報を合わせて整理することが重要である。合併する高次脳機能障害などの影響がないかどうかについても十分な検討が必要である。画像所見などから得られる大脳の損傷部位との関係も十分に考慮する。身体面に生じている運動麻痺との関連，意識や見当識，知的活動などの精神機能，視空間認知の問題や，失語症に合併しやすい失行，口舌顔面失行，また記憶の問題，遂行機能や注意の問題など，症状と病巣部位とが妥当な関連をもっているか，確認しながら総合していく。

3）日常生活での情報伝達力

また失語症の全体像の理解という点では日常会話での情報伝達がどの程度可能なのか，どのような手段を用いると伝達に有効なのかなど，コミュニケーション能力の側面についても情報の統合が必要である。これらの情報は問題点の抽出や訓練計画の立案に有用となる。

5．問題点の抽出における留意点

問題点の抽出においては，前述したICFの心身機能，活動，参加という3つの側面のそれぞれに沿って問題点を列挙していくとよい。そのためには，発症前の患者の生活全般にわたる情報を可能な限り抽出する。

1）心身機能

心身機能の側面の問題点の例としては，「重度の喚語困難と中等度の発語失行が認められる」などのように記載する。総合的診断検査の結果から導かれた言語機能の側面における問題点を具体的に挙げる。

2）活　　動

活動の側面における問題点では，例えば「家族との会話も十分でなく，意思の疎通に困る」など，コミュニケーションの側面における問題点を記載する。

3）参　　加

参加の側面の問題点としては，「趣味活動を通しての友人との交流が継続できずに制限されている」「旅行に行くことができない」などが具体例として挙げられるであろう。

4）個 別 性

問題点の抽出を考える際には，患者の個別性に留意する必要がある。個人の背景にある因子は各人で大きく異なる。失語症のタイプや重症度が同じであっても，達成目標やそこに至る道筋，また優先順位をつけるべきことなどが個人によって異なっている。したがって個別の条件によって問題点の重みづけも異なる。

6．合併することの多い障害との鑑別診断

失語症との鑑別診断が必要になるものとして，認知症，運動障害性構音障害，発語失行はよくとりあげられる障害である。これらの障害は，単独で出現する場合もあるが，失語症と合併して出現する場合もある。

1）認　知　症

認知症のうち，アルツハイマー病などでは記憶障害が先行して出現することが多い。その後，徐々に種々の高次脳機能の障害が出現する。失語症に類似した症状も出現するようになる。認知症

の言語障害では統語機能や音韻などは保たれやすいが，意味機能が障害されやすい，という症状が見られる。

　言語機能の障害のみが先行し，最終的には種々の高次脳機能障害が出現する緩徐進行性失語などもあるので，判断に注意を要する。

2）運動障害性構音障害

　運動障害性構音障害の中で，特に痙性構音障害は失語症とよく合併して出現する。運動障害性構音障害は構音器官の運動障害による発話面の障害である。したがって，発話面以外の言語機能，すなわち聴覚的理解や読解，書字には障害を認めない。構音の歪み，発話速度の低下，プロソディーの異常などが鑑別のポイントとなる。

3）発語失行

　発語失行はブローカ失語と合併することの多い障害である。単独で出現する場合は，発話面の障害として生じる。発語器官の麻痺は認められない。麻痺があれば運動障害性構音障害と判断され，麻痺の有無が運動障害性構音障害との鑑別点となる。発話の症状の特徴は音の置換であり，母音より子音で誤りが出現しやすい。これらの点で流暢なタイプの失語の発話症状と区別される。

2 高次脳機能障害領域

1．はじめに

　高次脳機能障害とは，脳損傷後に生じるさまざまな症状のうち，運動麻痺，体性感覚障害，視野・視覚障害，聴覚障害などのいわゆる身体的障害を除いた，認知機能（言語，思考，記憶など）や行為・情動などの障害をさしていう。「高次脳機能障害」は多くの神経心理症状の総称であるが，この用語には学術用語としての高次脳機能障害と行政的に定義づけられた高次脳機能障害の2つの意味合いがある。

　学術用語としては失語症も含んだ神経心理症状全体をさすが，一方，行政的な高次脳機能障害は診断基準に基づいた限定的な症状をさす[1]。本書では失語症は他項で論じられるので，ここでは失語症以外の高次脳機能障害について概観する。

2．学術用語としての高次脳機能障害

　脳損傷を被るとそれまでに獲得した言語，記憶，社会性などさまざまな機能が障害される[2]が，それらは高次脳機能障害と総称される。失語症以外の代表的な症状としては次のようなものがある。

1）失　　行

　粗大な運動麻痺や失調がなく意欲や意思があるにもかかわらず，思いどおりに行為が達成されない症状が失行である。原則として発症前にはできていた行為ができなくなった状態をいう。

　肢節運動失行，観念運動失行，観念失行，着衣失行などがある。肢節運動失行は運動前野病変によって巧緻運動が障害され手指運動の模倣がぎこちなくなる症状である。観念運動失行は「さよなら」など意味のある動作が言語指示でも模倣でもできないもので，左半球後方領域損傷による。観念失行は物品使用の障害で，櫛を歯ブラシのように使う錯行為やお茶汲みの際に「急須へ茶葉を入れる前にお湯を注ぐ」といった動作順序の誤りなどが生じ，左頭頂葉損傷に多い。着衣失行では，右頭頂葉損傷によりズボンを頭からかぶろうとするなど衣服の着方を誤る。失行症状は多彩なため，その概念や分類は近年変化しつつある[3]。

2）失　　認

　一つの感覚様式の刺激では認知困難であるが，別の様式の感覚刺激があれば即座に認知できる状態を失認という。一次性感覚障害によるものではない。

　視覚失認の場合，見ただけでは対象を認識できないにもかかわらず視覚以外の様式（触覚，聴覚，嗅覚，味覚など）で提示されると認知可能になる。例えば，リンゴを，見ただけではわからないが触ると即座にわかるなどである。視覚失認は，さらに，障害レベルの階層によって連合型視覚失認や統覚型視覚失認などに分類されたり，対象の違いによって相貌失認，物体失認，色彩失認などに分類されたりする。

　視覚失認以外では，聴覚失認や触覚失認がある。それぞれの例を挙げると，聴覚失認では太鼓の

音を聞いただけではわからないが見たり触ったりすればわかるし，触覚失認では笛を触っただけではわからないが音を聞くとすぐにわかるというような反応になる。

3）構成障害

　構成障害では図形を描いたり積み木を組み立てたりすることが拙劣になる。構成機能は，対象を理解して構成するという点で認知と運動の両側面から成り立つと考えられ，その障害は構成失行というよりも構成障害と表現されることが多い[4]。

　単なる巧緻運動障害や視覚認知障害が原因ではない。頭頂葉損傷が関与し，損傷側が左の場合は大まかな輪郭を構成できるが細部を誤ることが多い一方，右側損傷では空間配置を誤りやすい。

4）計算障害

　失語症検査の下位項目に計算が含まれているため，計算機能は言語機能の一部とみなされがちであるが，数と語の脳内処理は異なる[5]。数字は文字としての側面はあるものの，それとは別に，量の多寡や大小を判断する数概念，四則を理解し運用する計算，暗算と筆算の違いなど，数・計算処理には言語系とは別の側面がある。

　計算障害は左右いずれの大脳半球損傷でも生じる[6]が，左半球損傷の場合は計算操作そのものを誤る一方，右半球損傷例では，例えば，201（"二百一"）を200と1で「2001」と位取りを誤ったり，左半側無視に伴って左側の桁を見落としたりする。

5）記憶障害[7]

　記憶には，新しい情報を取り込み，取り込んだ情報を把持し，把持された情報を再生するという段階がある。この過程を分類すると図3-1のようになる。言語的に説明できる知識や経験などを陳述記憶，熟練した運動など言語的に説明困難な技能を手続き記憶という。

　病的な忘却を健忘といい，発症時を起点にして，発症後の出来事を記憶できないことを前向性健

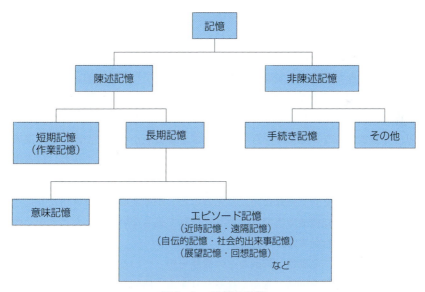

図3-1　記憶の分類

出典）博野信次：エピソード記憶障害．よくわかる失語症セラピーと認知リハビリテーション（鹿島晴雄，大東祥孝，種村純編）．永井書店，pp.482-490, 2008．改変

忘，発症前の出来事を想起できないことを逆行性健忘という。

記憶把持時間からいうと，意味記憶やエピソード記憶は長期記憶，一時的に作業処理をするための作業記憶は短期記憶に分類される。エピソード記憶の中には，近時記憶・遠隔記憶，自伝的記憶・社会的出来事記憶，展望記憶・回想記憶などがある。言語も知識も技能も，記憶の蓄積から成り立っているといっても過言ではない。

6）注意障害[8]

注意障害は次の4つに分類されることが多い。

①配分性注意障害：日常生活では意識的無意識的に注意を配分しながら活動をしている。配分性注意障害では，手元に集中しなければいけない場面でもほかに注意が向いてしまう。

②持続性注意障害：一つの作業を仕上げるには一定時間その作業に注意を集中しなければならないが，持続性注意障害では，課題が終了するまで注意を維持できず途中で投げ出してしまう。

③選択性注意障害：通常，注意の払い方には軽重があり不要な情報を抑制しているが，選択性注意障害では，不要なことに注意が向いてしまい必要なことに注意が向かなかったりする。

④転換性注意障害：通常，注意は随意に転換できるものであるが，転換性注意障害では，集中している対象から容易に注意をそらせない状態となる。

その他に，方向性注意障害や全般性注意障害がある。方向性注意障害は半側無視として論じられる症状で右側頭—頭頂—後頭接合部損傷による。また，全般性注意障害は上に述べたさまざまな注意機能が全般的に低下した状態で，その基盤には意識レベルの低下があると推定される。

このような注意障害は臨床場面では必ずしも厳密に分離できるものではなく重複して出現することもある。

7）前頭葉機能障害

前頭葉が担っている機能には遂行機能や社会的認知機能がある。遂行機能とは予測や見積りを立てて手順や方法を考えながら作業を完成させる機能であり，また，社会的認知機能とは自分の言動を相手がどう思っているかを推察し衝動を抑え他者に配慮をしつつ臨機応変に行動する機能である[9,10]。

いずれも単一の機能ではなく記憶や注意などさまざまな機能が相互にかかわって達成されるもので，それらが障害されると一言では説明できない多彩な行動障害となって現れ，日常生活や職業生活に重大な支障を及ぼす。

遂行機能障害では，計画を立てられない，目先のことしか考えない，行き当たりばったりの処理をするなど，また社会的認知機能障害では，金品を借りて返さない，思ったことをそのまま口に出す，約束を守らないなどの行動異常が現れる。

また，前頭前野は，意欲，発動性，抑制などの機能を担っているため，損傷されると意欲や発動性が低下したり，行動や感情を抑制できなくなったりする。感情が単調となるアパシーをきたすこともある。

8）病態失認

身体症状や高次脳機能障害など自分の症状に関する病識が欠如あるいは希薄なことを，病態失認

と呼ぶ．病態失認は，「失認」とはいうものの，厳密にいえば上記2）失認の"外界からの単一刺激に対する認知障害"である失認には当てはまらない．

右半球損傷による左運動麻痺や左半側無視に対する病態失認が多い．より積極的に否定する場合は病態否認と呼ばれ，皮質盲を否定するAnton症状が有名である．

9）認　知　症

脳変性疾患や脳血管障害などにより高次脳機能がさまざまに障害された状態が認知症である．認知症の症状は多彩で，上記1）〜8）までの巣症状が重複して出現しうる．

原因疾患によって症状の傾向や治療は異なるので一言で「認知症」と片づけてはならない．認知症の原因疾患は多岐に渡るが，代表的なものは，アルツハイマー型認知症〔アルツハイマー病（Alzheimer Disease：AD）〕，レビー小体型認知症（Dementia with Lewy Body：DLB），前頭側頭葉変性症（Frontotemporal Lobar Degeneration：FTLD），血管性認知症（Vascular Dementia：VD）などである．そのうちAD，DLB，VDは三大認知症といわれ，出現頻度はADが約50〜60％，DLBとVDがそれぞれ15％前後とされている．ADやDLB，FTLDなど変性疾患による認知症は進行性である．進行に伴って行動・心理症状（Behavioral and Psychological Symptoms of Dementia：BPSD）が生じることがある．BPSDは，もの忘れに対する不安，周囲の不適切な対応や介護に対する怒りや抵抗，誤った思い込みなどによって現れるとされ，易怒性や暴言，もの盗られ妄想などがある[11]．DLBではもの忘れに先行して幻視や誤認妄想が出現する．

一方，特発性正常圧水頭症や慢性硬膜下血腫などによる認知症は治療によって改善が期待できる．特発性正常圧水頭症は認知症のほかに歩行障害や尿失禁を示すがシャント術によって症状の改善が得られる．慢性硬膜下血腫では穿頭血腫洗浄術などが施行される．変性疾患による認知症の場合，最終的な確定診断は病理所見に委ねられる．

表3-2　行政的高次脳機能障害の診断基準

Ⅰ．主要症状等
1　脳の器質的病変の原因となる事故による受傷や疾病の発症の事実が確認されている．
2　現在，日常生活または社会生活に制約があり，その主たる原因が記憶障害，注意障害，遂行機能障害，社会的行動障害などの認知障害である．

Ⅱ．検査所見
　　MRI，CT，脳波などにより認知障害の原因と考えられる脳の器質的病変の存在が確認されているか，あるいは診断書により脳の器質的病変が存在したと確認できる．

Ⅲ．除外項目
1　脳の器質的病変に基づく認知障害のうち，身体障害として認定可能である症状を有するが上記主要症状（Ⅰ-2）を欠く者は除外する．
2　診断にあたり，受傷または発症以前から有する症状と検査所見は除外する．
3　先天性疾患，周産期における脳損傷，発達障害，進行性疾患を原因とする者は除外する．

Ⅳ．診断
1　Ⅰ〜Ⅲをすべて満たした場合に高次脳機能障害と診断する．
2　高次脳機能障害の診断は脳の器質的病変の原因となった外傷や疾病の急性期症状を脱した後において行う．
3　神経心理学的検査の所見を参考にすることができる．

出典）高次脳機能障害支援コーディネート研究会監修：高次脳機能障害支援コーディネートマニュアル，中央法規出版，2006．

3．行政的定義による高次脳機能障害

　近年報道機関などで用いられる高次脳機能障害という言葉は，行政用語としての高次脳機能障害をさすことが多い。本来，行政的に高次脳機能障害と診断されるためには，表3-2に示した診断基準を満たす必要がある[1]。すなわち，脳損傷の結果，神経心理症状が後遺しそのために日常生活に支障をきたしている一方，「2．学術用語としての高次脳機能障害」の神経心理症状があったとしても，その原因が先天性疾患や周産期脳障害，進行性疾患の場合は，行政的な意味での高次脳機能障害には含まれない。つまり，ADやDLB，FTLDなどの変性疾患による認知症は，行政的には高次脳機能障害とは呼ばない。また発達障害や失語症も含まれない。

　行政的に高次脳機能障害と診断されると，精神障害者保健福祉手帳の交付やその後の福祉サービスの受給など社会福祉的支援が受けやすくなる。

4．高次脳機能障害の評価法および診断の留意点

　高次脳機能障害を評価する際は，原因疾患，脳損傷の部位や範囲，発症からの経過期間，利き手を確認するほか，職業や教育歴など社会的背景に関する情報も不可欠である。これらは予後の推定やリハビリテーション計画立案にとって有用な情報となる。

　学術的であれ行政的であれ高次脳機能障害の有無を判断する際には，原則として意識が清明であることが前提である。したがって，最初に呼名に対する反応など定性的なチェックで全体像を把握する。定性的評価とは症状を記述式に表現する方法で，例えば，「名前を呼んでも検者の方に視線を向けない」というような記載をする方法である。

　一方，重症度を示したり治療効果を判定したりするためには定量的に評価することが多い。定量的評価とは結果を数値化できる方法で，症状の推移を示す際に有用である。定量的評価にはほかの症例と比較できるという利点，定性的評価には生き生きとした記載で症状がわかりやすいという利点があるので，定量的定性的の双方の評価を併用するとよい。

　評価をすることによって「2．学術用語としての高次脳機能障害」に示した各症状が明らかになるが，同時に，評価結果を解釈するためにはそれらの症状についての知識を備えておくことが必要である。

　評価結果については，その症例の日常生活にどのように反映させどのように利用するかを考えなければならない。それぞれの高次脳機能に特化して標準化された検査法は多くないので，汎用される知能検査や記憶検査などで症状の特徴を把握することが多いが，検査を施行したことによって色々な現象が現れてきてかえってわかりづらい臨床像になることもあることから，過剰な検査を施行しないよう心がけるべきである。

　検査に先立ってまずは意識レベルを確認する[12]。覚醒度が最もよくわかる現象は，開眼していて視線が合うかどうかである。言語機能に問題がなければ，日付・場所・人に関する見当識を確認する。スクリーニングとして用いられる検査は，Mini-Mental State Examination（MMSE），改訂長谷川式簡易知能評価スケール（Hasegawa Dementia rating Scale-Revised：HDS-R）などである。

　検査時の応答や態度によって症状が推定できることもあるので，得点だけではなく検査時の態度などを記録しておくことも大切である。例えば，検査中にどちらか一方へ視線が向きがちであれば半側無視が疑われるなどである。回復期では，病識の有無やリハビリテーションに対する意欲の有

無なども重要な情報である。

簡便な知能検査としてはレーヴン色彩マトリックス検査（Raven's Colored Progressive Materices：RCPM）が用いられる．これは視覚的類推能力をみることによって全般性知能を推定する検査である．

知能指数が算出できる検査としては，ウェクスラー成人知能検査（Wechsler Adult Intelligence Scale-Ⅲ：WAIS-Ⅲ）などがある．WAIS-Ⅲでは知能指数を算出するだけではなく，下位項目の評価点のばらつきによって症状の有無を推測することができる．右半球損傷では，積木問題や符号問題の得点低下により動作性IQが低くなるために言語性IQと差が出ることが多い．

記憶検査には，ウェクスラー記憶検査（Wechsler Memory Scale-Revised：WMS-R），ベントン視覚記銘検査，リバーミード行動記憶検査などがある．

前頭葉機能検査としては，ウィスコンシンカード分類課題（Wisconsin Card Sorting Test：WCST），日本版遂行機能障害症候群の行動評価（Behavioral Diagnosis Scale：BADS）などがある．WCSTでは思考変換の流動性や保続傾向の有無をみることができる．

注意に関しては，数唱課題，行動性無視検査日本語版（Behavioural Inattention Test：BIT），標準注意検査法（Clinical Assessment for Attention：CAT）などが用いられる．数唱課題は注意集中の度合いや記憶スパンをみるために施行され，BITは半側無視の測定に用いられる．

認知症検査では，ADAS（Alzheimer's Disease Assessment Scale-cognitive subscale）がある．これは主にアルツハイマー病疑の症例に対して用いられ，単語再生・再認・行為等を検索する．また，CDR（Clinical Dementia Rating）やFAST（Functional Assessment Staging）も用いられる．これらは半構造化された質問によって本人や家族などから情報を得る方法で，認知症重症度の目安がわかる．認知症では記憶のみならず，言語や行為なども低下するため記憶だけの検索にとどまらないようにしたい．

引用文献

1）高次脳機能障害支援コーディネート研究会監修：高次脳機能障害支援コーディネートマニュアル，中央法規出版，2006.
2）田川皓一，佐藤睦子：神経心理学を理解するための10章，新興医学出版社，2003.
3）中川賀嗣：失行とは何か（失行の現況）．神経内科 68（suppl. 5）：279-288，2008.
4）坂爪一幸：構成障害．よくわかる失語症と高次脳機能障害（増補）（鹿島晴雄，種村純編），永井書店，pp.306-314，2011.
5）三橋 史，佐藤睦子，椎名香寿美ほか：数と語で口頭表出の誤り方に差がみられた伝導失語の1例．臨床神経心理 20：45-52，2009.
6）古本英晴：計算の障害；失算 acalculia．よくわかる失語症と高次脳機能障害（増補）（鹿島晴雄，種村純編），永井書店，pp.238-246，2011.
7）博野信次：エピソード記憶障害．よくわかる失語症セラピーと認知リハビリテーション（鹿島晴雄，大東祥孝，種村純編）．永井書店，pp.482-490，2008.
8）坂爪一幸：全般性注意障害．神経内科 68（suppl. 5）：532-539，2008.
9）三村將：社会的行動障害の治療．神経治療 26：599-605，2009.
10）三村將：前頭葉と精神症状に対するアプローチ．高次脳機能研究 28：257-266，2008.
11）高橋智：認知症のBPSD．日老医誌 48：195-204，2011.
12）鈴木匡子：高次脳機能障害の診方．臨床神経 49：83-89，2009.

3 発声発語障害領域

A 音声障害

　音声障害の臨床では，最初に声に関する問診をしながら患者の声を聞き，その声から嗄声の程度を聴覚的に判断する聴覚心理的評価を行う。その後，これらの情報を統合して病態を予測し，さらに耳鼻咽喉科医師による実際の喉頭視診によって，疾患の診断はほぼ確定する。その上で，発声機能検査や音響分析などの定量的評価を実施する。機器を用いた定量的評価は，疾患診断の補助的な意味合いが大きく，障害の程度や治療効果の判定にしか使われない。

　したがって，音声障害の臨床では，問診でしっかり聴取することと，患者の声から嗄声の程度を判断し，それらを総合して病態を予測をできることが重要である。これができれば，適切な訓練計画を立案することはそれほど難しいことではない。

　本稿では，問診ではどのようなことを聞き，患者の嗄声からどのようなことを考え，そこから，どのような検査結果が予測され，さらにはそこからどういった訓練計画を立案すればよいのか，理論的に筋道を考える方法を学ぶ。

1．評価・診断の留意点

　音声障害臨床の目的は，以下の5つである。
① 音声障害の有無の確認：音声障害が本当に認められるか？
② 音声障害の程度（重症度）の確認：音声障害が認められるならばその重症度はどうか？
③ 音声障害の鑑別診断：その音声障害はどういう種類の疾患か？
④ 音声治療の方法（治療道具，患者教育）の選択：音声治療を行うとすれば，どういう方法が有効か？
⑤ 治療効果の評価と予後予測：音声治療を行った結果，何が改善したか？　あるいは何が改善するか？

　さらに，音声障害臨床は，上記の目的を達成するために常に耳鼻咽喉科医師とチームを組んで相談しながら実施する。なぜなら，言語聴覚士は，喉頭を直接自身で観察することはできないからだ。音声治療を実施するにあたって，音声障害患者の喉頭の状態を観察しないで実施するのは避けねばならない。

2．評価の流れ

　図3-2に音声障害診療の概略を示す。問診と聴覚心理的評価は，耳鼻咽喉科医師と言語聴覚士がそれぞれ独自に評価し，情報を共有することが望ましい。喉頭の視診は耳鼻咽喉科医師が行い，できれば言語聴覚士も同席して観察する。機器を用いた定量的評価は言語聴覚士が行い，筋電図や喉頭の画像診断は耳鼻咽喉科医師が行う。これらの情報を基に耳鼻咽喉科医師と言語聴覚士が総合

的に判断し，さらに患者自身の希望などを勘案して治療方針を決定する（図3-2）。

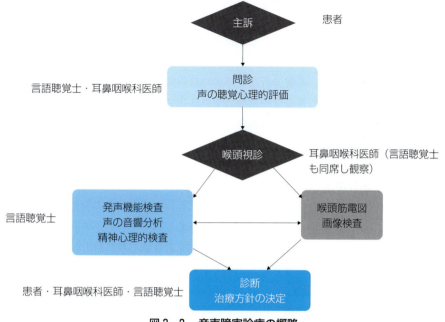

図3-2　音声障害診療の概略

■ 3．評価・診断の実際

1）問診と聴覚心理的評価

　耳鼻咽喉科外来では，医学的な観点から医師による問診が行われるが，言語聴覚士も独自に音声治療の観点から問診を行う。音声障害患者の主訴は，①嗄声（hoarseness），②音声疲労（vocal fatigue），③気息性嗄声（breathy voice），④声域縮小（reduced phonation range），⑤失声（aphonia）⑥声の翻転・不適切な声の高さ（pitch break/inappropriately high pitch），⑦努力性嗄声（strain/struggle voice），⑧振戦（tremor），⑨疼痛・咽喉頭異常感（pain/abnormal sensation）の9つに大きく分類できる。その際，実際に患者の声を聞きながら聴覚心理（印象）的な評価も行う。この9つの主訴と聴覚心理的評価の結果から，発声機能検査や音響分析などの定量的評価のおおまかな予測ができることが重要である。さらにこれらの予測値と定量的評価の実測値に大きな隔たりがある場合には，推測の過程か計測値に誤りがないか再検討する。

　以上に加えて，問診では，a）病歴，b）誘因，c）合併症状，d）既往歴・基礎疾患，e）職業，f）内服薬，g）（発声に関する）生活習慣，h）患者自身の声に関する自覚的評価（Voice Handicap Index：VHI）などを詳細に確認することで，ほぼ70％の疾患の診断が可能である。

2）喉頭視診と試験的音声治療

　ほとんどの器質的疾患は耳鼻咽喉科医師による喉頭視診で明らかになる。この視診の段階で言語聴覚士も同席して，喉頭の状態を一緒に観察することが望ましい。また，この段階で声帯の器質的疾患や神経学的異常の有無にかかわらず，発声時の後部声門間隙や仮声帯の過内転などの声門上部狭窄などが認められ，嗄声や音声疲労などの症状を訴える機能的要因の存在が確認されれば，同時に試験的音声治療を実施し，音声治療への適応や音声治療の方法の選択を考える。

試験的音声治療にあたっては，喉頭の視診をモニターできる耳鼻咽喉科医師の協力が必須である。すなわち，有効な音声治療方法を探るために，言語聴覚士が眼前の患者に試験的にさまざまな音声治療方法を試行し，耳鼻咽喉科医師にその際の喉頭像を喉頭ファイバースコピーでモニターし言語聴覚士にフィードバックしてもらうことが望ましい。

3）機器的評価

言語聴覚士は，発声機能検査，音響分析など患者の音声障害の状態について機器による定量的評価を行う。定量的評価は，症状の重症度や治療効果の客観的判定に役立つ。疾患によっては，喉頭の筋電図検査や画像検査が行われることもある。

4．治療と再評価

1）診断と治療方針の決定

言語聴覚士は，喉頭視診の際に機能的要因が認められれば，音声治療の実施を念頭に置く。医学的治療を優先しその後音声治療を行ったり，両者を並行して行うこともある。

治療方針の決定に際しては，患者の希望も勘案しながら耳鼻咽喉科医師と言語聴覚士と患者の三者で，医学的治療か音声治療のどちらを優先させるかあるいは並行するかを決定する。

2）音声治療の選択（図3-3）

音声治療は，大きく分けると声の衛生指導を中心とする間接訓練と実際に発声させながら発声様式を変える直接訓練に分類できる。さらに，直接訓練は音声症状や病態に応じた症状（病態）対処的訓練と音声症状や病態に関係なく呼吸・発声・共鳴を包括的に訓練する包括的訓練がある。どの訓練を選択するかは，患者の病態や学習意欲および言語聴覚士の音声治療方法のスキルなどに応じて選択する。

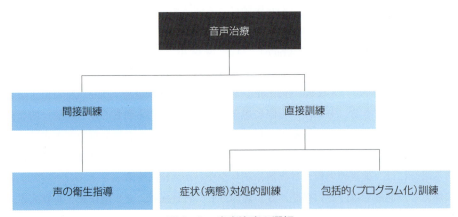

図3-3　音声治療の選択

音声治療は直接訓練と間接訓練に分類され，さらに直接訓練は症状（病態）対処的訓練と包括的訓練に分けられる。

3）治療の終了と再評価

音声治療は，通常1週間に1～2セッションで1～2か月間で8セッションを目安に実施する。しかし，患者の通院加療形態に応じて臨機応変に変更できることが望ましい。8セッションを終了した段階で，再評価を行い，①声帯の器質的病変の縮小・消失，②患者自身が納得できる自覚的な声の改善，③発声時の疼痛や不快感および音声疲労の消失，④新しく学習した発声様式の定着，⑤

再評価項目（喉頭視診，定量的評価，聴覚心理的評価など）の改善，⑥音声治療による改善がない場合について耳鼻咽喉科医師，言語聴覚士，患者の三者で協議し，終了か継続か決定する。

> 参考文献
- 日本音声言語医学会：新版声の検査法，医歯薬出版，2009.
- 廣瀬　肇監修：STのための音声障害診療マニュアル，インテルナ出版，2008.
- Colton RH, Casper JK, Leonard R：Understanding Voice Problems：A Physiological Perspective for Diagnosis and Treatment（4th ed.），Lippincott Williams & Wilkins, 2011.
- 平野哲雄，長谷川賢一，立石恒雄ほか編：言語聴覚療法臨床マニュアル　改訂第3版，協同医書出版，2014.

B　成人構音障害

1．運動障害性構音障害

1）運動障害性構音障害の定義

　柴田[1]は「構音は，話しことば（音声）を構成する，声，発音，さらに韻律を作り出すことで，呼吸器，喉頭，咽頭から口腔に至る諸器官の運動がこれを司る。これらの器官を構音器官といい発話を実現する運動（過程）を構音運動という。そして運動は神経や筋の働きによるので，大脳の運動の中枢から末梢の筋に至る運動系のどこかに病変が起きると末端の構音運動が障害され，構音は異常になる。これを運動障害性構音障害 dysarthria という」と述べている。

　実習に臨む前に定義の冒頭にある正常構音の過程をしっかり説明できるようにしておくことが肝要である。

2）運動障害性構音障害患者の現状

　椎名[2]は自らが所属する回復期リハビリテーション病院の脳卒中後の運動障害性構音障害患者について検討している。その結果，言語聴覚療法を実施した324件中147例（45.4％）に運動障害性構音障害がみられている。そのうち78例（53％）に注意障害を合併し，68例（46％）に嚥下障害が合併していた。また，147例の70％が発話明瞭度2以上の軽度の患者であった。つまり，回復期に限定すると軽度であるが高次脳機能障害や嚥下障害を半数は合併している可能性がある。注意障害があれば会話のやりとりや検査，訓練時の指示理解に問題を生じる可能性が高い。運動障害性構音障害は脳卒中だけでなくほかの疾患によっても起きるが，わが国の言語聴覚士が現場で遭遇する患者の多くは脳卒中後遺症である。

3）運動障害と発話症状

　運動障害性構音障害は発声発語器官の運動障害が発話の異常を起こす。ここでは原因となる運動障害とその結果想定される発話症状を整理しておく。

① 運動麻痺

　筋の収縮力が低下している状態で，そのために随意運動ができないのが運動麻痺である。

- 中枢性運動麻痺

　両側の皮質延髄路の損傷により筋緊張亢進，筋力低下のために次のような発声発語器官の運動障

害と発話症状を呈する。呼吸筋群の運動障害のため声量低下や発話の短い途切れが生じる。喉頭では仮声帯レベルの筋緊張亢進と声門レベルの筋緊張低下が合併し努力性（および粗糙性）嗄声と無力性（および気息性）嗄声の両方が現れることが多い[3]。共鳴は鼻咽腔閉鎖不全を起こし開鼻声を呈する。口唇，舌，下顎は運動範囲の制限や運動速度が低下するため構音の歪みや発話速度の低下を起こす。声の高さや大きさも単調になりやすい。

・末梢性麻痺

脳神経核から筋線維のいずれかの箇所を損傷した場合，筋緊張低下と筋力低下が起こる。発話症状は，中枢性運動麻痺に相似している点が多い。喉頭で反回神経麻痺が生じた場合は気息性嗄声を示す。

② **錐体外路性運動障害**

・運動低下性

錐体外路系の黒質の障害により黒質−線条体回路におけるドパミンの減少により運動低下が起きる。筋緊張は亢進し固縮となる。固縮とは相反的に働くべき拮抗筋の両方が同時に緊張状態となるため運動を起こすことができなくなることである。そのため運動範囲の制限や運動開始の遅れが見られる。喉頭は声門閉鎖不全により気息性嗄声を示すことが多い[3]。また，呼吸筋群の運動範囲制限により声量の低下をきたす。構音器官の運動範囲制限により構音の歪みや置換が見られる。

・運動過多性

大脳基底核は運動企画に関与しているが上記のように運動低下を起こす場合と，不随意運動のように必要な部位以外までが動く運動過多性がある。喉頭筋群では声の高さや大きさが急に変動する。構音は不規則な誤りを呈することがある。

③ **運動失調**

協調運動障害で正常であれば滑らかにできる運動が，ギクシャクした運動となる。呼吸筋群と喉頭筋群の協調運動障害により文頭で爆発的発声が起こりやすい。構音器官の正確で滑らかな運動ができないため一貫性のない構音の置換や歪みが生じる。

4）評価・診断

柴田[1]は，「診断は，単に病名や障害名をつけることではない。診断とは，問診，症状や検査結果から症状の発現機序，原因・要因が明らかにされ，対処・対策の方法が緻密に浮彫りにされる過程である。従って診断は，治療・訓練の方法が決まることと解すべきことである」と述べている。

臨床の流れとしてカルテより原因疾患，発症日，治療経過，投薬状況などの情報を得てから問診を行う。主訴もカルテに記載されているが，再度，ことばに関する本人の思いを確認しておくとよい。軽度の場合，あまり発話に関する不自由さの自覚がなく，訓練の必要性を感じていないことがある。逆に発話明瞭度にほぼ問題がないにもかかわらずしゃべりにくさを訴えてくることもある。問診からは，患者の発語器官の動き，発声，構音やプロソディーも得ることができる。また，患者本人か家族から発症前の発話の状態を確認することが重要である。「元々，小さい声で話していた」「もごもごとした発話で聞き取りにくかった」「あまり抑揚のない平板な話し方で淡々としていた」など訓練の目標を設定する際に重要な情報である。

鑑別診断の結果，運動障害性構音障害と診断されても椎名[2]の報告にあるように高次脳機能障害を合併していることが多いため，観察や検査より高次脳機能障害の有無を確認し，合併が確認されればその影響を考慮する必要がある。また，声量の低下は心理面の影響を受けることが多い。患者

は思うように動かなくなった身体や不自由な発語に抑うつ症状を示すことがある。抑うつ状態だけで声量も低下するであろうし，さらに呼吸機能の低下にこのような心理面の影響が重なり症状を重くすることもある。

　冒頭に述べたように診断の目的は言語病理学名をつけるのではなく，患者の発話症状がなぜ起こるのか，収集した情報から発現機序つまり原因となる発声発語器官の運動障害の部位と特徴をつきとめることである。

　失語症の検査は国内においてSLTAを使用する施設が大多数である。しかし，運動障害性構音障害の場合はSLTA-STや標準ディサースリア検査（Assessment of Motor Speech for Dysarthria：AMSD），日本音声言語医学会言語委員会運動障害性（麻痺性）構音障害小委員会「運動障害性（麻痺性）構音障害dysarthriaの検査法—第一次案」短縮版を使用している施設が多く，それぞれの施設ではそれらの検査を単独使用しているよりもほかの検査を併用していることが多かった[4]。

　以上の検査を使用しても軽度障害の場合はうまく検出できない可能性がある。検査項目に異常がなければ問題ないと診断できるわけでない。特に発語器官検査は粗大運動が中心なため構音運動のような微細な動きのチェックが行えていない。また，単語や短文の音読検査であれば構音すべき音韻が文字で示してあるため，構音や話す速度のみに注意を向ければよいので通常の発話に比べると明瞭度はよいことが多い。このような点にも注意を払い，必要があれば追加でやや負荷のかかる課題，例えば音声学的に対立する2音をできるだけ速く反復させる[2]などを行ってみることも必要である。

　訓練プログラムの立案に関して注意しなければならないことは，単純に低下した検査項目を訓練項目にしないことである。

　例を挙げると，ある患者の最長発声持続時間（Maximum Phonation Time：MPT）が6秒であった。それを9秒に延ばすことを目標にした。方法としては反復して発声持続を実施した。問題は最長発声持続時間の低下が何によって引き起こされているのかを分析していない点である。問題が呼吸，発声，あるいはその両方にあるかで訓練内容も異なってくる。また，反復するだけでは問題の改善に到底至ることができない。最長発声持続時間が関係する発話の短い途切れや声量低下などが発話症状として観察されなければ，検査の理解が不十分だった可能性もあり，その場合訓練項目として取り上げる必要もなくなる。

2．器質性構音障害（舌癌術後）

1）舌癌術後の構音障害

　舌は発語器官の中で主要な位置を占める部位である。その形態は柔軟な可動性をもつため起始も停止もどの骨にも接していない。その舌に癌ができ，外科的治療の結果，舌を切除されれば発語器官の形態の異常のため，構音障害が起きる。舌癌の切除はその切除範囲により次の5つに分類される[5]。

① **舌部分切除**：舌可動部の半側に満たない切除をいう。
② **舌可動部半側切除術**：舌可動部のみの半側切除をいう。
③ **舌可動部（亜）全摘出術**：舌可動部の半側を超えた（亜全摘），あるいは全部の切除をいう。
④ **舌半側切除術**：舌根部を含めた半側切除をいう。

⑤ **舌（亜）全摘術**：舌根部をも含め半側以上の切除（亜全摘），あるいは全部の切除をいう。

　構音は声道の形態を変えることで行われる。母音の産生は /a/ 以外すべて舌の挙上が必要である。子音の大半は舌の歯茎や硬口蓋，軟口蓋への接近や接触が必要となる。つまり舌の形態的な欠如は構音産生に問題が生じることは容易に理解できる。

　その結果，歪みばかりでなく構音様式では破裂音が摩擦音や破擦音に，構音点では歯茎音や軟口蓋音が両唇音や声門音に置換されやすくなる。しかし，舌切除されると必ずしも構音に問題が生じるわけではない。舌部分切除や舌可動部半側切除の場合，深刻な構音障害は残らない[5]。

　切除の型を2つに分けた場合，舌の側方を切除する側方型は構音点が左右にずれ，閉鎖が不十分になる傾向を示している。前方型は構音点の後方へのずれ，あるいは消失が発生する傾向を示している。

2）評価・診断

　まず，舌を中心に口腔内の状態を確認する。口腔容積と舌のボリュームを観察し，構音操作上，必要な狭めや接触が可能かどうかをほかの情報と合わせ考えていく。舌の安静時の形態，単発の突出や左右運動，連続運動と舌尖や奥舌の挙上など舌の可動性について観察する。

　構音検査は日本語の100単音節リストを音読してもらい聴取判定を行う。また，文章レベルでは「北風と太陽」を音読してもらい5段階ないしは9段階で発話明瞭度を判定する。

　以上の情報を解釈・統合し言語訓練の方針を立てる。訓練は大きく分けると残存舌でできるだけ正常に近い音を産生できるようにする。また，残存舌で音を産生することが困難な場合はほかの構音器官を用いる代償構音の獲得を指導する。口腔の状態によっては舌接触補助床の作成を検討する。

引用文献

1）廣瀬　肇，柴田貞雄，白坂康俊：言語聴覚士のための運動障害性構音障害学，医歯薬出版，pp.3-17，2012.
2）椎名英貴：運動障害性構音障害（dysarthria）の臨床．言語聴覚研究 11（1）：3-11，2014.
3）廣瀬　肇，柴田貞雄，白坂康俊：言語聴覚士のための運動障害性構音障害学，医歯薬出版，pp.94-107，2012.
4）川岸　恵，板倉登志子，小林範子ほか：運動障害性構音障害の現状報告．言語聴覚研究 3（2）：85-88，2006.
5）斉藤裕恵編著：言語聴覚療法シリーズ8 器質性構音障害，建帛社，pp.155-167，2004.

4 摂食・嚥下障害領域

1. 評価の目的と意義

　評価とは対象者の症状や障害の把握，または治療・訓練効果の確認を目的に各種の手段を用いて対象者に関する情報を収集し，それを分析，統合，解釈・診断して治療方針を立案する過程をさす。手段としてはさまざまな検査のほか，観察や問診も含まれる。すなわち，評価には診断とともに治療・訓練方法の検討の2側面がある。

　摂食嚥下は食物認知といった高次の脳機能のほか，摂食嚥下運動にかかわる諸器官の機能と協調によって成り立っている。摂食嚥下機能以外に，呼吸・発声・構音機能，高次脳機能，姿勢，口腔衛生，歯牙・咬合状態，栄養状態などについても把握する必要がある。評価の側面は多様で，用いられる検査も多種ある。評価にあたっては検査目的を明確にした上で，検査の特性をよく理解して実施する。

2. スクリーニング検査の適応と留意点

　スクリーニング検査は，主に飲み込みの可能性を探ることを目的としている。検査結果からは現状で摂食が可能かどうかの検索，または詳細な検査の必要性の判断が導き出される。摂食嚥下にはこれ以外の機能もかかわる。スクリーニング検査から得られるのは摂食嚥下機能のうちの限られた側面の情報であり，これらの検査のみで誤嚥の機序や食べられない原因を特定するには限界がある。以下に主な検査の適応と留意点を述べる。

1）反復唾液嚥下テスト

　反復唾液嚥下テスト（Repeptive Saliva Swallowing Test：RSST）は，誤嚥のスクリーニングを目的とした検査である。あくまでも随意的な嚥下運動を測定するもので，反射機能は確認できない。検査は被験者の努力や協力を要する特性上，意識レベルが低下した症例や認知機能が低下した症例への実施は難しい。また，高齢者の嚥下運動回数は若年者に比べ低い傾向にあり，カットオフ値を下回る例もあるので，結果の解釈の際には年齢にも注意する。なお，口腔内の乾燥は嚥下運動を阻害するので，検査前に口腔内を人工唾液などで軽く湿潤する。内服薬の副作用で口腔乾燥を起こす薬剤もあるので事前に確認しておくとよい。

2）改訂水飲みテスト

　改訂水飲みテスト（Modified Water Swallow Test：MWST）は，咽頭期の障害を検出する目的で用いられる。冷水を口腔底に注ぎ，嚥下を指示する。注ぐ場所を誤ると誤嚥する可能性もあるので注意する。また，試料にとろみ水を用い，ベッドアップ30度など変法により実施した場合は，検査条件を明記する。不顕性誤嚥の存在は検出できないが，嚥下後の声質の変化（湿性嗄声）や呼吸変化から誤嚥や喉頭侵入を検出できる可能性があるので，音声・呼吸状態についても観察する。

3）フードテスト

　フードテスト（Food Test：FT）は，主に口腔内での食塊形成や食塊の咽頭への送り込みを評

価する目的で用いられる。食塊形成や送り込みを評価するため検査時の基本姿勢は座位90度で，試料（プリンなど）は前舌部に置く必要がある。試料は段階的に難易度を上げた食材を用いることもあるが，検査に食物を用いるので誤嚥・窒息に注意する。また咳嗽できることが望ましい。残留した食塊除去のため吸引の準備もしておく。ベッドアップ30度など変法で行った場合は，条件を明記する。

4）頸部聴診法

頸部聴診法は，主に咽頭相における障害の判定に用いられる。嚥下時の嚥下音ならびに嚥下前後の呼吸音を聴取し，嚥下機能を評価する。清明な呼吸音を得るために検査前に咳嗽を行う場合は，強い呼気の後には強い吸気が生じやすいため，残留・貯留物の誤嚥の危険性があるので注意する。咳嗽が難しい場合は吸引で除去する。検査中に誤嚥が疑われた場合には，検査を中止し，速やかに吸引による処置や咳嗽を行わせる。

5）スクリーニング検査における留意点

①検査の評価側面や特性を理解し，病態に適した検査を選択する。②スクリーニング検査では基本的に不顕性誤嚥の検出は困難である。テストの評定点をクリアしたとしても安全性は確認されたわけではないので摂食は慎重に行う。③評価精度を上げるために複数のスクリーニング検査を行い，総合的に判定する。④カットオフ値以下で摂食嚥下の可能性を確認する場合は，検査を変法で行いプロフィールの変化をみるなどの工夫も意味がある。当然，誤嚥リスクを増す可能性が高い変法は慎む。⑤評価結果の確認には，日をおいて検査を繰り返し実施して結果を比較する。また摂食が可能な場合は，少量のゼリーなどを介助により試験的に摂食させて，熱型，炎症反応などの変化をみる。⑥カットオフ値以下で，明らかに誤嚥が認められるときは間接訓練にとどめ，詳細な検査を行う。また，試験的摂食で発熱などが認められたり，全身状態が不安定であったりと状態が見極めにくい場合も詳細な検査を行う。

3．嚥下造影検査，嚥下内視鏡検査の適応と留意点

嚥下造影検査（Videofluoroscopic examination of swallowing：VF）や嚥下内視鏡検査（Video-endoscopic evaluation of swallowing：VE）は誤嚥の確認だけが目標ではない。摂食嚥下機能の病態把握とともに訓練手技の選択や安全に経口摂取が可能な条件の検索などを探る目的もある。検査は医師が行うが，アプローチに関する有益な情報が得られるので，言語聴覚士は立ち会うことが望ましい。

1）嚥下造影検査（VF）

VFは嚥下関連器官の詳細な評価とともに嚥下の難易度の調整によって安全性の限界も把握できる。また，スクリーニング検査では困難な不顕性誤嚥が確認できる。注意点としては，①検査は多職種に囲まれ密閉した室内で行われること，また造影剤を含んだ食物を摂取することなどから，結果の判定には通常の摂食嚥下状況とは異なることを考慮する。②造影画像はある程度の造影剤の濃度や量がないと確認しにくい。薄く広がったような残留やごく少ない残留は検出しにくい。③残留量などの判断は喉頭蓋谷や梨状陥凹など器官の形態には個人差があることも考慮する。検査結果の集約は，日本摂食嚥下リハビリテーション学会の嚥下造影検査法の所見用紙のほか，誤嚥や喉頭侵入の状態を評価する喉頭侵入・誤嚥の重症度スケール[1]（表3-3）がある。

表 3-3 喉頭侵入・誤嚥の重症度スケール

1	喉頭に侵入しない
2	喉頭侵入があるが，声門に達せずに排出される
3	喉頭侵入があるが，声門に達せず，排出もされない
4	声門に達する喉頭侵入があるが，排出される
5	声門に達する喉頭侵入があり，排出されない
6	声門下まで食塊が入り（誤嚥），喉頭または声門下から排出される
7	声門下まで食塊が入り，咳嗽しても気道から排出されない
8	声門下まで食塊が入り，排出しようとする動作がみられない

出典）Rosenbek JC, Robbins JA, Roecker EB, et al：A penetration-aspiration scale. Dysphagia 11：1996.

2）嚥下内視鏡検査（VE）

VE は実施場所を選ばず，実際の食物を用いて，直接的に嚥下の動態や声門閉鎖の状態，唾液の貯留や残留などを観察できる。また，感覚機能の評価や VF と同様に嚥下条件の調整による動態の確認も可能である。しかし，口腔内や食道部の観察，嚥下の瞬間の観察はできない。また，鼻出血など侵襲性も考えられる。判定には日本摂食嚥下リハビリテーション学会の嚥下内視鏡検査の手順の評価のほか，兵頭ら[2]による嚥下内視鏡所見のスコア評価基準（表 3-4）がある。

表 3-4 嚥下内視鏡所見のスコア評価基準（試案）

① 喉頭蓋谷や梨状陥凹の唾液貯留
0：唾液貯留がない
1：軽度唾液貯留あり
2：中等度の唾液貯留があるが，喉頭腔への流入はない
3：唾液貯留が高度で，吸気時に喉頭腔へ流入する

② 声門閉鎖反射や咳反射の惹起性
0：喉頭蓋や披裂部に少し触れるだけで容易に反射が惹起される
1：反射は惹起されるが弱い
2：反射が惹起されないことがある
3：反射の惹起がきわめて不良

③ 嚥下反射の惹起性
0：着色水の咽頭流入がわずかに観察できるのみ
1：着色水が喉頭蓋谷に達するのが観察できる
2：着色水が梨状陥凹に達するのが観察できる
3：着色水が梨状陥凹に達してもしばらくは嚥下反射が起きない

④ 着色水嚥下による咽頭クリアランス
0：嚥下後に着色水残留なし
1：着色水残留が軽度あるが，2～3 回の空嚥下で wash out される
2：着色水残留があり，複数回嚥下を行っても wash out されない
3：着色水残留が高度で，喉頭腔に流入する

出典）兵頭政光ほか：嚥下内視鏡検査におけるスコア評価基準（試案）の作成とその臨床的意義．日耳鼻 113：670-678, 2010.

4. 摂食嚥下機能・障害の総合評価

　臨床上の所見，各種検査結果を統合して総合評価・診断を行う。機能的障害例における総合評価にはさまざまな試みがある。藤島ら[3]による摂食・嚥下能力のグレード（表3-5）は嚥下のグレードを10段階に分け，さらに重症度として4つに区分している。才藤ら[4]による摂食嚥下障害の臨床的重症度分類（表3-6）は状態を7段階に分けるとともに各段階に適した食物形態や訓練・対応法を関連づけている。これらは障害の重症度と対応法を知り，全体像も把握しやすいことから臨床上有用であり，他専門職との情報共有にも役立つ。

表3-5　摂食・嚥下の能力のグレード

Ⅰ．重症 経口不可	1	嚥下困難，または不能，嚥下訓練適応なし
	2	基礎的嚥下訓練のみの適応あり
	3	条件が整えば誤嚥は減り，摂食訓練が可能
Ⅱ．中等症 経口と補助栄養	4	楽しみとしての摂食は可能
	5	一部（1〜2食）経口摂取
	6	3食経口摂取プラス補助栄養
Ⅲ．軽症 経口のみ	7	嚥下食で，3食とも経口摂取
	8	特別に嚥下しにくい食品を除き，3食経口摂取
	9	常食の経口摂食可能，臨床的観察と指導要する
Ⅳ．正常	10	正常の摂食・嚥下能力

※食事介助が必要な場合はAをつける（例：7Aなど）
出典）藤島一郎：スクリーニングと精査，評価．嚥下障害ポケットマニュアル 第3版（藤島一郎監著），p.55，医歯薬出版，2014．

表3-6　臨床的重症度分類：主として機能的摂食嚥下障害を対象とした分類

	分類		定義	解説	対応法	直接訓練
誤嚥なし	7	正常範囲	臨床的に問題なし	治療の必要なし	必要なし	必要なし
	6	軽度問題	主観的問題を含め，何らかの軽度の問題あり	主訴を含め，臨床的な何らかの原因により摂食嚥下が困難である	簡単な訓練，食事の工夫，義歯調整などが必要	症例によっては施行
	5	口腔問題	誤嚥はないが，主として口腔期障害により摂食に問題あり	先行期・準備期も含め，口腔期中心に問題があり，脱水や低栄養の危険を有する	口腔問題の評価に基づき，訓練，食物形態・食事法の工夫，食事中の監視が必要	一般医療機関や在宅で施行可能
誤嚥あり	4	機会誤嚥	時々誤嚥する。もしくは咽頭残留が著明で臨床上誤嚥が疑われる	通常のVFで咽頭残留著明。もしくは，ときに誤嚥を認める。また，食事場面で誤嚥が疑われる	上記の対応法に加え，咽頭問題の評価，咀嚼の影響の検討が必要	一般医療機関や在宅で施行
	3	水分誤嚥	水分は誤嚥する	水分で誤嚥を認め，誤	上記の対応法に加	一般医療機

		が，工夫した食物は誤嚥しない	嚥・咽頭残留防止手段の効果は不十分だが，調整食など食形態効果を十分認める	え，水分摂取の際に間欠的経管栄養法を適応する場合がある	関で施行可能
2	食物誤嚥	あらゆるものを誤嚥し嚥下できないが，呼吸状態は安定	水分，半固形，固形食で誤嚥を認め，食形態効果が不十分である	経口摂取は不可能で経管栄養が基本となる	専門医療機関で施行可能
1	唾液誤嚥	唾液を含めてすべてを誤嚥し，呼吸状態が不良。あるいは，嚥下反射が全く惹起されず，呼吸状態が不良	常に唾液も誤嚥していると考えられる状態で，医学的な安定が保てない	医学的安定を目指した対応法が基本となり，持続的な経管栄養法を要する	困難

※医学的安定性：2週ごとの経過観察で脱水・低栄養，誤嚥性肺炎の徴候がなければ「安定」とする
※間接訓練は6以下のどのレベルでも適応があるが，在宅で施行する場合，訓練施行者に適切な指導をすることが必要
出典）才藤栄一：摂食嚥下リハビリテーション総論．摂食嚥下リハビリテーション 第2版（才藤栄一，向井美恵監修），p.14，医歯薬出版，2007．

引用文献

1）Rosenbek JC, Robbins JA, Roecker EB, et al：A penetration-aspiration scale. Dysphagia 11：1996.
2）兵頭政光ほか：嚥下内視鏡検査におけるスコア評価基準（試案）の作成とその臨床的意義．日耳鼻 113：670-678，2010.
3）藤島一郎：スクリーニングと精査，評価．嚥下障害ポケットマニュアル 第3版（藤島一郎監著），p.55，医歯薬出版，2014.
4）才藤栄一：摂食嚥下リハビリテーション総論．摂食嚥下リハビリテーション 第2版（才藤栄一，向井美恵監修），p.14，医歯薬出版，2007.

5　成人聴覚障害領域（高齢者）

1．高齢期難聴の基礎知識

　高齢期に難聴が見つかる場合，その主な要因は加齢性，つまり年齢変化に伴う難聴である。加齢による聴力低下は高音域から徐々に生じ，両側性，左右同程度の高音漸傾型の感音難聴として現れる（図3-4）[1]。65歳以上になると難聴有病率が急増することが報告されている[2]が，難聴の重症度には個人差が大きい。

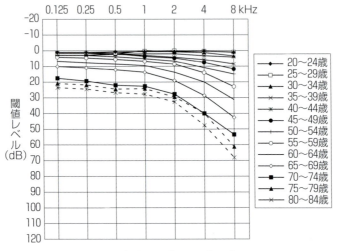

図3-4　年齢別平均オージオグラム

　注意すべきは，高齢期の難聴のすべてが加齢性というわけではなく，その他の疾患，耳垢などで聴力が悪化していることが少なくないことである（表3-7）[3]。要因によっては適切な治療で聴力が一部改善する例もあり，耳鼻咽喉科医との連携が必須である。

表3-7　高齢期に留意すべき難聴

感音難聴	伝音難聴
加齢変化	耳垢栓塞
騒音性難聴	滲出性中耳炎
突発性難聴	慢性中耳炎
薬物性難聴	真珠腫性中耳炎
特発性両側性感音難聴	耳硬化症
聴神経腫瘍	

2．聴覚リハビリテーションにおける言語聴覚士の役割

1）補聴機器の適合（聴覚機能の改善）

　聴覚障害領域において言語聴覚士は，「医師の指示の下に，機器を用いる聴力検査，人工内耳の調整，耳型の採取，補聴器装用訓練を行う」（言語聴覚士法第42条および施行規則第22条から一部抜粋）という役割を担う。難聴の外科的，あるいは服薬などの保存的治療は耳鼻咽喉科医師によって行われ，言語聴覚士は，医師の補聴器適応の判断を受けた患者の補聴器適合の過程に携わることになる。また最近では，高齢期にあっても人工内耳の適応と判断される例があり，その音入れ，マッピングからリハビリテーションに携わることも増えつつある。

　補聴器であっても人工内耳であっても，聞こえにくさの軽減のためには，まず聴覚の状態に応じた適切な調整が必須である。基本的な適合ルールに従って補聴特性を決め，1～2週の試聴を経て微調整を加える。試聴中のトラブルや不満をていねいに聞き取り，原因を推定し対処する。また装用閾値，語音明瞭度，騒音下の聞き取り状況の評価も実施し，適合状態を確認する[4]。

2）障害認識の促進

　補聴機器は，患者が自身の聞こえにくさを認識し，装用への意欲をもたないと定着しない。特に加齢性難聴は自覚に乏しい傾向があり，明らかに聞き取りにくい様子があっても補聴器を拒否する例がある。

　補聴機器の試聴は，聞こえの改善につながるとともに，自らの聞こえにくさを認識し直す機会ともなる。難聴に対する理解が深まると，補聴機器の積極的な活用が進展する。補聴機器の適合過程は，聴力に応じた機器の調整にとどまらず，患者が自身の難聴を歪みなく理解するための重要な期間でもある。言語聴覚士は，患者の訴えや言動を観察して障害認識の進展を評価し，必要に応じてそれを促す助言・指導を行う。

3）コミュニケーション機能の改善

　補聴機器は音を増幅して耳に届ける頼もしい道具であるが，限界もある。聞きたいことばとともに周囲の雑音も増幅してしまう。距離が遠いと増幅できない。環境の影響を受けやすく反響の強い場所では聞き取りにくい。さらに加齢性難聴を含む感音難聴では，補充現象があってダイナミックレンジが狭い，語音明瞭度が低いなどの悪条件を伴い，補聴器をつけても「うるさくて仕方ない」「聞こえるけれど意味がわからない」という訴えが生じる。

　補聴機器を最大限活用するためには，その有用性と限界，および感音難聴の特性を患者が理解し，実際のコミュニケーション場面でそれらを補う工夫（コミュニケーションストラテジー）ができるようになることが望ましい。聞こえにくさを補うコミュニケーションストラテジーには，自分で配慮できる工夫（聞きやすい席を選ぶ，相手の口元を見る，相手に近づく，相手のことばを繰り返して情報を確認するなど）だけでなく，相手に配慮を要請する場合（ゆっくり，口元を見せて話してほしい，書いてほしいなど）もある。聞き取りやすい条件を整えるための工夫を患者自身が心がけるとともに，周囲の人に配慮を頼む勇気をもてるよう，実習や具体的な例を示しながら助言・指導する必要がある。

3．評　　価

　難聴によって何に困り何を改善したいか（ニーズ）を確認するとともに，聴覚機能，障害認識，

コミュニケーション機能の三側面，およびリハビリテーションに関与するその他の要素を評価する。

1）診療録（カルテ）からの情報収集
①聴覚機能（聴力検査結果，医師の診断・治療歴），②合併症・既往歴

2）質問紙による評価（「きこえについての質問紙2002」など）
①属性情報（家族，職業，趣味など），②補聴によって改善したい場面（ニーズ），③聴覚機能（聞こえにくさの主観評価），④障害認識（難聴の心理社会的影響），⑤コミュニケーション機能（コミュニケーションストラテジーの活用状況）

3）面接による評価
①聴覚機能（会話の聞き取り状況[注1]），②障害認識（難聴・補聴器に関する発言[注2]），③コミュニケーション機能（会話困難時の対応・態度[注3]），④その他（認知機能，身体機能，家族の支援状況）

注1：口形を見せずに，声の大きさ・発話速度を変えて，どの程度聞き取れるかを評価する。
注2：自分の聞こえについての発言，補聴器への期待や不信を表す発言などから推定する。
注3：小さめの声，口形を隠す，早口，新奇な話題などで意図的に聞き取りにくい状況をつくり，どのように応じるかを観察する。一方的なコミュニケーション態度やコミュニケーションストラテジーの活用を評価する。

4）評価のまとめ・治療方針
1）〜3）で得た結果をまとめ，ICFに沿って問題点を整理し，治療方針を決める。

5）訓練計画
短期目標として補聴機器の適合，長期目標として障害認識とコミュニケーション機能の改善を設定し，訓練の形態（個別，集団），間隔，方法を具体的に検討する。

4. 訓　　　練

　補聴機器の適合を最初の短期目標とする。これは，聴覚補償は聴覚リハビリテーションの基礎をなし，また患者にとっても明確で切実な課題だからである。また，並行して，障害認識の促進を目標とする。「よく聞こえる」補聴機器の試聴は，自らの難聴を理解するよいきっかけとなり得る。そして，「聞こえる」体験を重ねながら徐々に「裸耳では聞こえない」現実を受け入れ，補聴機器の安定装用に至るまでを支援する。さらに長期的にはコミュニケーション機能の改善が目標となる。つまり，コミュニケーションストラテジーの活用で補聴機器の限界を補いながら，積極的にコミュニケーションに加わる。これが，いわば聴覚リハビリテーションの長期的な達成目標といえよう。

　訓練，すなわち聴覚リハビリテーションの課題とその相互関係を図3-5に示した。図中の1）2）3）は相互に依存し，好影響を及ぼし合いながら進展する点が重要である。

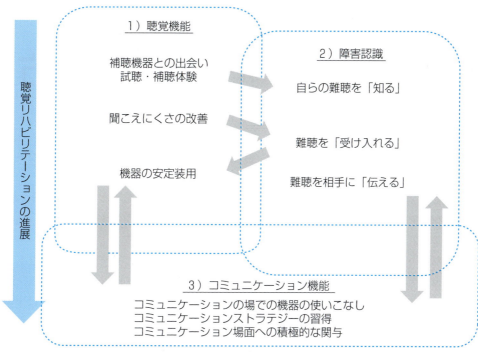

図3-5　聴覚リハビリテーションの課題とその関係

引用文献

1) 立木　孝ほか：日本人聴力の加齢変化の研究．Audiology Japan 45：241-250，2002．
2) 内田育恵，杉浦彩子，中島務ほか：全国高齢難聴者数推計と10年後の年齢別難聴発症率—老化に関する長期縦断疫学研究（NILS-LSA）より．日老医誌 49：222-227，2012．
3) 西村忠己，細井裕司：耳鼻咽喉科疾患と高齢者（65歳以上）への対応2）難聴・耳鳴．耳鼻咽喉科・頭頸部外科 78（9）：643-647，2006．
4) 小寺一興，細井裕司，真鍋敏毅ほか：補聴器適合検査の指針2010．Audiology Japan 53，pp.708-726，2010．

参考文献

・日本聴覚医学会：聴覚検査の実際 改訂3版，南山堂，2009．
・小寺一興：補聴器フィッティングの考え方 改訂第3版，診断と治療社，2010．
・切替一郎，野村恭也，加我君孝ほか：新耳鼻咽喉科学 改訂11版，南山堂，2013．

6 評価・診断のまとめ方（ケースレポートのまとめ方）

1. 評価・診断の整理

　本章の1～5節で，評価について学習した。評価では患者に対して実施するさまざまな検査や観察，面接などを通して，場合によっては家族への面接を通して情報収集を行う。

　その結果を総合して分析することにより，言語機能だけでなく，コミュニケーション上の問題や心理的側面などを含む諸問題，障害の内容と種類，重症度についても把握する。これら一連の過程を経て，問題点の抽出を行う。

　その後，訓練の適応を判断した上で，それぞれの問題点への対応について検討するとともに，長期的および短期的な目標を設定し，具体的な治療方針・方法を決定する。

　この評価から診断，目標設定，そして具体的な訓練に関する方向性の決定という過程は十分整理して進めることが重要であり，言語聴覚士はこれらについて適切に整理をしながら業務を進めていく必要がある。そして，この過程においては常に言語化する，すなわち正確かつ簡潔に記載することが求められる。

　なお，観察・評価の過程においては観察感度を高くして，できるだけ詳細な情報収集に努めることが重要であり，その解釈においては収集した情報について仮説を立てながら検証する臨床的思考が不可欠である。

　観察・評価場面から得られた情報が少なければ，解釈や考察はその範囲内に限定され，適切な臨床につながらない。観察力を高めるためには対象について関心をもって接すること，評価では正答や点数だけに注目せず，誤り方や誤った時の反応なども観察すべきである。これらの情報は後の病態解釈や鑑別ばかりか，訓練プログラム立案にも役立つ。

　ここでまとめられたものは，患者について実施される多職種でのカンファレンスの資料の基礎となることもある。患者の退院・転院に際しては他施設に送られる報告書の基盤ともなる。

　このように言語聴覚士の業務において評価・診断を言語化する過程は，臨床目標や内容を明確にする以外にも重要な意味をもつ。したがって臨床実習の場においても，検査・評価で得られたさまざまな情報をまとめ，それを分析して問題点を抽出し，目標を設定し，さらに訓練方針を立てるまでの臨床過程についてまとめることが望ましい。

　学生が臨床実習期間中に担当した対象者についてケースレポートとしてまとめることを課題とする臨床実習施設も増えている。

　また，言語聴覚士の部門内，あるいは他職種も含む部門内で口頭での発表を課すところもある。この場合にもレジュメは必要となり，対象症例についてのまとめは必須となる。いずれは業務として必要となる事項でもあるので，臨床実習に臨む前から，書くことを習慣として身につけておく必要がある。

2．記載すべき内容（表3-8）

1）作成日時および作成者
2）初診時の状況

① **患者に関する情報**
  ・氏名
  ・年齢（生年月日）
  ・利き手
  レポート作成においては個人が特定できる内容は記載を工夫する。

② **基本情報**
  （1）医学的情報
    ・医学的診断名，合併症
    ・現病歴，既往歴
    ・神経学的所見（聴覚・視覚機能，意識レベル，運動機能，反射・感覚障害，発声発語器官の機能，音声・構音機能，嚥下機能など）
    ・神経心理学的所見（言語機能，高次脳機能障害など）
    ・画像所見（MRI，CT，VF，VEなど）
    ・その他（生化学検査，治療・服薬，禁忌事項など）
  （2）主訴・ニーズ

　現病についての医学的診断名をはじめ，医学的情報を総合的に収集する。

　合併症としては高血圧，糖尿病など，現病の発症に影響を及ぼした可能性のあるものを記載する。既往歴としては誤嚥性肺炎，認知機能など，現病に関連すると思われるものを確実に記載する。発症月日など，個人を特定できる可能性のある日時は記載せず，発症からの経過日数で，発症〇病日などと記載する。

　なお，患者のプライバシー保護に関しては，外科関連学会協議会で採択された「症例報告を含む医学論文及び学会研究会発表における患者プライバシー保護に関する指針」などを参考にするとよい。

　運動機能などについては理学療法士から聴取したブルンストロームステージ（Brunnstrom stage：Brs），MMT（Manual Muscle Testing）などを記載しておくとよい。画像所見では病巣についての読影結果を記載しておく。副作用が認められる薬剤の服用についても記載する。

　患者本人が伝えられる状況であれば，本人の主訴とニーズ，また家族の希望について記載する。主訴は困っていることについての訴えであり，ニーズは治療訓練による期待である。本人のニーズと家族の希望とは一致しない場合も多いので，言語聴覚士はそのことを認識し，それを踏まえた上で方針を立てる必要がある。

③ **生活面・社会面の情報**
  （1）教育歴
  （2）職業：職種や具体的な仕事の内容，役職
  （3）社会的活動
  （4）家族構成

（5）ADL（FIM〈Functional Independence Measure〉，BI〈Barthel Index〉，FAM〈Functional Assessment Measure〉などの得点）
（6）生活背景・環境：病前の言語習慣，性格，趣味，好きな食物や食べ方
（7）介護認定の有無：今後の生活設計など

これらの情報は多くの場合，患者本人ではなく家族からの聴取となることが多い。

成人の場合には教育歴についても記載する。教育歴は言語機能の障害に対する課題の選択や実施に影響を及ぼす場合がある。職業は発症前の現職について記載する。職業復帰を目標に訓練方針を立てる場合は具体的な仕事内容や役職についても記載する。

運動麻痺がある場合などは，職場までの移動方法や移動時間も記載する。社会的活動についてはIADL（手段的日常生活動作）を含め，社会生活を営む上で何が可能かという観点で記載しておく。

近年，単身居住がリハビリテーション上の問題となっている。家族構成は同居者の有無と患者との関係やキーパーソンとなる人について記載する。これらの情報は，例えば介護力や在宅復帰の可能性などの判断に関係する。ADLについては種々の検査結果の記載と同時に理学療法士や作業療法士などからの情報を記載する。また「できる」ADLと「している」ADLには差があることがあり，そのような情報も分けて記載する。

生活背景・環境の項目では，病前のことばの習慣や，患者の性格，趣味や社会活動，摂食嚥下障害では好きな食べ物や食べ方などの情報も，家族や親族などの関係者から収集して記録する。

ケースレポートでは患者をとりまく現状の把握だけでなく，予後の見通しと合わせてどのような生活再建を図るのか，といった視点からの記述が必要となる。そのため，在宅となった時のキーパーソンは誰か，どのような介護サービスなどが受けられるのか，病前に行っていた趣味や他者との交流の機会を在宅での生活でも継続できるのかなどの情報を統合することが必要となる。

病態により異なるとはいえ，リハビリテーションは患者の社会参加を目的として行われる。患者の全体像を把握し，リハビリテーションの目標を設定する視点からも生活・社会面の情報はきわめて重要である。

④ **他職種からの情報**
（1）医　師
（2）看護師
（3）理学療法士（Physical Therapist：PT）
（4）作業療法士（Occupational Therapist：OT）
（5）臨床心理士（Clinical Psychologist：CP）
（6）医療ソーシャルワーカー（Medical Social Worker：MSW）
（7）その他

医師には治療内容，リスク管理，予後の見通しなどを確認する。看護師には看護目標や病棟での生活の様子など，また理学療法士，作業療法士にはそれぞれの職種でのゴール設定，訓練内容などについて，情報を聴取して記載する。

理学療法士や作業療法士からは，運動機能，反射・感覚障害，ADL，IADLなどの情報も得る。

退院後の在宅での生活を考える事例で，すでに関与していれば介護支援専門員などからの情報も記載しておく。

⑤ 評価
(1) インテーク
(2) 詳細検査
(3) 掘り下げ検査
(4) 全体像の整理
(5) 訓練への適応判断

　インテークに始まり，必要に応じた掘り下げ検査，また関連する領域の検査など，さまざまな検査結果を統合して，発声発語・摂食嚥下・言語・コミュニケーション障害の全体像を明らかにする。各種の検査の実施や評価の詳細についてはすでに評価・検査の節にまとめてある。

　上述のさまざまな評価結果を統合して得られた内容に基づき，問題点をICFの原則に則り，心身機能，活動，参加の3つの側面に分けて抽出し，患者の全体像を記載する。なお，問題点が多数ある場合も，中心的な問題点に焦点をあて3～4個に絞り込むと全体像が把握しやすい。

　訓練への適応判断では，現病の重症度やリスク状態，言語聴覚療法にかかわる評価結果やニーズ，患者の年齢などから総合的に判断し，言語聴覚療法の適応の有無を記載する。訓練適応となるケースが多いが，その場合でも疾患治療が優先されることがある。例えば重篤な認知症を合併し，言語聴覚療法の実施が難しい場合などである。

　ここでは同時に予後の見通しについても記載する。患者の年齢，病巣，合併症などの条件を勘案して，さまざまな検査結果からどのような機能改善を望むことができるのかについて記載する。

⑥ 目標
(1) 長期目標
(2) 短期目標

　目標は達成可能な内容でなければならない。長期目標では急性期であっても最終的な生活の場面を想定して目標設定を行う。その際の目標も可能な限りICFの心身機能，活動，参加のそれぞれの側面に応じた内容を記載する。

　一方，短期目標では入院している場合は，例えば1か月あるいは，転院までなど，期間を限定して目標を立てる。急性期や回復期の場合には機能レベルに関する内容が目標となることも多い。この目標も記載する。

⑦ 訓練
(1) 訓練プログラム
(2) 訓練経過

　まず目標達成のための訓練プログラムを立案するが，その際には優先順位を考慮して実施する内容を決定する。また，訓練頻度（例えば，個別言語聴覚療法2単位，週5日など），訓練期間（1か月，あるいは転院までなど）についても記載する。

　訓練内容については，急性期，回復期の場合は機能レベルの訓練内容になることが多いが，具体的にどの問題に対して，あるいは何を目的にして何を行う，というように訓練内容を具体的に記載する。

　訓練経過としては，実際に訓練を開始して，再評価を行うまでの期間，あるいは訓練方針を変更するまでの期間を区切りとして，その間に実施した訓練頻度，訓練内容，それを実施して観察されたことなどを記載する。

3）再評価結果

　ある程度の期間が経過した場合，あるいは退院や転院などに際しては，再評価を行う。再評価で実施した検査とその結果について，初回の検査時と同様に整理して記載する。

　再評価では当初の評価結果に基づく訓練目標や訓練方針が患者に適切であったかどうか，その判定を行う。訓練内容が適切であれば，意図した機能に改善がみられることになる。反対に意図したとおりの改善がみられなかった場合は，当初の訓練方針の立て方が適切でなかった可能性があり，十分に再考する必要がある。次に何を目的にして訓練を実施するべきか，その訓練方針，あるいは方法の修正などを図る。この過程で，問題点の抽出を改めて行う。

　訓練が継続される場合，訓練経過と再評価についての記載が繰り返されることになる。

4）転　　帰

　ケースレポートをまとめる場合には，訓練が終了した時点で患者がどのような状況となったのか，例えば「職業復帰」「在宅復帰し訓練終了」「在宅復帰し通所リハを継続」など，終了時の患者の状態について記載する。

5）全体のまとめ・考察

　経過を追って書いた段階で，患者について，特筆すべきところをまとめる。その際，初診時における言語病理学的診断名やタイプ，重症度，中心的な問題点などを要約し，記述しておくと考察のポイントが明確になりやすい。

　例えば機能レベルにおける変化がみられた場合，それが何の影響によって改善したと推察されるのかまとめて記載する。

3．書き方の留意点

1）全体像を把握する

　すでに述べてきたようにWHOのICFに則り，心身機能，活動，参加という3つの側面で生活機能の問題点を整理する。

　それぞれの患者の背景因子としての個人因子や環境因子がどのように影響を及ぼしているのかという点を含め，問題の全体像の把握に努めることが重要である。

　検査や評価を複数実施することが多いので，検査結果をまとめて機能レベルについては統合することができても，例えば，病前の生活なども視野に入れることが重要となる場合もある。家族との会話が十分にできないという活動レベルの問題，あるいは趣味活動を通しての友人との交流が継続できない，旅行に行くことができないなどの参加の側面の状態が，患者にとっては機能レベルの障害より困ることとして挙げられる場合もある。全体像の把握は容易なようで，実際にはなかなか難しいことである。

　しかし，根拠に基づいた臨床のためには患者の全体像の把握は不可欠であり，臨床過程においては他職種との連携も図りつつ，常に新しい情報の把握に努めることが適切な臨床実践につながる。

2）臨床実習における留意点

　最初に述べたように，現状では臨床実習が6週のところが多い。6週間という期間で，上述の初期評価を終了し，訓練を開始し，再評価を行うという流れを追うことは難しい。

　したがって臨床実習では，すべての過程ではなく，初期評価のみ，あるいは初期評価を行って問題点抽出，訓練の立案までというように，過程の一部分を実施することになる。いずれの場合も記

載した部分についてまとめ，考察をつける必要がある。

3）文章表現上の留意点
① 誰が読んでもわかる文章で書く
- 短い文で書く
- 主語と述語を明確にする
- 話しことばではなく書きことばを使う
- 不確定な表現は避ける（〜だろう→〜の可能性がある）
- １文中での整合性をとる（ほとんど…ない（否定形））
- 用語の統一をする（同一の内容は同一の表現型で書く）
- 段落の最初は１マス下げて書く
- 文章の意味の切れ目で段落を変える（長すぎる段落，短すぎる段落を避ける）

② 推敲の勧め
　まとめを書き終えたら，それで終了ではない。書いた文章を何度も繰り返し読み返すことが重要である。これを推敲という。

　本人の記憶にも残っているので，書き終えた直後は，必要な事項をすべて書いたつもりで正しいと思ってしまうことがある。少し時間を置くと，客観的な目で見ることができるようになり，誤字や文章の整合性がないところなどを発見することができる。

　日ごろからレポートを読み返す習慣をつけておく必要がある。レポートは実習指導者に「見ていただく」という意識をもってほしい。人間である以上，注意深く推敲しても誤ることはある。しかし，その誤りを最小限に抑えるための努力をすることが実習指導者に対する敬意の表し方である。

表3-8　臨床実習記載項目一覧（成人障害系）

（作成日　　作成者）

大項目	中項目	小項目	備考
対象者	氏名　　年齢	性別　利き手	氏名は特定できないよう記号で記載
基本情報	医学的情報	医学的診断名，合併症	
		現病歴，既往歴	発症月日など特定できる日時は書かない（X年Y月Z日など） 経過はZ＋○日，○病日などで書く
		神経学的所見 （意識レベル，運動障害，反射・感覚障害，姿勢・歩行，聴覚・視覚機能，発声発語器官の機能，音声・構音機能，嚥下機能など）	医療カルテから対象者の障害に関連する事項を中心に収集し，記載する。
		神経心理学的所見 （言語機能，高次脳機能など）	実施した検査は別に記載するので，他施設の情報など簡潔に書く
		画像所見 （MRI，CT，VF，VEなど）	読影した結果を記載する 画像の転載・引用は指導者の許可を得ること
		その他 （生化学検査，治療・服薬，禁忌事	現病に影響を及ぼす可能性のある薬剤について記載

		項など)	禁忌事項は訓練の立案や実施に重要
	主訴・ニーズ	本人	主訴とニーズを分けて書く
		家族	家族の希望
生活面社会面の情報	教育歴		
	職業	職種・仕事の内容，役職など	
	社会的活動	IADL	
	家族構成	キーパーソン，同居の有無	経済面や介護力など
	ADL	FIM，BI，FAMなどの得点	ADLでは「できる」と「している」を分ける
	生活背景・環境	病前の言語習慣，性格や趣味，嗜好など	嚥下障害では好きな食物や食べ方など
	介護保険	介護認定の有無	認定者は要介護認定の分類も書く
他部門からの情報	医師	治療内容，リスク，予後など	
	看護師	病棟生活の様子，看護目標	
	理学療法士（PT）	評価結果，訓練プログラム，ゴール	訓練時の様子なども収集する
	作業療法士（OT）		
	臨床心理士（CP）	心理面の状態や検査結果	検査は実施検査名と結果と解釈
	医療ソーシャルワーカー（MSW）	家族の様子，経済問題など	
	その他	介護支援専門員など	
評価	インテーク	観察，問診，スクリーニング	
	詳細検査	検査名，結果	結果には客観データのみで，解釈は入れない
	掘り下げ検査		
	問題点の抽出	問題点，鑑別，ICFによる集約	中心的な問題点を書く。ICFでは各側面3〜4点
	訓練への適応判断		重症度，予後，年齢，ニーズなどから総合的に判断
目標	長期目標	達成目標と期間	生活する場所や復職の可能性など
	短期目標		長期目標達成のため短期的に達成すべき内容
訓練	訓練プログラム	訓練目的と方法，回数（頻度）	目標達成のために不可欠で，到達可能な内容を書く
	訓練経過		訓練時の様子や変化など
再評価	実施検査	検査名，結果	
	問題点の抽出		初回評価との比較，検討
転帰		治療前との変化と結果	
全体のまとめ	統合と解釈		評価〜訓練〜再評価の臨床過程から目標，訓練プログラムについて解釈し，考察する
考察			

第4章

ケーススタディ

1 失語症領域

A ブローカ失語

1．患者基本情報
- 患者：50歳代　男性　右手利き❶
- 主訴：ことばがしゃべれなくなった

〈医学的情報〉
- 医学的診断名：心原性脳塞栓症
- 現病歴：X年Y月Z日，自宅でテレビを見ているときに，突然の立位困難・発語障害を認め，救急病院に搬送される。約1か月後に，リハビリテーション強化目的にて当院回復期リハビリテーション病棟へ転院
- 既往歴：糖尿病，高血圧，狭心症，心房細動
- 家族の既往歴：特になし
- 画像所見：頭部MRI FLAIR画像では，左前頭葉（ブローカ領域含む上・中・下前頭回），島皮質，中心前回，中心後回に高信号域を認めた（図1）❷。

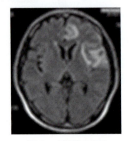

図1：頭部MRI

- 神経学的所見：意識清明。右上肢に片麻痺と感覚障害を認めた。
- 神経心理学的所見：失語症（後述），アナルトリー（発語失行），口部顔面失行，右半側視空間無視を認めた。
- 日常生活動作（ADL）：病棟ADLはおおむね自立

〈生活面の情報〉
- 家族構成：母，姉と3人暮らし。離婚歴あり。3人の子どもは他県で家庭をもち独立（キーパーソン❸：姉）
- 教育歴：大学卒
- 職業歴：会社員，営業職
- 病前の言語習慣：営業活動における情報収集のために他部署との接触も多く，しゃべる機会は非常に多かった。
- 性格：温厚で，世話好き
- 趣味：スキー
- 介護保険などのサービス（要介護認定など）：なし
- 障害者手帳：未申請

患者のプライバシー保護の観点から，患者情報における年月日表記などは伏せるようにする（第3章-6参照）。

❶利き手の要素は予後に影響が大きいので，家族の状況も含めもれなく確認すること。

❷撮影方法の違いや時間経過に伴って所見が異なる場合があるので注意が必要である。

ADL (Activities of Daily Living)

❸失語症の理解促進のためには，キーパーソンを中心に何度も説明が必要となる。早い段階から関係性の構築に力を注ぎたいところである。

- 今後の生活設計：復職して定年まで勤め上げ，その後はボランティア活動をしたい。

〈他部門からの情報〉❹

- 前院医師：発症後まもなく緊急搬送されたため，t-PA 療法を施行している。経過中，梗塞巣内の出血性変化を認めたが，無症候性であったため経過観察とした。
- 当院医師：状態は安定。比較的若年であり，大きな機能回復が望めるであろう。
- 看護師：病棟 ADL はおおむね自立。服薬に関しては病棟管理。失語症があるためかほかの患者との交流に積極的ではないが，病棟スタッフに対してはとても協力的。状況理解良好な印象。
- 理学療法士：四肢機能は手指以外良好。片脚立位や段差などでわずかな不安定性が認められるが，日常生活上は問題ないレベル。
- 作業療法士：右手指の麻痺は重度残存しているものの分離運動は可能。重度感覚障害のため日常生活では押さえるなどの補助的な使用になっている。

〈関係機関からの情報〉

- 職場❺：休職は長期間可能な状況。焦らずリハビリに集中して下さい，という情報あり

2．評価
1）全体像

喚語困難およびアナルトリーにより発話自体が困難になることが多いため，自ら他者に働きかけることは少ない。聴覚的理解は簡単な短文レベルは可能で，他者からの働きかけに対しては，首振りやうなづきである程度適切な返答が可能であった。しかし複雑な文の聴覚的理解や，仮名文字を中心とする書字に困難を示した。

2）評価項目
① 言語機能

標準失語症検査（SLTA）：実線（Z＋32日）（図2）
SLTA 総合評価法[1]：A1，B1，B2，C1，C2，C3，合計6点❻
仮名一文字検査（Z＋38日）❼
音読：清音31/46，濁音12/20，半濁音3/5，拗音15/35
復唱：清音36/46，濁音17/20，半濁音3/5，拗音28/35
書取：清音40/46，濁音18/20，半濁音2/5，拗音11/35

❹前院からの情報に関しては，他部門の報告書にも必ず目を通すこと。

❺復職の可能性を当初から検討し，職場担当者と連携をとれる状況を早くからつくり上げておくことが望ましい。

SLTA (Standard Language Test of Aphasia)

❻SLTA 総合評価法得点は，失語症の重症度を表す指標で，とても有用性の高いものである。

❼訓練開始と並行して，掘り下げ検査は随時進める。

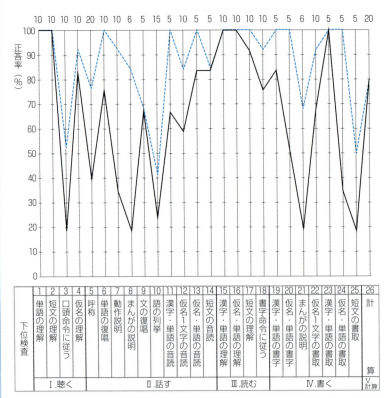

図2：SLTA プロフィール
――：初回評価（Z＋32日），-----：再評価（Z＋86日）

② 高次脳機能：一般精神機能
　レーヴン色彩マトリックス検査（Z＋25日）
　33/36点（8' 31"）
　WAIS-Ⅲ成人知能検査（Z＋38日）
　動作性 PIQ 84，知覚統合 PO 99，処理速度 PS 54
　WMS-R ウェクスラー記憶検査（Z＋34日）
　視覚性記憶指標 104
③ 認知・行為面❽（Z＋32日）
　視覚認知面では軽度の右半側視空間無視が認められた。
　行為面では口部顔面失行が認められた。
④ 構音機能（Z＋26日）
　構音に支障をきたすような運動麻痺は認められなかったが，中重度のアナルトリーを合併しており，構音に，仮名表記困難な歪みや脱落が頻繁に認められた。
　観察所見および SLTA 結果を認知神経心理学的モデル[2)]❾に基づいて考察すると，発話表出面では，語彙選択，音韻選択，構音運動プログラミング，すべての段階で障害が認められた。理解面は，聴覚的には

WAIS-Ⅲ (Wechsler Adult Intelligence Scale-3rd ed)
WMS-R (Wecheler Memory Scale-Reviced)

❽訓練実施に影響を及ぼす行為面の問題の合併も珍しくはないので，しっかりと評価すること。

❾失語症状の詳細な分析・訓練プラン立案のためには，このようなモデルに基づいて考察することが必要かつ重要である。

語音認知は良好，音韻照合，語彙照合も比較的保たれており，複雑な文章は難しいものの簡単な短文レベルの意味理解が可能なレベルであった。視覚的理解は聴覚的理解より良好で，やや複雑な短文レベルで可能であった。

3）評価のまとめ

- 言語病理学的診断名：中等度ブローカ失語❿

左前頭葉を中心とした脳梗塞により，アナルトリーを伴った非流暢性失語，すなわちブローカ失語を呈していた。

表出面では，自発話はほとんど観察されず挨拶語なども難渋することが多く，また質問に対しては「んーと，んーと」といった喚語困難，時に簡単な単語での応答が可能なことがある程度であった。理解面は，聴覚経路がやや不良であるが，視覚経路には大きな問題は認めず，入院生活上は大きな支障を認めなかった。このため日常コミュニケーションは Yes-No による意思の確認が主体であった。

院内生活および訓練場面での行動から，精神機能は良好に保たれているものと判断した。

当院転院時においてまだ発症から1か月程度で，比較的若年発症，認知機能も良好に保たれていることから，今後も大きな機能回復が期待できると考えられた。

❿一言で「ブローカ失語」といっても，諸家によって症状の解釈が異なることも少なくない。用語使用にあたっては少々注意が必要である。

3．ICF 整理チャートによる全体像の整理

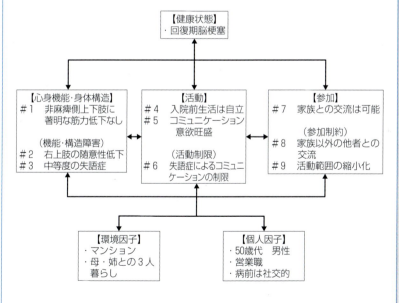

ICF の分類に関しては国際生活機能分類，中央法規出版，2002年に準拠。

肯定的側面と否定的側面に分けて全体像を整理する。なお，「#」の記号は「番号記号」という。

4．治療方針

復職をめざして集中的機能回復訓練実施。

5．訓練計画
1）目標
- 短期目標（3か月）：
  - ①実用的なコミュニケーション方法の確立
  - ②短文レベルの文字理解（視覚・意味処理中心）の改善
  - ③単語レベルから短文レベルの文字想起の改善
  - ④語彙想起，音韻想起能力の改善
  - ⑤アナルトリーに対する構音訓練
  - ⑥心理面の支持
  - ⑦職場環境の調整
- 長期目標（12か月）：
  - 現職復帰（配置転換も検討）

2）訓練内容⓫
- 訓練内容および具体的実施内容（手続きを含む）
- 訓練頻度：入院中週6日，1日80分（40分×2回）⓬
  　　　　　外来週3回，1日40分
- 訓練期間：Z＋24日からZ＋101日まで
  - ①その日の出来事，入院生活，心理状況など，会話訓練で得られた内容を，言語聴覚士が簡潔に文章化し，本人のノートに記録する。
  - ②a 単語レベル意味理解課題：絵と文字単語照合課題（漢字中心）を3者択一から開始し，順次難易度を上げていく。
  - ②b 文章レベル意味理解課題：主部述部照合課題を5者択一から開始し，課題の達成度を確認しつつ，適宜難易度を上げていく。
  - ③ ②aの理解課題で用いた単語の書称。
  - ④ ②bの理解課題で用いた文章の漢字部分への仮名振り。
  - ⑤a ②aで用いた単語の呼称，音読，復唱（構音訓練）。
  - ⑤b ②bで用いた理解課題の音読（音韻想起と構音訓練）。
  - ⑥受容的な対応，失語症の説明，訓練目的の説明。
  - ⑦職場上司への状況説明（主として医師が担当）。

6．訓練経過⓭
　アナルトリーおよび失語症状は全般的に大きな改善を認めた。特に発話面および書字面の改善が著明であり，喚語困難や構音の不明瞭さはあるものの，発話は文レベルでの表出がかなり可能となり，並行して仮名文字による文レベルの表出も相当程度可能になってきた。一方，発話が困難な際には仮名文字での表出も困難な場合が多くあり，アナルトリーの問題のみではなく，音韻想起障害といった内言語障害がしっかり残存していることがうかがわれた。理解面も改善を示し，聴覚的にはやや複雑な文レベルの理解が可能となってきた。これに伴い，院内生活のコミュニケーションはほぼ自立レベルとなった。多職種でのカンファレン

⓫症状の変化を見逃さないようにしっかり観察し，訓練内容がそのときの患者の症状に合っているのかを随時検証することが大切である。

⓬失語症が中核症状で，麻痺が軽度の患者の場合，言語聴覚士がかかわる頻度をなるべく多くするよう，リハビリテーション他部門（理学療法士，作業療法士）との調整が必要である。

⓭発症から3か月の時点であれば，まだまだ大きな機能回復が期待できる時期である。外来での言語聴覚療法訓練をできる限り継続したいところである。

スにて，再評価終了時に退院，外来で言語訓練継続という方針となった⑭。

7．再評価
SLTA：点線（Z＋86日）（図2）
SLTA総合評価法得点：A1，A2，B1，B2，B3，C1，C2，C3，合計8点⑮
退院時言語病理学的診断名：中軽度ブローカ失語

8．まとめ
　脳梗塞後にブローカ失語を呈した症例である。当院転院時点で発症から1か月のため，さらなる機能回復が見込めることが予測され，集中的な機能回復訓練を実施した。その結果，発症から3か月で失語症状全般に著明な改善を認め，またアナルトリーによる音の歪みも軽減し，家族との日常コミュニケーションには大きな支障が生じないレベルにまで改善した。

9．考察
1）評価根拠
　本症例は，左前頭葉を中心とした脳梗塞により，アナルトリーを伴ったブローカ失語を呈していた。病巣は左中心前回と下前頭回を含んだ比較的広範病巣であるが，中心溝よりほぼ前方に限局していた⑯。また失語症状は，アナルトリーが存在し非流暢で，発話は簡単な単語にとどまる一方，意味理解は短文レベルまで可能で比較的良好であった。これらのことから本症例はブローカ失語に相当するものと判断した。

2）治療方針決定の根拠
　失語症は長期間かけて回復が認められることは明らかである。特に「前方限局病巣例や基底核限局病巣例は発症から2年程度までの比較的早期に回復する症例が多い」[3)]と報告されており，前方限局病巣で比較的若年発症であった本症例は大きな機能回復が期待できた。このために入院から外来での集中的機能回復訓練が有効であると考えた。

3）考えられる問題
　本症例の長期的なゴールは復職であるため，機能回復への期待は非常に大きい。さらなる機能回復をめざして，外来で訓練を継続することが必要である。そして時期をみて，職場復帰の可能性を検討し，関係各所と協議することが必要となる。
　しかし本人の望む機能レベルにまで回復が得られるかどうかは退院時では不明であり，今後心理的な問題が生じてくる可能性は否定できない⑰。心理面に配慮しつつ，必要に応じて職場環境の調整，配置転換の検討なども視野に入れる必要があるだろう。いずれにしても橋渡しなど

---

⑭カンファレンスの場では，言語聴覚士は予後予測も含めて積極的に発言することが求められる。

⑮失語症の重症度を表すSLTA総合評価法得点は，入院時6点から退院時8点となり，大きな回復を示したことがわかる。

⑯病巣の位置や大きさによって，予後予測も変わってくる。

⑰二次的・三次的に心理面の問題が生じることは少なくない。食欲，睡眠状況などのチェックも欠かさないようにしたい。

必要な援助を言語聴覚士が中心になって行うことが望まれる。

〈引用文献〉
1) 長谷川恒雄，岸久博，重野幸次ほか：失語症評価尺度の研究；標準失語症検査（SLTA）の総合評価法，失語症研究　4（2）：638-646，1984.
2) 小嶋知幸：なるほど！失語症の評価と治療，金原出版，pp.9-52，2010.
3) 中川良尚，小嶋知幸：慢性期の失語症訓練，高次脳機能研究　32（2）：257-268，2012.

●言語聴覚療法の評価・診断のポイント

- 失語症患者にとって「言語」を用いた訓練を毎日実施するということは，われわれ言語聴覚士が想像する以上に負担が大きいものであろう．このため，信頼関係の構築は絶対であり，まずは失語症患者と言語聴覚士の関係性を良好にすることを考えなければならない．
- 発症初期には，思考や注意のレベルなどが低下していることが少なくない．これらが失語症状の評価に影響を与えることはほぼ間違いないので，合併する高次脳機能障害に留意しながら慎重に言語面を評価することが大切である．評価時期にも注意したい．
- 発症初期にどれだけ症状が重篤であっても，安易な失語症予後予測を行うことは絶対に避けるべきである．

●言語聴覚士介入のポイント

- 初期にはどのような手法を用いても表出するチャンスをつくるために，訓練中に会話訓練の時間を必ず確保し，そこで得た情報を言語聴覚士がノートに書くなどして情報の確認と蓄積を行うことが重要である．またコミュニケーション確保のための「コミュニケーションノート」など，失語症の障害を補う手段の活用も有効である．
- 表出面においては，初期には漢字の模写から単語の書称，その語に仮名を振って提示した後に復唱・音読・呼称へと進めて，可能となりそうな表出ルートを探り，そのルートを強化していく．「できないルート」ではなく，「できるルート」を見出して，表出への道筋をつけて行くことが基本となる．またどのようなヒントが表出に有効であるかを探ることも，障害構造の解析の上で有意義である．
- 症状の変化に伴って，上記のノートを利用するなどして積極的に発話を促すことを行い，さらに書字も併用し，あらゆる言語機能を駆使して表出したいことを文レベルで話す訓練も導入していく．
- アナルトリーに対しては，重度であっても比較的表出しやすい音を探りながら，挨拶語や名前の発話練習などから始め，表出できる音の拡大をめざしてねばり強い訓練を行う．随時変化していく症状のチェックと対応方法の選択が必要である．

- 理解面においては，初期は主として漢字を用いた意味理解課題を用いて，単語〜文レベルの視覚経路の意味理解障害へのアプローチを重点的に行うことが大切である．具体的には日常物品と漢字単語の照合課題や，短文レベルの意味理解課題の実施である．短文の意味理解課題の展開にあたっては，仮名文字の読み書き能力の回復の程度によって，大きな差異が生じてくる．仮名1文字から音韻を想起できるかどうか，仮名1文字の聴覚的理解が可能かなど，仮名文字と音韻情報の照合や想起能力が回復してこないと，文レベルの意味理解課題は難易度を上げることは難しくなってくる．訓練展開においてここが大きなポイントとなることに注意したい．
- 言語聴覚士が症状をおおむね把握できたところで，まずは病棟スタッフへ症状説明を行い，病棟生活上のコミュニケーション方法を確立し，失語症患者が落ち着いて入院生活を送れる環境を確保することが大切である．
- 家族や関係者への病状説明も必須項目である．特に，失語症をはじめとした高次脳機能障害については，「目に見えない」わかりにくい障害であるために，理解を得られないことも少なくない．一度の説明で理解してもらえるとは思わず，折に触れて何度も説明すること，理解の促進を図ることを怠らないようにしたい．

B　ウェルニッケ失語

1．患者基本情報

- 患者：60歳代　男性　生来右利き
- 主訴：言いたいことが言えず，頭が変になってしまっている。元通りになりたい

〈医学的情報〉

- 医学的診断名：脳梗塞
- 既往歴：糖尿病，高血圧❶
- 合併症：発作性心房細動
- 現病歴：X年Y月Z日起床時より発語不能となっていることに妻が気づいて救急要請し，近医に搬送された。MRIにて上記診断を受けて入院となり，以後保存的治療およびリハビリテーションを受けていたが，入院4日目から離院企図を繰り返していたこと，もともと既往の一部について当院かかりつけであったことから，精査加療とリハビリテーション継続の目的で発症から8日目に当院（神経内科）に転院となった。同日リハビリテーション依頼があり，翌日より言語聴覚療法介入となった。
- 神経学的所見：意識清明であり，上下肢および構音器官に著明な麻痺はない。dysarthriaおよび嚥下障害も認められない。
- 画像所見：MRIで左側頭葉〜頭頂葉の一部に高信号域を認めた（図1）。
- 神経心理学的所見：失語症（詳細は後述）。その他，明らかな高次脳機能障害は認められない。
- ADL：すべて自立している。

〈生活面の情報〉

- 家族構成：妻（キーパーソン）と二人暮らし❷。独立した一男一女がいるが，ともに遠方に在住。
- 職業歴：現在は無職（元は新聞社勤務。発症前年までは団体職員）
- 社会活動：年に数回，主に企業内部向けの講演をすることがあった。
- 教育歴：大学卒
- 趣味：旅行，読書，ゴルフ，麻雀

〈他部門からの情報〉❸

- 医師（神経内科）：心原性脳塞栓症と考えられる。脳梗塞自体の状態は落ち着いており不整脈の出現も抑えられている。全身状態も良好なため，このまま順調であれば1週間程度で入院加療の必要性は

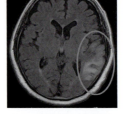

図1：当院入院時のMRI（FLAIR）

患者のプライバシー保護の観点から，患者情報における年月日表記などは伏せるようにする（第3章-6参照）。

❶既往に関しては，今回が脳血管障害として初発なのかどうかチェックしておくことも特に重要である。発症前からコミュニケーション障害があるのであれば，今後の評価に大きな影響を与える。

ADL（Activities of Daily Living）

❷家族が現状の患者と同居を継続できるか否かが転帰に大きな影響を与えることがある。妻の健康状態や患者との関係についても，看護師や医療ソーシャルワーカーに確認しておきたい。

❸まずはカルテをよく参照し，必要情報を収集するのが基本である。カルテ記載は見当たらないが必須と考えられる情報については，直接担当者に確認する。本症例の場合，前院で離院企図があったことがわかっているのだから，現在はどうかという情報を看護師から入手することが当然必要である。

なくなると思われる。今後は既往の糖尿病と高血圧に加えて，心房細動についても内服で治療を続けていく必要がある。リクシアナ錠（抗凝固，脳梗塞の再発予防），アーチスト錠（降圧，頻脈の改善），フルイトラン錠（利尿，降圧），ジャヌビア錠・スターシス錠（糖尿病薬）を処方している。

- 医師（リハビリテーション科）：バイタルサインは安定しているため，訓練室で座位での言語聴覚療法実施（60分まで）を許可する。まずは退院に向けて，自宅での生活が可能かどうかの判断をする。困難であれば回復期リハビリテーション病棟のある病院へ転院を考える。
- 看護師：病棟生活はおおむね自立している。入院の必要性については理解しているようだが，「いつ退院できるのか」といった内容の質問を1日に何度もしてくる。明らかな離院企図はみられていないが，可能であれば早期退院が望ましいのではと考えている。
- 理学療法士：上下肢ともに麻痺はなく，筋力も保たれている。動作能力的には，現状で家庭生活に大きな問題はないと考えている。

〈関係機関からの情報〉❹

前院の言語聴覚士からは，発症時は聴覚的理解障害が重度であり発話も理解不能な内容が多かったため口頭でのコミュニケーションはほとんど成立しなかったこと，その後急速に症状の改善がみられ単語〜短文レベルでやりとりが成立する場面が増えてきていること，言語聴覚療法自体に拒否はなかったが自由会話やスクリーニングが主であり系統立った評価・訓練の実施には至らなかったことが書面で報告されている。

❹担当症例が直前にも他院で言語聴覚療法を受けていたという場合，その情報はぜひ確認したい。

2．評価

・言語病理学的診断名：失語症（ウェルニッケ失語，軽度〜中等度）

1）全体像❺

意識は清明で礼節は保たれていた。日常会話において，聴覚的理解は短文レベルでおおむね成立していたが，5〜6語程度より長い文での問いかけに対しては「えっ？」「○○？　○○ですか？」といった聞き返しが頻繁であり，理解に時間を要することもあった。表出は文レベルであったが，例えば「（家族構成を問われ）今は妻とテインキョクでね，サカキをみています」などと，聞き手が理解困難な発話となる場面もしばしばみられた。おおむね，文法的には正しい流暢な発話であった。

❺日常会話場面において患者と普通にやりとりをしようとしたときに，どのような困難があり，逆にどのような点は配慮があまり必要ではないのかという観点で記述するとよい。

2）評価項目

①初回面接およびスクリーニング検査（Z＋9日）

初回面接では上記の主訴が聴取された。スクリーニング検査としては，単語および文での聴覚的理解検査，呼称，風景画の説明，単語お

よび文の復唱，氏名および漢字／仮名単語の書字を実施し，その結果，4語程度以上の文レベルでの聴覚的理解低下，単語レベルからの喚語障害，4語以上の文レベルでの復唱の障害，漢字の想起困難が認められた。

②言語機能（Z＋10〜13日）

- 標準失語症検査（SLTA：図2参照）

※言語機能の障害を総合的に把握する目的で実施。

- 聞く：「単語の理解」は10/10正答と良好であったが，すべてを復唱して確認しながら回答するため時間を要し（正答のうち段階5が8割），また一部では日常会話場面と同様に「○○？ ○○って言った？」などと聞き返すこともあった❻。「短文の理解」で6/10，「口頭命令に従う」で0/10と，文が長く複雑になるほど成績の低下を示した。「仮名の理解」は6/10正答であり，ここでも復唱や聞き返しが頻発していた。

- 話す：「呼称」は12/20，「動作説明」は7/10，「まんがの説明」は段階3であった。「呼称」の誤りは「薬→たから」「とりい→こたつ」といった語性錯語が主であったが，ほかにも自己修正を伴う音韻性の誤り（「机→くつえ，つくけ」「ふすま→すきま，すすま」），新造語と思われるもの（「たけのこ→おさげつ」），迂回表現の末に喚語できないケース（「かど松→お正月の時の，かま，かざりなんですけど，大きいやつを前でこうやってね。…いやあ難しいです」）など多様であった。語頭音ヒントはほとんどの場合（特に語性錯語に対しては）有効ではなかった。「まんがの説明」でも，単語レベルの誤り（主に語性錯語）を反映した情報量の低下が著明に認められた。また，「単語の復唱」10/10に対し「文の復唱」では1/5と低下が著明であった。

- 読む：「漢字単語の理解」はすべて即答であったのに対し，「仮名単語の理解」では正答9/10のうち段階5が4問となっており，仮名の理解にやや困難を呈していた。文レベルでは「短文の理解」9/10，「書字命令に従う」4/10と，聴覚的理解に比し保たれていた。

- 書く：単語レベルでは軽度の漢字想起障害が認められた。「まんがの説明」では，発話と同様に喚語障害の影響が強かったが，一部の漢字単語を正しく書けたため段階4となった。

- 標準失語症検査補助テスト（SLTA-ST）の「呼称」

※呼称の誤り傾向についてさらなるデータを得る目的で実施。

高頻度語で40/55語，低頻度語で6/25語正答と明らかな差が認められた。また低頻度語では，迂回表現が出現しやすい傾向があった。

- トークンテスト

※聴覚的理解障害における文の長さの影響を精査する目的で実施。

SLTA (Standard Language Test of Aphasia)

❻単純な正答数だけではなく，このように検査結果の質的側面を逃さず観察し押さえておくことが，後に言語症状の理解に非常に役立つことがある。この箇所では，患者の聴覚的理解低下の要因についての示唆を得ることができる。

SLTA-ST (Supplementary Tests for Standard Language Test of Aphasia)

結果は92/165点と明らかな低下を認めた。また，誤りは6単位の要素の聴き取りを要求されるパート【E】と，5～8単位の指示理解課題であるパート【F】に集中した。
③その他高次脳機能（Z＋13日）
- レーヴン色彩マトリックス検査

31/36点と同年代平均（29.2±5.4点）を上回った。

病棟生活場面において，失行・失認・記憶障害など，明らかなその他の高次脳機能障害の影響を疑う場面は認められなかった❼。
④聴覚機能

病棟生活上，特に難聴を疑う場面はみられなかった。
⑤その他（情動や性格変化など）

周囲の医療スタッフや他患に対しては，常に笑顔で穏やかに応対しており，明らかな対人関係の問題は見受けられなかった。

3）評価のまとめ

語音認知および語義理解の低下を含む中等度の聴覚的理解低下，流暢だが情報量の低下した発話，語性錯語の頻発が症状の特徴であり，ウェルニッケ失語に分類される失語症（軽度～中等度）を呈している。障害メカニズム的には，単語レベルでの音韻情報と意味情報の双方向アクセス障害（特に出力面）が主と考えられた。

日常会話においては短文レベルのやりとりがおおむね成立し実用的であるが，特定の情報を伝達しなければならないという場面になると錯語～ジャルゴンの影響で著しく情報伝達が困難となることがある。

脳梗塞発症後の急性期～亜急性期にあるが，意識は清明で失語症以外の明らかな高次脳機能障害や知能低下が認められないこと，またある程度病識があり訓練意欲も旺盛な状態であることから，一定の訓練効果が期待され，継続的な言語聴覚療法の実施の適応があると判断した❽。

3．全体像の整理

	肯定的側面	否定的側面
心身機能	＃1　意識障害がない ＃2　バイタルサインが安定している ＃3　身体の麻痺，嚥下障害，dysarthriaがない ＃4　一定の病識がある	＃7　失語症（聴覚的理解障害，語性錯語を中心とした喚語の障害，文レベルの発話における情報量低下が主）を認める
活動	＃5　コミュニケーション意欲が高い ＃6　ADL自立	＃8　日常会話における情報伝達が量的・質的に低下している
参加		＃9　病前の社会活動が継続困難となる可能性がある

❼障害の有無を示したいならば精査を実施したほうがよいのは当然であるが，「少なくとも日常生活レベルで顕在化していない」ということ自体も，観察による評価の結果であり，記載しておくべき事項である。

❽障害の有無や障害像の把握だけではなく，予後予測や訓練適応の判断も評価の重要な（そして最終的な）プロセスである。

ICFの分類に関しては国際生活機能分類，中央法規出版，2002年に準拠。

4．治療方針[9]

- 心身機能レベル：喚語障害の改善を最優先とし，それが文レベルの情報伝達内容の改善につながることを期待する。聴覚的理解障害については直接の訓練対象とせず，まずは聴覚的理解に比し軽度だが明らかに残存している仮名単語〜短文の読解の障害からアプローチする。
- 活動レベル：コミュニケーション意欲は高く，また自らの発話の誤りに気づき修正する場面が多くあることから，訓練開始当初から情報伝達に主眼を置いた課題も導入する。

5．訓練計画

1）目標[10]

- 短期目標（1か月）：喚語障害の改善，文レベルの発話における情報伝達の障害の改善
- 長期目標（6か月）：家庭内および友人関係の中では，周囲の人物による軽度の類推によっておおむね自立したコミュニケーションが可能となる。

2）訓練内容

- 訓練内容および具体的実施手続き[11]

①文の音読
- 目的：聴覚的・視覚的フィードバックによる誤りの自己修正の促進
- 材料：横書きの3語文（漢字／仮名混合・ルビなし）より開始。訓練1回につき50文程度を実施する。
- 手続き：机上に用紙を提示し，音読を促す。誤りがあった場合，まず直後の自己修正を2〜3秒間待つ。自己修正がない場合，「惜しいところがあります」などと言って再読を促す。それでも修正されない場合は，誤り箇所を示して再々読を促す。さらに修正されない場合は正答を示して全体の復唱を促す。最初の促しのない段階での自己修正までを正反応とし，安定して9割程度の正反応が得られるようになったら文の長さを4語文→5語文と延長していく。

②絵カードの呼称
- 目的：直接的な喚語プロセスを通じた喚語障害の改善
- 材料：絵カード。日常生活によく登場する事物名（3〜4モーラ程度の長さ）を中心に語彙を選択し，カテゴリーの統制は行わない。訓練1回につき50枚程度を実施する。
- 手続き：机上にカードを提示し，呼称を促す。正答ではない場合（喚語困難，錯語，迂回表現など）は，まず関連語の表出や迂回表現をセルフキューとした喚語が起こることを期待して「これはどういうものですか？」と尋ねる。正答に至らない場合は，2〜3種の意味的なヒント（例えば「そば」→「実を挽いた粉からつくる麺です」

[9] 可能であれば生活機能レベルごとの介入方針を立案できるとよい。そのためには，問題点が生活機能レベルごとにうまく整理されていることが必要である。

[10] 「どのような機能がどのくらい改善すれば，やがてどのようなことが可能となるだろうか？」といった具合に，予後予測と時間の経過をうまく関連づけて考えることが，現実的な目標の立案につながる。

[11] 何を目的にどのような訓練を実施したか，わかりやすく記載する。ここでは記載に含めていないが，フリートークも正当な目的・手続きで実施されていれば当然訓練的意義をもつことになる。

「つゆにつけてツルツルッと食べます」など）を与える。それでも正答が表出されない場合は意味的・音韻的な補完ヒント（「天ぷらと一緒に食べる場合，それは天ぷら何？」）を与える。さらに正答に至らない場合，カードの裏面の漢字・仮名を提示し音読を促す。

③仮名のみの文を音読し一部を漢字に変換
・目的：音韻→意味情報のアクセス強化，視覚的・聴覚的理解の促進
・材料：横書きの3語文（あらかじめ仮名表記のみに直し，句読点を省いたもの）より開始。訓練1回につき25文程度を実施する。
・手続き：机上に用紙を提示し，まず音読を促した後，文節ごとに区切ってもらう。さらに漢字表記が妥当と考えられる箇所について，対応する漢字を文の上部に併記してもらう。音読の誤りに対しては課題①に準じた手続きにより修正を促す。漢字想起が困難な場合，電子辞書を用いても可とする。正しく区切って漢字変換し，文全体の意味を理解したことが確認できたものを正反応とし，安定して9割程度の正反応が得られたら，文の長さを順次延長する。

④PACE
・目的：文レベルの情報伝達における誤りの自己修正と表現方法の工夫の促進
・材料：絵カード。日常生活に登場する事物のみを使用し，超低頻度語を避ける。訓練1回につき10語程度を実施する。
・手続き：情報発信側のみの実施。患者に絵カード50枚程度を手渡し，そのうちターゲット語彙を1枚選択してもらう。受け手にそれが見えない状態で，「それはどういうものですか？」と尋ね説明を促す。受け手側が語彙を想起できた時点でそれを患者に伝える。それが正答ではなかった場合，あるいは患者の説明が理解できなかった場合は「ほかにはどうですか？」「〇〇（誤答）とはどう違いますか？」などと尋ね，さらに説明を促す。
・訓練頻度：週5回，1回あたり60分の計画とする
・訓練期間：まず1か月の訓練を行い再評価する

PACE（Promoting Aphasics' Communicative Effectiveness）

6．訓練経過[12]

Z＋18日，本人の強い希望もあり自宅退院となった。その後は週3回程度の頻度で外来訓練（1回60分）を継続した。訓練には2週ほど妻が同行していたが，その後は独力で来院可能となった。

課題①（文の音読）においては，100字程度のニュース文まで課題文の長さを延長して実施することができた。音読時の読み誤りは大幅に軽減され，あったとしてもほぼ自己修正可能となった。

課題②（呼称）においては，開始当初5～6割で即正答であったが，その後8割程度に改善した。ただ症例にとって親密度が低いと考えられる語彙については，喚語困難や語性錯語が著明に残存した。

[12]ここでは単純に課題ごとの経過を記載している。ほかにも，例えば訓練ターゲットとしている認知神経心理学的プロセスが明確であれば，そのプロセスごとの経過を記載してもよい。

課題③(仮名のみの文の漢字変換課題)においては，当初は低親密度語を中心に，音読できているにもかかわらず意味が理解できず，電子辞書で調べてはじめてわかるという語がしばしばみられていたが，徐々に軽減が図られた。訓練開始1週後からは宿題として実施し，これも100字程度のニュース文まで課題の難易度をアップさせた。

課題④(PACE)においては，受け手側の反応をうかがって自発的に説明を追加したり前の説明を修正したりする行動がみられるようになり，結果として情報伝達に要するターン数の減少が認められた。

7．再評価

Z＋42～43日，SLTAによる再評価を実施した(図2参照)。特に「仮名の理解」「呼称」「まんがの説明」「書字命令に従う」において著明な改善が認められた。

日常会話時にはまったく理解不能なレベルのジャルゴン様発話がほぼみられなくなり，身の回りの出来事などの平易な話題であれば聞き手の類推によっておおむね伝達可能となった。

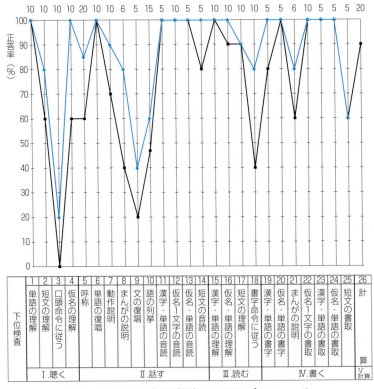

図2：初回および再評価時のSLTAプロフィール
　　　　初回評価時　　　再評価時

8．まとめ

　脳梗塞により軽度～中等度ウェルニッケ失語を呈した症例。喚語障害の改善，文レベルの発話における情報伝達の障害の改善を主たる目的として入院中および外来での集中的訓練を実施した。その結果，呼称における錯語の軽減，日常会話時の情報伝達性の改善に一定の効果を得た。

9．考察[13]

1）評価根拠

　主に病巣（ウェルニッケ野を含む側頭葉～頭頂葉），語音認知障害を含む著明な聴覚的理解障害，流暢だが語性／音韻性錯語・新造語を含み時にジャルゴン様となる情報量の低下した発話，の3点よりウェルニッケ失語に分類されると判断した。重症度はSLTAプロフィールBに記載された各重症度群の成績との対照の結果，軽度～中等度と評価した。

2）治療方針決定の根拠

　患者との日常会話における相互の意思疎通を障害している要因としては，低下は認めるが短文レベルでおおむね成立している理解面よりも，むしろ錯語やジャルゴン様発話によって情報の伝達を明確に阻害している表出面のほうが問題となっており，長期目標である家庭内～友人間のおおむね自立したコミュニケーションの実現に向けて，表出面の障害が軽減されることが不可欠であると考えられた。聴覚的理解に関しては，音韻から意味情報へのアクセス障害という意味で機序の共通する仮名単語～短文読解の低下も残存していたため，まずはそちらに先にアプローチすることで訓練効果が聴覚的理解にも波及することを期待した。

3）考えられる問題

　本症例は病前，企業向けの講演などを行うことがあった。家庭や友人間での日常的コミュニケーションに比べ，講演に必要な言語機能～コミュニケーション能力がはるかに高いものであろうことを考慮すると，長期的に一定の症状改善が得られたとしても，講演活動の継続困難，すなわち参加レベルの制限は不可避と予測された。

[13] 考察として記載する事項は，全体的な障害メカニズムや評価・訓練根拠，病巣と症状の比較対照，実施した各課題に関する考察，その他興味深いポイントなど多岐にわたる。ウェルニッケ失語症例の場合，その聴覚的理解障害の詳しい分析なども興味深い内容となることが多い。

●言語聴覚療法の評価・診断のポイント

- 初回面接時などに失語症患者の主訴を確認しておくことは非常に重要である。病識が保たれているか否かが，その後の介入の内容を大きく左右するからである。特にウェルニッケ失語症例のなかには，本症例とは異なり，自分では言語に問題ないと認識している患者もいるということに注意が必要である。
- 検査の実施については，「なぜ実施するのか」という目的をしっかりと考える必要がある。「（お互いの）貴重な時間を使うだけの価値があるのか」「単に症例に苦痛を与えるだけになっていないか」「総合的検査だけではわからないことを本当に知ることができるのだろうか」な

どと自問自答し、「とりあえず」漫然と検査をやってみるという状態に陥らないようにしたい。

● 言語聴覚士介入のポイント

- 本症例のような急性期の患者に対する言語聴覚療法の実施に際しては、その全身状態の把握が必須である。担当症例に対し、医師が現状どこまでの介入を指示しているかを常に把握しておかなければならない。
- 特に重度のウェルニッケ失語症例の場合、最初期には介入に拒否的であったり、言語聴覚療法の目的が理解されず評価や訓練を実施することが困難であったりというケースがしばしばみられる。これは多くの場合、「評価・診断のポイント」でも記したように、病識が欠けているために生じる状態であると考えられる。ただそのような場合も、症例とのあるべき関係を築くための努力を放棄するわけにはいかない。その方法は必ずしも一様ではないが、何よりもまずは臨床家や学生という以前に「人として」拒否されないよう、言動に注意したい。その上で「自分が何者なのか」「何のためここに来ているのか」「言語聴覚療法を受けることにどのようなメリットがあるのか」などをわかりやすく伝えて理解してもらうということが重要であろう。
- 訓練の内容については、できる限り具体的で詳細な検討が望まれる。「どのような刺激を用い、どのように提示するのか」「訓練1回あたりの試行数はどのくらいか」「どのような反応が想定され、それに対してどのような手続きをとるか」。それらの根拠を考えていくプロセスが、症例の障害像の理解をさらに明確なものにし、課題をより適切なものへと近づけることにもつながる。

C 全失語

1．患者基本情報

- 患者：50歳代　女性　右利き
- 主訴：表出困難

＜医学的情報＞

- 医学的診断名：クモ膜下出血，脳梗塞
- 合併症：高血圧
- 現病歴：平成X年Y月Z日頭痛，嘔吐，ふらつきが出現しA病院受診。CTにてクモ膜下出血および左側頭葉の脳梗塞を認めた。頭部造影検査にて左内頸動脈後交通動脈分岐部および右中大脳動脈に動脈瘤を認めた。Z＋1日左内頸動脈後交通動脈分岐部瘤に対しコイル塞栓術施行。Z＋2日脳梗塞再発（左側頭葉から頭頂葉，前頭葉外側）Z＋22日右中大脳動脈瘤に対しコイル塞栓術施行。Z＋53日リハビリテーション目的で当院転院。
- 既往歴：高血圧
- 神経学的所見：右片麻痺，右同名半盲❶
- 画像所見：頭部MRIにて左前頭葉，側頭葉，頭頂葉にかけて広範な低信号域を認めた（図1）。
- 神経心理学的所見：失語症，右半側空間無視，失行，全般性注意障害，構成障害
- ADL：移乗：中等度介助
  排泄：日中はトイレ誘導。夜間は失禁
  更衣：重度介助
  食事動作：左側に食器を寄せるセッティング❷にて左手でスプーン使用し自力摂取可能。

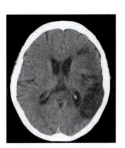

図1：頭部MRI

＜生活面の情報＞❸

- 家族構成：夫と子ども1人の3人暮らし
- 職業歴：専業主婦
- 社会活動：コーラスサークルに所属
- 教育歴：短大卒
- 病前の言語習慣：口数は少ないほう。新聞は目を通すが読書習慣なし。書字の機会は少なく，年賀状程度
- 趣味：コーラス

＜他部門からの情報＞❹

- 医師：重度の失語症，高次脳機能障害，右上下肢麻痺あり。行動抑制が効かないときがあり，安全配慮が必要。

患者のプライバシー保護の観点から，患者情報における年月日表記などは伏せるようにする（第3章-6参照）。

❶右同名半盲：左右の眼とも右半分の視野が欠損。

ADL（Activities of Daily Living）

❷行動観察より右側の食器に気づきにくい。また，車いす自走時，右側にぶつかることがある。
→以上は右半側空間無視を疑う観察所見
→ADL向上のため，食事はセッティングの工夫にて代償する必要あり。病棟スタッフと情報を共有する。

❸初回面接前に，患者基本情報を把握しておく。なるべく多くの情報を得ておくことで，患者とのコミュニケーションがとりやすくなり，信頼関係が構築しやすくなる。

❹他部門との情報共有により，患者の全体像を把握し，リハビリテーション全体の中で言語聴覚士の役割を確認する。
検査実施が困難な患者では，他部門からの情報や病棟生活場面の行動観察は特に重要である。言語機能だけでなく，認知機能，精神面について多面的に観察・評価する。

- 看護師：排泄，整容，入浴，更衣全介助。便秘があるため，内服で排便コントロールしていく。ナースコールは押せず，センサーにて対応している。
- 介護福祉士：病棟内車いす自走する機会が増えている。表情・動作などから「トイレに行きたい」「部屋に戻りたい」などニードをくみ取りながら介入している。
- 理学療法士：Br. Stage 右上肢Ⅱ　手指Ⅰ　下肢Ⅰ〜Ⅱ　右重度片麻痺，四肢・体幹機能低下，感覚障害を認める。寝返り，起き上がりは監視から軽介助で可能。起立動作は環境設定により軽介助。室内介助歩行能力獲得を目標に介入している。
- 作業療法士：右無視，失行，保続あり。指示動作，模倣動作困難。介助量軽減を図るため，筋緊張調整，基本動作訓練，ADL練習（歯磨きなど）など実施している。
- 管理栄養士：主食全粥，副食は軟菜食一口大。喫食良好。
- 医療ソーシャルワーカー：経済的に厳しい印象。家族は仕事があり，常時の付き添いは困難。転帰先は在宅が可能か相談していく。

2．評価
- 言語病理学的診断名：失語症（全失語）

1）全体像
　覚醒は良好。アイコンタクトは不確実で，話し手への注意は安定しない。表情は乏しく，抑うつ傾向を認めた。状況判断と合わせても簡単な日常会話の理解不良。自発語は少ない。身振りの理解・表出困難。右側空間へ注意が向きにくい。訓練拒否はなし。

2）評価項目❺
① スクリーニング検査：検査への反応や行動観察から視野障害，教示の理解困難，指さしや首振りなどの応答反応困難あり。

② 言語機能：重度失語症検査 PartⅠ（非言語基礎課題）（Z＋63日）
　やりとり行動，指さしの理解・表出・模倣，マッチング課題の理解，身体動作模倣困難を認めた。SLTAなど標準化された失語症検査の実施は困難と判断した。そのため言語，コミュニケーション能力について患者に応じた検査課題を工夫し評価を行った❻。

＊聴覚的理解：実物品1/2選択課題で不可。Yes-No反応不可。場面に依存した簡単な日常会話の理解も不良。

＊発話：発話量は少ない。アナルトリーは伴わず，「ありがとう」「○○（自分の名前）」を中心とした単語レベルの発語を認めるが，状況にそぐわないことが多い。まれにジャルゴン様発話あり。保続や反響言語を認める。数字や五十音など系列語は部分的に斉唱可能。歌唱は斉唱にてメロディーよく保たれており，歌詞も一部表出可能。

またベッドサイドの環境からも，患者の性格や趣味，家族との関係性などの情報を得ることができる。

Br. Stage (Brunnstrom)

❺初回面接では，まず基本的なコミュニケーション態度を言語聴覚士の働きかけに対する反応やアイコンタクトの有無などから観察する。例えば一度声をかけても反応が得られない場合，覚醒しているか？　聞こえているのか？　話し手に注意を向けられていたのか？　言語聴覚士の発話を理解できたか？　などさまざまな可能性を考え，確認していく。

SLTA (Standard Language Test of Aphasia)

❻標準化された失語症検査は相対的な重症度の把握や症状の把握，改善度の把握が可能なため可能な限り実施が望ましい。患者に合わせた検査課題を行う場合は，線画を実物品に変えたり，反応選択肢の数を減らしたり，課題や反応方法，教示方法を変化させ，残存能力を評価する。

＊読解：実物品の読解は漢字・仮名ともに1/2選択課題で不可。自分の名前は理解している様子だが，他者の名前との選択課題は不可。
＊書字：氏名の自発書字や写字不可。なぞり書きは誘導すれば可能なものの，右の字画の省略や字形の歪みあり。筆順も不正確。
③ 高次脳機能：精査は困難
　＊注意機能：病棟生活場面での観察評価より，動作性急さあり。食事中にきょろきょろあたりを見回すなど全般的な注意障害あり。
　＊行為：身体動作の模倣（おじぎやOKサインなど）に対し無反応または拙劣。口唇・舌の模倣動作が拙劣。ブラシを持たせてもとかすことができない。以上により観念運動失行，口腔顔面失行，観念失行を認める。
　＊構成：キツネなど手指の構成困難。写字や立方体など図形模写不可。
　＊記憶：担当訓練士の顔，トイレや病室の場所，課題実施手順を覚えることができる。観察上記憶機能は保持されていると判断した。
④ 聴覚機能：良好
⑤ 視覚認知機能：右同名半盲，右半側空間無視あり。
⑥ 構音機能：右顔面麻痺を認めるが，発声機能や構音機能は保持。
⑦ 摂食嚥下機能：摂食嚥下グレード（藤島）7（嚥下食で3食とも経口摂取）で食形態は全粥軟菜食，水分とろみなし。むせや湿性嗄声なし。

3）評価のまとめ

右同名半盲に加え右半側空間無視があり❼，視覚認知機能に著明な低下がある。すべての言語モダリティーに著明な低下があり全失語と判断した。失行があり指さしや身振り表出は困難である。行動観察上注意障害があり，病棟生活全般に安全配慮が必要である。

3．全体像の整理

	肯定的側面	否定的側面
心身機能	#1　嚥下機能保持 #2　構音・プロソディー機能良好	#5　失語症 #6　右片麻痺 #7　右同名半盲 #8　失行 #9　注意障害 #10　右半側空間無視 #11　構成障害

❼右同名半盲と右半側空間無視の行動観察の視点：
＊呈示した刺激を見る際に右へ頸部を回旋する代償行為あり。
⇒半側空間無視では患側空間への注意が向かないのでこのような代償行為は通常みられない
⇒右同名半盲を疑う
＊発症から2か月経過しているが右側の対象物の見落としがある
⇒視野障害のみであれば代償可能であるので，右半側空間無視の合併を疑う
本患者では視野検査の実施が困難なため行動観察や脳の損傷部位（側頭葉および空間認識をつかさどる頭頂葉にも障害がある）から両者の合併と判断した。

ICFの分類に関しては国際生活機能分類，中央法規出版，2002年に準拠。

活動	#3　訓練意欲がある #4　日中座位で過ごすことができる	#12　重度の理解・表出障害によるコミュニケーションの制限
参加		#13　家事遂行困難
個人因子	50歳代　女性　専業主婦　趣味：コーラス	
環境因子	人的因子：夫と子ども1人の3人暮らし 　　　　　日中はそれぞれ仕事あり。 物理的環境：戸建て持家。外階段あり。	

4．治療方針

　広範な脳損傷により，重度失語症以外の高次脳機能障害が合併しているが，発症からまだ2か月であり，訓練意欲もあることから，コミュニケーション機能向上は図れると考える。言語課題ではほとんど正答が得られないため，基礎的な認知・行為能力から訓練を開始する。視覚情報入力に制限があることは，今後の訓練上大きな支障となるため，視覚認知面の機能向上が重要となる。全身状態は安定しており，易疲労性や訓練拒否はないため，車いす座位にて集中的な個別訓練を実施する。

5．訓練計画

1）目標
- 短期目標：視覚認知機能の向上，非言語的な記号操作能力の向上，状況判断を含めた簡単なコミュニケーション成立
- 長期目標：簡単な日常会話を理解し，Yes-Noの表出ができる。日常の簡単な要求表現ができる。

2）訓練内容
- 訓練頻度：週5日（1日60分の個別訓練）
- 訓練期間：平成○○年○月○日から△月△日
- 訓練内容および具体的実施内容

第1期（発症後2〜3.5か月）

① 視覚認知課題

（目的）・右側視空間への注意の改善
　　　　・色や形のマッチング課題により見本と刺激の見比べ行動やマッチングおよび分類の反応パターンを形成する。

（方法）動作性課題「プラス10」❽を利用し，以下のように段階的に実施した❾。
　　　　・ステップ1：視覚刺激への注意持続
　　　　　　　　　　　言語聴覚士が差し出した色輪を受け取り，棒に通す。
　　　　・ステップ2：色の弁別・マッチング
　　　　　　　　　　　棒に同じ色の輪を通す。2色から5色へ徐々

❽教材「プラス10」→横5列に並んだ棒に5色の輪10個ずつを入れる。本教材選択の理由は求められる反応（棒に輪を通す）が本人にわかりやすいこと，右側への視覚走査の訓練も可能であるためである。

❾スモールステップを組み，混乱を招かないよう配慮しながら，少しずつ難易度を変化させていく。
分類課題はトレーを用いることで，「分ける」という反応を誘導しやすくなった。
教示や実施方法をどのようにすれば，課題意図が伝わりやすくなるのか，個々の患者に合わせて創意工夫する。

　　　　　　　に増やす。
　　　・ステップ3：色の分類
　　　　　トレーに見本の色輪を入れ，輪を同色のトレーに分類する。2色から徐々に増やす。
② 実物と実物，実物と写真，写真と絵，実物と絵のマッチング
　（目的）・非言語的な記号操作能力の向上
　　　　・色・形・大きさが異なっても，実物が写真や絵で表現されていても同じ機能をもつ物品として理解できる。
　（方法）・ステップ4：物品と物品のマッチング❿（物品の分類）
　　　　　　　トレーに物品を入れ，渡した物品を同じトレーに入れる。同一物品同士から開始し，形や大きさ，色の異なる物品とのマッチングを行う。
　　　・ステップ5：物品と写真のマッチング⓫
　　　・ステップ6：絵と絵のマッチング
　　　・ステップ7：絵と物品のマッチング
③ 挨拶語の斉唱・復唱的音読
　（目的）日常場面での挨拶語の表出
　（方法）よく使われる挨拶語を文字提示や身振りを添えながら斉読や復唱的音読を行う。
④ なぞり書き
　（目的）左手の運筆，視覚と運動の協調，写字への準備，右方向への視覚走査の改善
　（方法）水平線や波線，ジグザグ，渦巻きなどをなぞる。
⑤ 歌唱
　（目的）ストレス軽減，発動性の向上⓬
　（方法）訓練の終わりに童謡を斉唱する。

SLTA初回評価（Z＋106日）（図2）
　・聴く：正答なし
　・話す：単語の復唱90％，仮名単語の音読30％その他正答なし
　・読む：仮名単語の理解45％その他正答なし
　・書く：正答なし
訓練第2期（発症後3.5〜5か月⓭）
① 視覚認知・構成課題
　（目的）視覚認知・構成機能の向上
　（方法）訓練1期の内容を継続しつつ，その他色・形・長さの弁別を求めるペグ課題，パズル課題も順次導入する。
② カテゴリー分類課題
　（目的）概念ネットワークの再構築

❿ステップ3で色の分類という反応を形成し，ここでは同じ物品に分けるという反応を求めている。

⓫ステップ4〜7は重度失語症検査PartⅠ非言語基礎課題の下位検査項目マッチングを応用したものである。

⓬訓練課題は難しい課題ばかりでなく，本人が楽にできるもの，楽しみの要素があるもの，言語聴覚士と気持ちのやりとりができるものを取り入れることも大切。特に訓練終了時に失敗感で終わらないよう課題の組み立てを考慮する。

⓭日々の訓練で課題条件，ヒント，反応を記録し，課題の難易度が適切か，改善度はどうか常に検討し，症状の変化に対応した訓練を実施する。

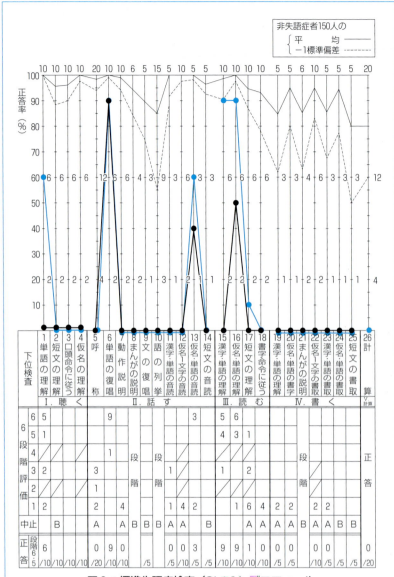

図2：標準失語症検査（SLTA）プロフィール

注　10.「語の列挙」は15語を100%とした
―――：Z＋106日　　―――：Z＋136日

　（方法）上位概念に基づく絵カードの分類
　　　　　意味的関連性の低いもの（乗り物と野菜など）から高いもの（果物と野菜など）へ，分類カテゴリー数も徐々に増やし，難易度を調整する。
③ 言語理解・表出訓練❶❹
　（目的）言語処理能力の改善
　（方法）単語の聴覚的理解，読解，復唱，呼称

❶❹ 語の選択（親密度・心象性・意味や音韻の類似性），カードの枚数，刺激の提示間隔により課題の難易度が変わる。誤反応が多くなりすぎないように配慮する。
聴覚的理解と読解の成績差をみる。
患者は漢字読解のほうが良好であったため聴覚的理解課題の前課題として利用した。

高頻度・具象語，異カテゴリー，異モーラからなる単語の絵カード使用。理解課題の選択肢は2枚から開始し，正答率をみながら少しずつ増やす。

④ 書字訓練
 (目的) 運筆，右側への視覚走査，書字能力の改善
 (方法) 数字や名前のなぞり書き（比較的左右対称の文字）を導入。なぞり書きができるようになったら写字へ移行する。

⑤ 数概念
 (目的) 数概念の改善
 (方法) ・1～10の数字の斉唱
　　　・数字の並び替え：数字カードを順番に並べる。
　　　・数字に合うおはじきを並べる。
　　　・おはじきの数の数字を指さす。
　　　・数字の聞き取り

6．訓練経過

　失語症機能訓練の基盤づくりとして，非言語的基礎課題や視覚認知課題から開始した。理解しやすい動作性課題を用い，やりとり行動を強化するとともに，右方向への視覚走査を促した。教示は口頭のみでなく，身振りも添え，正しい反応には声の抑揚や身振り，表情もつけフィードバックした[15]。

　訓練開始1か月半ころより急激な症状改善傾向を認め，絵カードを使用した言語訓練の導入が可能となった。この時点で初回SLTA評価を実施し，言語機能訓練を中心とした治療方針に移行した。

　理解面の訓練では，聴覚刺激入力と同時に発話する傾向が[16]あり，身振りで抑止をし，よく聞くよう促した。訓練開始3か月時に聴覚的理解では単語の1/6選択課題，読解では漢字単語，仮名単語ともに1/8選択課題が可能になった。日常会話の理解も一部可能となった。発話面では自発的な呼称には至らないものの，抑揚をつけたハミングによる音韻キューや語頭音ヒントにて語の表出が可能なことが多くなった。反響言語は減少し，場面に合った単語レベルの表出「トイレ」「水」「やっちゃった」などが散見されるようになった。書字は右同名半盲や構成障害の影響を強く受けているが，数字や曜日，名前など字画が少なく左右対称性の高い文字の写字が可能になった。日常生活場面で指さし反応は可能となったが，失行や視覚認知機能低下によりジェスチャーや描画，コミュニケーションボードの使用は困難である。

7．再評価

　SLTA（Z＋136日）（図2）
　・聴く：単語の理解60％へ改善。

[15] 与える刺激は口頭のみでなく，口頭＋漢字単語や口頭＋身振りなど併用刺激が有効なことが多い。個々の患者に最も有効な併用刺激を探し活用する。
[16] 同時的発話に対しては，傾聴態度を形成することが重要。

- 話す：単語の復唱90％，仮名単語の音読60％と改善を認めた。
- 読む：仮名・漢字ともに単語の理解90％と改善を認めた。短文レベルは依然困難。
- 書く：自発書字，書き取りともに困難。

8．まとめ

　発症から約2か月経過した右同名半盲を伴う全失語症例に対し評価・訓練を実施した。視覚認知機能や非言語的記号能力向上に対する訓練を先行させた。訓練開始1.5か月ころ，全般的脳機能改善によると思われる良好な症状の改善を認めた。言語課題を中心とした訓練内容に変更し，言語理解力を中心に改善を認めた。

9．考察
1）評価根拠

　本症例はクモ膜下出血や続発した脳梗塞により，重度の失語症状や高次脳機能障害を認めていた。訓練開始時には標準的な失語症検査の実施は困難であったため，重度失語症検査PartⅠと患者に応じた検査課題を工夫し，言語機能の評価を行った。すべてのモダリティーに著明な低下があり全失語と診断した。その他の高次脳機能についても精査は困難であったが，脳の損傷部位から予測される症状の有無を含め，病棟生活場面の行動観察や臨床場面の観察から総合的に評価を行った。

2）治療方針決定の根拠

　発症からの経過より，まだ全般的脳機能低下がある可能性も考えられた。動作性の視覚認知課題や非言語的記号課題より開始し，脳全体の賦活化や，言語訓練の基礎となる視覚認知機能向上を優先した。訓練開始1.5か月ころ良好な症状の改善を認めたため，SLTAを実施し訓練内容を変更した。単語レベルの復唱が可能となっていたが，意味理解不良であること，また言語機能の回復過程は理解，発話，書字という大まかな順序性があることから，意味処理障害に対する単語の聴覚および文字の理解課題やカテゴリー分類課題を中心に実施した。発話面は理解課題にて語の意味を活性化した後，復唱課題を実施した。さらに語音認知やプロソディー機能が良好であることから語頭ヒントやハミングによる音韻キューを活用した呼称課題へとつなげていった。

3）全体的な問題

　状況判断能力は向上し，表情も豊かになったものの，日常のコミュニケーションには依然著しい制限がある。スタッフとの交流には慣れたが，他患者との交流はなく，日中はベッドサイドに一人で座って過ごすことが多い。家族の面会も少なく，家族が症例の認知機能をどのように理解しているのか不明である。今後は現在の症状を家族に説明し，コミュニケーションのとり方を指導していく必要がある。また，残存機能

を日常生活場面にどう活用していくのか，他職種と連携して検討していく必要がある。

<参考文献>
- 竹内愛子，中西之信，中村京子ほか：重度失語症検査―重度失語症患者へのアプローチの手がかり，協同医書出版社，1997.
- 鈴木　勉編：重度失語症の言語訓練―その深さと広がり，三輪書店，2013.
- 竹内愛子編：失語症臨床ガイド　症状別―理論と42症例による訓練・治療の実際，協同医書出版社，2003.

● 言語聴覚療法の評価・診断のポイント

　全失語では脳の損傷が広範囲なため，ほかの高次脳機能障害が合併していることも多い。
　標準化された失語症検査は相対的な重症度の把握や症状の把握，改善度の把握が可能なため，可能な限り実施することが望ましいが，実施が困難な場合がある。初回面接ではまず基本的な信頼関係を形成することを優先する。簡単なスクリーニングを実施し，聞く，読む，話す，書く各側面の症状を大まかに把握する。同時に視覚・聴覚の認知機能やその他の高次脳機能についても把握する。提示する聴覚的・視覚的な刺激に注意を向けられるか，線画を理解できるかなどを観察し，実施可能な検査を選択したり，個々の患者に合わせた検査課題を作成する。検査に必要とされる基礎的な能力を理解し，患者に実施したときに，意図した機能の評価が可能なのかを判断することが大切である。さらに，行動観察評価も行い多面的な情報から評価・診断を行う。

● 言語聴覚士介入のポイント

　全失語では全身状態が安定していなかったり，訓練拒否があったりとその臨床像はさまざまである。心理的な安定への援助をするにとどまる例もあるが，回復期では全体的な脳機能が改善するにつれ，積極的な言語訓練が可能となる例も多いので，症状変化に十分に注意をして経過を追う必要がある。訓練場面のような意図的場面に比べ，非意図的場面では良好な反応がみられる場合もある。言語訓練は言語室の中と限定的にとらえず，病棟からの移動時に病棟スタッフに挨拶を促したり，エレベータのボタンを押させたり，道順を指さしで示すなど，自然な場面を意図的に活用した介入も有効である。言語機能そのものには顕著な改善が認められなくても，コミュニケーション機能の改善を示す場合もある。また，介入する対象は患者本人だけではない。残存機能を家族や関連スタッフに説明し，コミュニケーション環境を整えることも言語聴覚士の大切な役割である。

D 伝導性失語

1．患者基本情報

- 患者：60歳代　男性　右利き
- 主訴：ことばが出ない，ことばの言い間違えが多い

＜医学的情報＞
- 医学的診断名：脳梗塞
- 合併症：高血圧，糖尿病
- 現病歴：X年Y月Z日，早朝，自宅トイレで倒れているのを妻が発見。意識は朦朧とし右手足は動かない状態でA病院に緊急搬送。CTスキャンで左MCA領域の脳梗塞と診断され，同日入院となった。保存的治療を開始し，翌日には意識は回復したが右片麻痺と喚語困難が認められ失語症と判断された。入院2日目から理学療法，作業療法，言語聴覚療法訓練を開始し，身体状態が安定した後，集中的なリハ目的で当院に転院となった。
- 既往歴：54歳で糖尿病と診断。高血圧のため内服
- 画像所見：左側頭葉領域　弓状束❶周辺部（図1）
- 神経学的所見：右片麻痺，顔面神経麻痺❷，感覚障害
- 神経心理学的所見：失語症

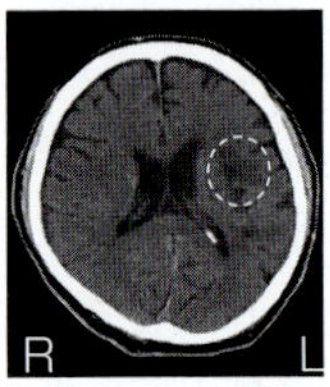

＜生活面の情報＞
- 家族構成：妻と2人暮らし　息子2人（別世帯）
- 教育歴：大学卒
- 職業歴：電気機器メーカー（エンジニア）
- 社会活動：週末にボランティアで外国人の観光ガイド
- 病前の言語習慣：社交的
- 性格：温厚，活発
- 趣味：テニス，油絵，ゴルフ，海外旅行
- 今後の生活設計：できれば夫婦でサークル活動（絵画教室など）に参加したい。

＜他部門からの情報＞
- 医師：右片麻痺および失語症を認めるが発症から間もないこと，訓練に対して意欲的であること，また年齢的にも改善が期待できる。訓練目標は本人・家族の希望である在宅復帰とし，3か月の集中的な訓練を実施する。
- 看護師：日常生活では，車いすの自走で整容や食事など身の回りのことは自立。日常会話では，時々看護師の指示を理解していないことや，家族がことばの言い誤りや音の繰り返しを頻繁に指摘するこ

図1：頭部CT画像

患者のプライバシー保護の観点から，患者情報における年月日表記などは伏せるようにする（第3章-6参照）。

MCA（Middle Cerebral Artery），中大脳動脈

❶弓状束はウェルニッケ領域とブローカ領域を結び，伝導失語は縁上回を中心とする下部頭頂葉障害で深部白質を含む場合が多いといわれている。
❷顔面神経麻痺には中枢性と末梢性があり，それぞれの特徴を踏まえ症状や状態を理解する。

とにイライラする様子がうかがえた。ナースコールの使用は可能であった。
- 理学療法士：入院当初，身体機能は中等度の右片麻痺であったが，座位保持は可能である。しかし，立位バランスは不安定で移動には車いすを使用し，排泄や入浴は見守り・介助が必要であった。訓練では①下肢の筋力アップと，②車いすへの移乗動作の学習，③立位訓練を並行して行い，杖歩行で自立をめざす。また，杖歩行に伴い麻痺側下肢に内反尖足を認めたため短下肢装具❸の使用を検討した。
- 作業療法士：麻痺側上肢は補助手レベルで，日常生活は主に非麻痺側上肢で整容や食事を行い，動作の拙劣さを認めるがほぼ自立である。訓練では①麻痺側上肢の関節可動域（ROM），②ペグによる手指のピンチ動作課題から始め，徐々に手指の巧緻動作を行い補助手の精度を高める。また利き手交換が必要となることを想定し③非麻痺側上肢の筋力アップと手指の巧緻性の課題を実施した。
- 管理栄養士：糖尿病のため1日の摂取カロリー❹は1,600kcalと食事制限し，家族には病院食以外の持ち込みは，血糖コントロールができるまで禁止した。また，軽度の顔面神経麻痺を認めたため，医師を介して言語聴覚士に摂食嚥下評価を依頼し，適切な食形態の提供と言語聴覚士が直接的嚥下訓練をする場合は，血糖管理のため食品名と摂取量を医師・栄養科に連絡するように要請した。
- 医療ソーシャルワーカー：家族は日常生活で自立することを期待し，退院後，妻がパートで外出する間，一人で留守番ができればと考えていた。その一方で，本人は65歳の定年まで働きたいという希望があり，訓練経過を追いながら本人や家族の考えを随時，聴取することとした。

<関係機関からの情報>
- 職場：入院当初，妻によると職場上司から65歳の定年まで勤続を期待していることを告げられた。妻は現職復帰の明言は避け，主治医から職場に入院初期のため今後のリハビリ次第であることを伝えた。

2．評価
- 言語病理学的診断名：伝導性失語（重度〜中等度）❺

1）全体像❻
入院当初，意識は清明で状況判断は良好であった。個室利用のため他者との会話は少なく，病室では車いすに乗車しテレビを見ていることが多かった。食事や排泄，整容は右側上下肢の麻痺はあるものの，非麻痺側で可能である。

日常会話は，起床時間や1日のスケジュール，1週間の入浴回数など習慣的な質問や見舞客の有無，見舞客との関係など身近な質問に対する理解は，おおむね良好である。

❸装具にはさまざまな種類がありそれぞれ使用目的が異なる。

ROM（Range of Motion）

❹健常成人の基礎代謝量の目安
60歳代（男）1,300 kcal
70歳代（男）1,200 kcal
（参考）
・適正エネルギー(kcal)
＝標準体重(kg)×25〜30(kcal)
・標準体重(kg)
＝身長(m)×身長(m)×22

❺失語症のタイプ，重症度の記載をする。
❻言語機能やコミュニケーションの状態だけでなく，身体機能や心理的側面を含め全体を捉えて記載する。

しかし，質問が複雑になり文節数が増えると聞き返しがみられ，完全に質問の内容を理解していない様子がうかがえた。自発話は文レベルの表出が可能であったが，音の誤りやことばの言い間違いがあり，発話内容を推察する必要があった。その他，本人は易疲労性や右上下肢のしびれを訴えた。

2）評価項目

① 老研版失語症スクリーニング検査：（Z＋3日実施）

　日付の見当識や系列語の表出，数の概念は保たれていた。発声・構音は，発声持続時間が23秒で，声質はやや気息性嗄声を認めた。発声発語器官で舌はわずかに左側に偏位し，diadockinesis ability では /p/：29回/5 s，/t/：28回/5 s，/k/：26回/5 s とやや遅く，/pataka/ では音の誤りが顕著で3回/5 s であった。聴覚的理解では，単語レベルは良好である。呼称では，音節数の少ない語彙でも音の誤りがみられ，「羽子板」や「そろばん」では音の繰り返しや音の置換が顕著で自己修正を繰り返すものの，正答は得られなかった。また復唱では，呼称同様，単語レベルから音韻性錯語が認められ不可であった。音読では漢字単語が仮名単語に比べ音の誤りが多く，文レベルでも流暢に表出される部分があった。音の誤りは麻痺というよりも，むしろ音韻処理の障害❼や失行による構音のプログラミングの障害❽が疑われた。

② 言語機能

- 標準失語症検査（SLTA）：（Z＋4日目〜）（図2）

【聴く】聴覚的理解は，「単語の理解」「短文の理解」のいずれも良好で，「口頭命令に従う」では名詞同士の誤りや語の脱落，動詞の誤りで6/10正答であった。また「仮名1文字の理解」は10/10正答である。

【話す】自発話は文レベルで流暢であるが，「ききのむ（昨日）・かいかいしゃのど・どうゆう（会社の同僚）じゃなくて・えーと…どうゆうが（同僚）きてくれました」と不自然な間と音の繰り返しや置換，省略など音韻の誤りが出現した。検査場面で「呼称」は音韻性錯語（例：鉛筆→えんぺく）のほか，時々，新造語や語性錯語が認められ13/20正答であった。「単語の復唱」では2/10正答で，音の誤りが顕著であった。

　また，誤りに対して自己修正を繰り返すものの，目標音には至らなかった。「文の復唱」では2文節文が可能であったが，音の繰り返しや語の脱落により中止Aとなった。

　「動作説明」では，無反応や音韻性錯語となり動詞の想起が困難で6/10正答であった。「まんがの説明」では2語文がみられたが，音の誤りや音韻性錯語や語性錯語，時に新造語が出現し段階2である。「語の列挙」では5語の想起が可能であった。音読では漢字単語で3/5正答，仮名単語は5/5正答とやや仮名が漢字に比べ良好

❼音韻処理の障害について特徴を明記する。
❽構音のプログラミングの障害について特徴を明記する。

SLTA（Standard Language Test of Aphasia）

であった。「仮名1文字の音読」はほぼ良好である。「短文の音読」では，音の誤りや探索，自己修正で制限時間を超過し，さらに音韻性錯読と文末の誤りで2/5正答となった。

【読む】短文レベルまで良好で「書字命令に従う」では，遅延反応で制限時間を超え7/10正答となった。

【書く】書字は漢字単語，仮名単語ともに良好で，「まんがの説明」では発話同様，段階3であった。書取は，漢字単語はほぼ良好であったが，仮名単語では字性錯書がみられ，3/5正答である。

「仮名一文字の書取」では8/10正答，また「短文の書取」では3/5正答であった。

【計算】数の概念は保たれ，加算では2桁同士まで可能であった。減算では2桁同士の繰り下がりで誤り3/5正答となった。乗除算は九九の想起が可能であるが，計算途中の繰り上がりや繰り下がりで誤りがみられた。

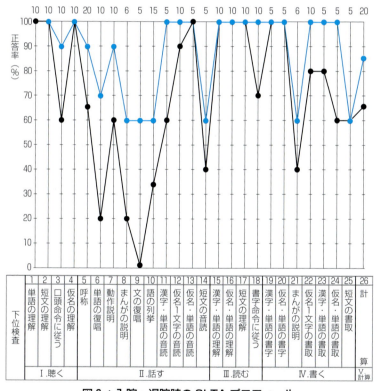

図2：入院・退院時のSLTAプロフィール
―：第1回（Z＋7日）　――：第2回（Z＋2か月後）

③ 失語以外の高次脳機能❾
- レーヴン色彩マトリックス検査（Z＋5日実施）
（結果）set A：12/12　set Ab：8/12　set B：8/12

❾神経心理学的検査の結果は，単に数値で良し悪しを解釈するのではなく，検査の反応を見て，さらに検査同士の反応を見比べて，障害を理解・解釈することが大切である。

総得点28/36で知的機能の低下が認められた。
- kohs 立方体組み合わせテスト（Z + 5日実施）
  （結果）構成障害は認められずIQ 71
- 聴覚的把持力検査（Z + 8日実施）
  2/10選択 open：100％　close：66.7％，3/10選択 open：66.7％　close：25％　4/10選択 open：0％　close：0％
  （結果）聴覚的把持力は単語で2〜3単位で浮動的であった。
- 100単語呼称検査（Z + 9日実施）
  （結果）高頻度語（100語）の正答率は54％，呼称の誤りは語性錯語や音韻性錯語，無反応のほかに音の繰り返しや置換，省略による音韻の誤りが顕著であった。採点内訳は，段階6は23％，段階5は31％，段階4は26％，段階3は4％，段階2は11％，段階1は5％であった。
- 口部顔面失行検査（Z + 5日実施）
  発声発語器官の動き方の問題を探るため，頬のふくらましや口笛，舌打ち，ストロー飲みなど音声を伴わない行為で器官の動きを確認したところ，すべての動作が可能で，顕著な麻痺による影響や口部顔面失行に伴う拙劣な動作は認められなかった。
- 構音検査（Z + 10日実施）
  単語レベルの構音では特定の音の誤りは確認されず，また音節数が増えると誤りやすく「時計（tokei）」：→ ko・tokai…tokai…koke，「凧」：taiko」→ teko…teko…teke）のように不規則な音の誤り方をし，麻痺による影響はないことが明らかとなった。

3）評価のまとめ

標準失語症検査の結果から「聞く」「話す」「読む」「書く」のすべての言語モダリティーに障害を認め失語症と判断した。また言語機能以外の神経心理学的検査から知的機能の低下が認められた。

本例の失語症は，聴覚的理解は短文レベルでほぼ保たれ，自発話は流暢である。発話の特徴は，発声発語器官の麻痺や失構音（アナルトリー）❿のような目標音に近づける音の探索行動（接近行為）ではなく，目標音が明確でないまま"やみくも"に音の探索や修正をするといった印象で，音韻の抽出や配列に障害があると推察された。

また，この音の誤りは復唱で顕著に現れ，単語レベルから困難であった。一方，聴覚的理解は，語音認知や意味理解は保たれていたが，文脈の手掛かりが得にくい指示文では，名詞同士の誤りや語の脱落や動詞の誤りが出現した。この一因には聴覚的把持力の低下が疑われ，聴覚的把持力検査を実施した結果，2〜3単位で浮動的となり文レベルの理解の妨げには，聴覚的把持力の低下が関与していることが推察された。

このように本症例の失語は，発話は流暢で音韻性錯語が頻発すること，音の誤りが音韻処理の障害⓫であること，復唱障害が顕著であるこ

❿ 失構音（アナルトリー）の特徴を理解することと，症状を見比べることが必要。

⓫ 音韻処理（過程）とは何かを理解する。

と，理解面が文レベルでほぼ保たれていること，聴覚的把持力の低下などの特徴が挙げられ，失語のタイプは伝導性失語と判断した。

3．全体像の整理
- 機能障害
    - ＃1　喚語困難（遅延反応，音韻性錯語）
    - ＃2　復唱障害
    - ＃3　音韻処理の障害
    - ＃4　聴覚的把持力の低下
- 活動に向けた障害
    - ＃5　他者にうまく話が伝えられない
    - ＃6　話を誤って理解することがある
    - ＃7　文字が思い出せない，文字の書き誤りがある
    - ＃8　文章が書けない
- 参加に向けた障害
    - ＃9　人と話すことを控えるようになった
    - ＃10　電話の応対ができない
    - ＃11　積極的にメールや手紙が書けなくなった

ICFの分類に関しては国際生活機能分類，中央法規出版，2002年に準拠。

4．治療方針
　訓練方針は，発話面では①仮名文字を用いること，②音読や書字を活用して音韻操作の再学習をすること，③音読と復唱から喚語の改善を図ることと，聴覚的把持力の改善から複雑文の理解につなげる訓練プログラムを立案し実行する。

5．訓練計画
1）目標
- 短期目標（入院時〜3か月）：
    ①喚語能力の改善による発話能力の向上
    ②聴覚把持力の改善による複雑文の理解の向上
    ③仮名単語の書字を介した音韻操作の再学習
- 長期目標（発症4〜12か月）：電話の応対など日常会話に支障がなく，さらに簡単なメールでコミュニケーションの拡大を図る

2）訓練内容
- 訓練内容および具体的な実施内容

① 喚語能力の改善
　喚語訓練では直接，絵カードの呼称訓練をするのではなく，音読を介して喚語につなげる手法をとる。
　また視覚ルートから喚語につなげるだけでなく，並行して苦手な聴覚ルートから発語につなげる復唱的呼称を取り入れ実施する。

② 聴覚的把持の改善

　訓練では，情報量が増えても確実かつ安定した把持力を確保するために単語絵カードを用いて伏せた状態の状態で2/8選択のポインティング課題から開始する。

　そして，課題に慣れ成績が安定した段階で新密度の低い語彙を導入し，選択肢の数を増やし実施する。

③ 音韻の抽出・配列の改善

　プリント形式で絵と文字の照合後，自発書字もしくは選択肢のなかから文字を選び，並べ替えて単語を完成させる課題を提供する。

（手続き）訓練は1回40分の個別訓練で，以下のように実施した。

　　訓練教材は，絵カード30〜40語（表面：絵のみ，裏面：漢字＋仮名文字），「ひらがなことばカード」

1 ）聴覚的把持訓練は，机上に2〜3音節語の統制した8枚の絵カードを提示し，言語聴覚士が遮断状態で2語を提示。5秒後に開示し，刺激順に2語をポインティングする。

2 ）ポインティング後に2語の復唱的呼称を促し，復唱的呼称が困難な場合は裏面の文字（漢字＋仮名）を音読する。ポインティングが誤答した場合は，再刺激した。それでも聴覚的把持に失敗したときは開示でポインティングを促し，復唱的呼称，音読を実施する。聴覚的把持訓練は1日10〜15程度施行し，成績に応じて徐々に3/8選択に移行する。

3 ）聴覚的把持訓練終了後，使用した語彙（30〜40語），時には語彙（1〜4音節語）を追加して計50〜60語程度の音読訓練を実施する。

4 ）音読が可能な語彙は，絵カードを呼称し喚語につなげる。

5 ）聴覚的把持訓練から復唱的呼称・音読・喚語へとつなげる訓練を実施。

6 ）自主トレはプリント課題を提供する。プリントには10個の絵とそれに対応する空欄を載せ，自発書字もしくは選択肢のなかから仮名文字を選び，文字を並べ替えて名称を書く。課題例（「寿司」の絵→文字呈示「し・す」→並べ替え（答：すし），「蛙」の絵→文字呈示「る・か・え」→並べ替え（答：かえる）を実施した。

6．訓練経過

- 第1期訓練（入院時〜1か月）

　　入院当初，聴覚的理解では，情報量が増えても意味理解が安定することをめざし訓練を実施した。

　　まず，聴覚的把持訓練に慣れることを優先し，把持が可能な2単位から2/8選択で，絵カードのポインティングを開始した。2枚の絵カードのポインティング後，復唱的呼称を促した。復唱的呼称

は，苦手な課題であったが音節数の少ない語彙（1～3音節語）に限定し，誤った場合でも絵カード（裏面）の漢字・仮名文字の音読を促すことで正答を導いた。訓練3日目には課題にも慣れ，4日目以降は3/8選択に変更した。

しかし，3単位の選択では，3語のうち1つの語彙の脱落，聞き返しが増加した。誤り方は，3つの刺激語のうち2番目の語彙の脱落が最も多く，2番目の語彙に注意するように指導した。ポインティング後の復唱的呼称は，徐々に2音節語で正答となったが，依然，3音節語では音の繰り返しや音の置換がみられ，誤りに対する自己修正も認められた。

そこで，口頭表出で正確な音韻の抽出や配列を引き出すため，「ひらがなことばカード」を使用し，絵＋仮名文字（1～4音節語）カードの音読訓練を実施した。

音読訓練は1語につき2回発語することにし，1回目は絵＋文字でひらがなを読み，2回目は文字を隠して絵のみで喚語を促した。音節数を限定した音読は，復唱に比べ誤りが少なく，負担のかからない課題となった。さらに訓練開始3週間目には，自主トレとして音韻抽出や配列を目的にプリント課題を提供した。

- 第2期訓練（入院1か月～2か月半）

訓練開始から1か月が経過し，訓練は①聴覚的把持力訓練（3/8選択，②復唱的呼称（2～3音節語），③ひらがな＋絵カードの音読～呼称を主流に実施した。聴覚的把持力訓練では，3単位のポインティングがほぼ80～100％の正答となり，語の脱落や聞き返しが減少した。

また，ポインティング後の復唱的呼称も音の繰り返しはあるものの，正答が増えた。このため，第二期では使用する語彙の音節数や新密語の統制を緩めて訓練語の拡大を図った。復唱的呼称では，4音節語までの口頭表出とし，自己修正をしながら正答するようになった。

また単独で絵＋仮名文字カードを使った音読と音読を経由した呼称は，音節数に関係なく喚語が可能な語が増え始めた。そこで，名詞に関連する動詞を促すために2語文の音読に移行し，動作絵を使って喚語訓練を行った（例：「魚を焼く」の音読後→文を隠す：2語文同様の動作絵を提示→喚語（○○○を○○）→文の再生）。

自主トレ課題では，提供当初，3～4音節と音節数が増えると文字の配列に誤りがみられたが，徐々に自己修正で正しい配列を書き記すようになった。課題開始1か月半後には，提示する文字の選択肢のスタイルを変え，10個の絵に対する仮名文字の選択枠（10文字）から適切な文字を選び（抽出），正しい順番で仮名文字を書き写す（配列）課題を実施した。

- 第3期訓練（入院2か月半～3か月半）

　日常会話の理解では聞き返しや習慣的な指示理解に大きな支障はなくなり，看護師からは日常会話で困ることはほとんどないとのことであった。また食事場面では，同席者と積極的に話す姿がみられ，発話量も増え，明るさを取り戻した。

　しかし発話訓練では依然，音韻性錯語がみられ，喚語は音読を経由する呼称と，復唱を経由する呼称の2つ手法のアプローチを継続した。

　こうして入院当初と比べると，段階的に機能は改善し，入院当初の希望であった職場復帰へのこだわりも多少残っていたが，現職復帰❶には，まだ自信がもてず，外来リハビリテーションを継続しつつ職場復帰を検討することにし，3か月半の集中的な訓練を終了し退院となった。

❶現職復帰のほかにどのような形で職場復帰できるか言語聴覚士が理解しておく。

7．再評価
- SLTA：（Z＋2か月後実施）

【聞く】入院当初に比べ，文レベルの理解に改善がみられ，「口頭命令に従う」では9／10正答と成績の上昇が認められた。また誤りに対しても再刺激で正答するようになった。「仮名1文字の理解」では，音と文字との照合が確実となり良好である。

【話す】自発話は正確に表出される語彙が増え，音の繰り返しや置換，省略，付加などの音の誤りは減少した。「呼称」の成績は18／20とほぼ正答となった。復唱は単語レベルで7／10正答，文レベルでは，依然，音の置換や繰り返しがみられ自己修正を続けることがあったが，3／5正答と成績の上昇が認められた。「語の列挙」は9語で「動作説明」では入院前に比べ，動詞の想起が可能で9／10正答となった。「まんがの説明」では2語文程度の文で説明が可能となり段階4である。音読は漢字と仮名ともに単語レベルは良好で，「仮名1文字の音読」も良好であった。文レベルでは多少，音の誤りがみられ3／5正答であった。

【読む】入院当初同様，読解は文レベルで良好である。

【書く】書字は漢字・仮名ともに単語レベルで良好である。書き取りは入院時に比べ漢字・仮名単語ともに5／5正答と成績の上昇が認められたが，「短文の書取」は3／5とわずかな成績の上昇にとどまった。

【計算】加減算ともに5／5正答で乗算は4／5正答，除算は3／5正答であった。

8．まとめ
　訓練は，聴覚的把持力を高め，複数の聴覚情報を確実にとどめて文レ

ベルの聴覚的理解の改善につなげること，絵＋仮名文字カードを用いて単語レベルの音読を介して喚語や復唱の改善につなげることであった．

特に発話訓練では音韻の選択や抽出，配列といった音韻操作の改善に重みを置き，仮名単語の音読を実施した．この絵＋仮名文字カードを用いた音読課題は，音の誤りを視覚的に気づきやすくするだけでなく，"音韻と文字" の照合課題としても活用でき，単なる音読ではなく，正しい音韻操作の再学習につながる課題となった．

さらにプリント課題で仮名文字を選び，正しい配列で単語を書くといった行為後，音読することで，音韻のイメージが復唱時の音韻の抽出・配列にも役立ったと考えられる．

9．考察
1）評価根拠

本症例は①CT画像から弓状束付近の損傷であること，②自発話が流暢であること，③音の誤りが発声発語器官の麻痺や失構音による誤りではなく音韻処理（操作）の障害であること，④復唱障害が顕著であること，⑤聴覚的理解が比較的良好であること，⑥語性錯語が少ないこと，⑦音韻性錯語や音韻性錯読が頻発することが特徴であった．これらの症状で，特に聴覚的理解と復唱の乖離，語性錯語の少なさ，音の誤りに気づき自己修正をすることは，ウェルニッケ失語の症状とは合致せず，さらに聴覚的理解が良好であることもウェルニッケ失語に該当しなかった．

またその他の流暢性の失語である反響言語が特徴的な超皮質性失語や迂回反応が頻発する健忘失語の症状は少なく，本症例は復唱障害や音韻処理の障害を主症状とする伝導性失語と判断した．

2）治療方針の決定と根拠

本症例は，聴覚的理解は文レベルでおおむね可能であったが，情報量が増えると理解が困難なこと，発話では音の誤りや音韻性錯語など喚語困難で正確なことばを伝えることができず日常会話に支障をきたしていた．

そこで訓練方針は，聴覚的把持力の向上を図り，文レベルの聴覚的理解の改善と発話訓練による喚語能力の改善をめざす必要があった．特に発話訓練では，音韻の抽出や配列などの音韻処理（操作）の再学習という観点から音読を介して喚語訓練や復唱訓練につなげる試みを実施した．

3）考えられる問題点

自宅復帰後，会話能力をさらに拡大するために外来リハビリテーションだけでなく，他者との交流の場をつくることが必要であろう．

このため一定期間の外来リハビリテーションを実施しつつ，本人・家族から生活状況や職場復帰の意向を改めて確認し，デイケアやデイサー

> ビスの利用，あるいは就労支援に向けた医師や他職種と連携を図り，段階的な介入が今後の課題になると考える。

●言語聴覚療法の評価・診断のポイント

本症例の発話は音の誤りに気づくこと，音の探索行動を認めること，自己修正を試みることで，一見，失構音（アナルトリー）による音の誤りと誤診しがちである。発話全体の流暢性や誤り方，自己修正の様子など一歩踏み込んで症状を観察し，自発話や呼称，音読，復唱などさまざまな場面と見比べ，①発話のどの過程で音の誤りが起こるのか，②仮説を立て，③仮説を立証するための検証が重要である。

●言語聴覚士介入のポイント

- 本症例は復唱障害が顕著であり発話の改善を優先すべきであるが，聴覚的理解の改善にも目を向ける必要がある。これは単に指示理解をよくするためだけでなく，情報量に関係なく理解過程の語音認知や意味理解を安定させ強化させることが漢字や仮名単語の理解につながり，さらに発話の音読，復唱，喚語につながる起点となると考えられる。
- 発話の障害が"何に起因するか"を見極めることが必要で，仮に本例の音の誤りを「構音操作やプログラミングの問題」と解釈したならば，口形提示による構音操作訓練から開始することになるかもしれない。音韻の処理過程の問題と解釈した場合の訓練でも時に口形提示が必要になることもあるが，訓練の基本的なアプローチが異なることは明白である。このため言語聴覚士は早期に症状（異常）が"どのように""どうして"起こるのかを考え，見極めることが大切である。

参考文献

- 太田めぐみ，小島知幸，加藤正弘：伝導失語の改善過程―発話における誤りの継時的変化を中心に．失語症研究 18（3）：215-224，1998．
- 中嶋理香，松井明子，濱中淑彦ほか：伝導失語における聴覚的文理解の構造について．失語症研究 12（2）：182-188，1992．
- 亀井　尚：伝導失語の音韻学説．北海道医療大学心理学部研究紀要　4：41-46，2008．
- 今村恵津子：仮名書字を用いた軽度伝導失語の訓練．聴覚言語研究 11（1）：28-34，1994．
- 日本高次脳機能学会 教育・研究委員会編：伝導性失語，新興医学出版社，2012．

2 高次脳機能障害領域

A 脳外傷後の高次脳機能障害

1．患者基本情報
- 患者：10代　女性
- 主訴：本人主訴：以前のことを聞かれると思い出せないので困る。
   家族主訴：専門学校に復学させたい。できれば同級生が在学中の年度内に復学を希望。

＜医学的情報＞
- 医学的診断名：頭部外傷による右急性硬膜外血腫，外傷性クモ膜下出血
- 既往歴：特記すべきことなし
- 現病歴：平成X年Y月Z日　自動車運転中対向車線にはみ出し大型ダンプカーと正面衝突し，救急病院に搬送された。搬送時の意識状態は Japan Coma Scale（JCS）200❶，Glasgow Coma Scale（GCS）開眼1，最良言語反応1，最良運動反応2❷で，頭部CTでは右急性硬膜外血腫，外傷性クモ膜下出血，頭蓋骨骨折，気脳症を認めた。その後JCS100となったが，右に優位な瞳孔不同が出現し，CTで右急性硬膜外血腫の増大，著しい正中偏倚を認め，穿頭血腫除去術後，開頭血腫除去術・外減圧術が施行された。Z＋28日頭蓋形成術が施行された。Z＋64日，高次脳機能障害の精査とリハビリテーションを目的に当院回復期リハビリテーション病棟に転院した。
- 神経学的所見：意識清明。受傷時にみられた右動眼神経麻痺・左外転神経麻痺は消失していたが，左顔面の軽度麻痺を認めた。
- 画像所見：受傷時のCTでは，急性硬膜外血腫により大脳正中線が大きく左に偏倚し，脳室を圧迫するほどの脳浮腫を起こしていた（図1）。
  当院入院時のT2 FLAIR画像では右側頭葉（内側を含む），両側前頭葉内側・底部から前頭極，脳梁膨大部に高信号を認め，脳挫傷の所見を認めた（図2）。

患者のプライバシー保護の観点から，患者情報における年月日表記などは伏せるようにする（第3章-6参照）。

❶ JCS200とは，刺激をしても覚醒しない状態（3桁の点数で表現）し，痛み刺激で少し手足を動かしたり顔をしかめる状態

❷ Glasgow Coma Scale（GCS）
E 開眼（eye opening）1：開眼 なし
V 最良言語反応（best verbal response）1：なし
M 最良運動反応（best motor response）2：伸展反応（除脳姿勢）
正常ではE，V，Mの合計が15点，深昏睡では3点となる。

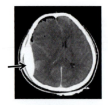

図1：受傷時CT画像

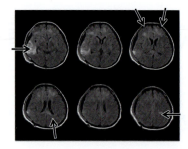

図2：当院入院時MRI T2 FLAIR画像

- 神経心理学的所見❸：失語，失行，失認は認めなかったが，発動性が著しく低下し，臥床がちだった。

  場所や時間の失見当が著しく，当院を母方実家近くの病院であると言ったり，在学していた高校であると述べた。

  特に事故以前の出来事については自発的に再生も再認もできない状態であった。

<生活面の情報>
- 家族構成：両親，兄との4人暮らし
- 教育歴：高校卒業後専門学校在学中
- 趣味：音楽鑑賞，楽器演奏

<他部門からの情報>
- 医師：心室性期外収縮を認めるが，胸部レントゲンで心胸比（cardio thoracic ratio：CTR）❹48％と正常範囲のため，経過観察とする。覚醒レベルの低下も考慮し薬物投与も検討する。
- 看護師：時間・場所の失見当，前向性健忘があるので，離棟・離院に注意し，二次的な事故の防止に気をつける。

  母親がほぼ毎日付き添っているので，自立した生活に向けて徐々に付き添いの頻度を少なくしていく。

  薬の飲み忘れがあるので，チェック表などを使い自分で服薬管理ができるようにしたい。

  臥床しているとき以外は間食の欲求が抑えられず，体重増加がみられているので，病棟での活動を検討する。
- 理学療法士：新しい課題の学習と定着が難しく習慣化しにくい。プリントやビデオなどを利用しながら一人でプログラムを遂行できるようにし，体力向上と動作スピードを上げていく。
- 作業療法士：記憶障害と自発性低下，動作開始困難，筋力・筋持久力の低下がみられる。記憶障害については代償手段の獲得をめざす。
- 医療ソーシャルワーカー：退院後の生活について地域の通所サービスなどの利用について情報を収集する。

❸失語・失行・失認の有無のほか，見当識や健忘の特徴について全体像を記載する。

❹心胸比（CTR）は，胸部レントゲンで，胸郭（胸）で最も幅の広い部分の長さと，心陰影（心臓）の最も幅のある部分の長さの比のこと。心臓の拡大の程度を簡単に知ることができる便宜的な方法である。通常，心胸比50％以下が正常とされる。

2．評価

- 言語病理学的診断名：高次脳機能障害❺（記憶障害：前向性健忘，逆向性健忘，情動コントロール障害，知的機能低下，遂行機能障害）

1）全体像
礼節は保たれているが全般的な知的機能低下，発動性低下・動作緩慢を認め，病識も欠如していた。白衣を着ていれば，他病棟の看護師や他科の職員でも立ち止まって挨拶をしていた。

日中は無為に臥床傾向にあり，起きているときにはしきりに間食をしていた。

覚醒度が向上するのに伴い，易怒性が亢進し，他者に対して大声を上げる，リハビリテーションや評価に対し非協力的な言動がみられるようになった。時期を同じくして❻発動性低下に対し，アマンタジン塩酸塩投与が開始されたが，上記の理由から増量せずに投与中止となった。

事故後の出来事についての前向性健忘に加え事故以前の出来事についても自発的にエピソードを想起すること❼ができず，自分の写真を見ても既知感がほとんどなく，再認❽もできない状態であった（逆向性健忘）。一方，友人の名前や学校名など自伝的意味記憶❾はおおむね良好だった。

2）評価項目

① スクリーニング検査（Z＋65日）

MMSE：19/30（日付場所の失見当，serial 7's 4/5，3単語遅延再生0/3，作文で助詞の脱落）

ACE-R：60/100（注意・見当識12/18，記憶7/26，流暢性5/14，言語20/26，視空間16/16）

② 知能検査（Z＋143日〜Z＋150日）

WAIS-Ⅲ：VIQ 72，PIQ 64，IQ 66（特に低い—境界線）　言語理解80，知覚統合75（境界線—平均の下），作動記憶69，処理速度60（特に低い—境界線）＊転院直前に前医で評価を実施したため，時間をおいて実施した❿。

③ 注意

数唱：順唱6，逆唱4

視空間 tapping span：同順3，逆順5

④ 記憶

- 前向性記憶：リバーミード行動記憶検査（RBMT）⓫（Z＋105日）SPS 4/24　SS 2/12 線画・人物の再認困難で人物についてはマッチングも曖昧。3/5正答。相貌認知障害も疑われた。
WMS-R（Z＋67日）一般的記憶＜50注意集中53言語＜50視覚＜50遅延再生＜50 ＊論理的記憶再生は前日実施した課題の物語を想起してしまった。

---

❺高次脳機能障害のなかでも特に著しい障害となっている項目を列挙する。

❻発動性低下に対して薬理学的治療が行われることもあるので，その経過についても記載する。

❼エピソード記憶は時間，場所などが規定される一回きりの出来事の記憶。

❽記憶の取り出しに関して自発想起（再生），手がかり再生，選択肢を与えられたり，出来事の内容を呈示されて再認できるかどうかを区別して記載する必要がある。

❾意味記憶とは，出典が明らかではない知識。自伝的意味記憶は卒業した学校名や住所といったその人の個人的な意味情報。

MMSE (Mini Mental State Examination)
ACE-R (Addenbrooke's Cognitive Examination)
WAIS-Ⅲ (Wechsler Adult Intelligence Scale-3rd ed)

❿WAISなどは練習効果が現れる場合もあるので，検査のインターバルをしっかり開けてみる必要がある。

RBMT (Rivermead Behavioural Memory Test)

⓫RBMTはいったんオフラインにした内容を検査者の発話やタイマーの音に基づいて想起する展望記憶の項目が含まれているのが特徴。

WMS-R (Wechsler Memory Scale-Reviced)

ベントン視覚記銘検査（BVRT）（Z＋73日）
正確数4，誤謬数13

- 逆向性健忘[12]：5歳時頃から受傷後までの社会的出来事に関して深津ら[1]の報告を参考に，写真を呈示してシーンの再認，出来事の再生，出来事の再認（1／5選択）を実施した（Z＋172日）（図3）。またKopelmanら[2]の自伝的記憶インタビューを基に，人名や学校名，所在地など意味記憶の想起課題を実施（図4）し，さらに社会的出来事の検査に準じて本症例のスナップ写真を用いた出来事の再生・項目・内容の再認課題（1／5選択）を実施した（Z＋189日）（図5）。

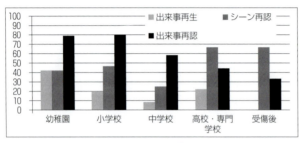

図3：社会的出来事検査[13]（正答率％）

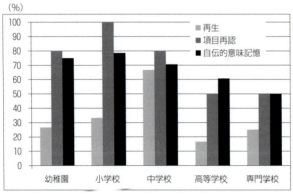

図4：Kopelmanら（1989）の自伝的記憶インタビューに基づいた自伝的記憶検査

　自伝的記憶の再生は中学時代の出来事の成績をピークに前向性，逆向性ともに再生困難を呈した。項目の再認は中学校以前の事柄に関してはおおむね良好であるが，高校以降の項目については正答率50％にとどまる成績であった。一方自伝的意味記憶の再生は項目再認と同程度の正答を示していた。

BVRT（Benton Visual Retention Test）

[12]前向性記憶課題は標準化されたバッテリーがいくつかある。逆向性健忘に関してはKopelmanら（1989）の自伝的記憶インタビューやクロヴィッツテスト（ある単語を呈示しそれにまつわる個人的な出来事を想起させる検査），社会的出来事検査などがあるが，年齢や社会的出来事に関する興味など，個人差があるので個別に検査を作成する必要がある。

[13]社会的出来事検査の例：写真のみ，項目の言語提示のみでの内容再生や意味記憶の再認課題を実施する。

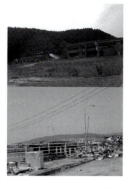

今世紀最大の災害は？

1. タイ大洪水
2. インドネシア地震
3. 東日本大震災
4. 阪神淡路大震災

自発再生は全生活史において困難だった。出来事の項目の再認は時間勾配を認めたが中学校までは50％を超えて正答できた（例「今世紀最大の災害は？」に対して選択肢から「東日本大震災」を選ぶことができた）。一方シーン（写真）の再認については，高校時代から受傷前後までのほうが成績がよかった。

図5：社会的出来事　再認検査の例

⑤前頭葉・遂行機能
- TMT（Z＋66日）Part A 70.90秒（25.7±8.8），Part B 125.66秒
- 語列挙（Z＋65日）
  動物9／分「ふ」4「あ」1／「に」計8／3分
- WCST（Z＋79日）
  ① 第1施行：達成カテゴリー（Category Achieved：CA）2，保続（Perseverative Errors of Nelson：PEN）29，セットの維持困難（Difficulty Maintaining of Set：DMS）0　② 第2施行：CA 0，PEN 36，DMS 2
- FAB（Z＋66日）8/18　類似性・語列挙・運動系列で失点
- BADS 遂行機能障害検査（Z＋73日）
  総プロフィール得点10/24，標準化得点61，年齢補正標準化得点54（障害あり）
  指示内容が順を追って記載してあっても手順を誤ることがあった。

TMT (Trail Making Test)

WCST (Wisconsin Card Sorting Test)

FAB (Frontal Assessment Battery)
BADS (Behavioural Assessment of the Dysexecutive Syndrome)

表1：神経心理学的検査

	検査		入院時	退院時
知能	WAIS-Ⅲ		VIQ 61 PIQ 54 IQ 54（特に低い）言語理解（VC）59 知覚統合（PO）59 作動記憶（WM）65 処理速度（PS）54（前医 ST）	VIQ 77（境界線-平均の下）PIQ 70 IQ 71（特に低い-境界線）VC 84 PO 83（境界線-平均）WM 92（平均の下-平均）PS 78（境界線-平均の下）
	MMSE		19/30（日付場所の失見当・3単語5分後再生0/3・作文で助詞の脱落・serial 7's 4/5）	23/30（時間見当識（曜日）3/5・3単語5分後再生0/3）
	ACE-R		60/100（注意・見当識12/18 記憶7/26 流暢性5/14 言語20/26 視空間16/16）	91/100（注意・見当識15/18 記憶22/26 流暢性12/14 言語26/26 視空間16/16）
即時記憶	digit span	F	4	6
		B	4	4
	tapping span	F	3	―
		B	5	―

VIQ (Verbal IQ)
PIQ (Performance IQ)
VC (Verbal Comprehension)
PO (Perceptual Organization)
WM (Working Memory)
PS (Processing Speed)

記憶	AVLT	単語再生3，4，3，4，4計18（57.4±5.9） 干渉後再生1/15（12.1±1.4） 作話＋再認6/15 20分後再生3/15（11.8±2.5）再認10/15 虚再認2	単語再生5，5，7，6，5計28（57.4±5.9） 干渉後再生2/15（12.1±1.4） 作話 1 再認7/15 20分後再生3/15（11.8±2.5）再認10/15
	ROCF	copy 34/36（33.60±2.98） 直後0（11.95±5.72） 30分後0（26.00±6.35） 再認3/24	copy 36/36（33.60±2.98） 直後21（11.95±5.72） 30分後22（26.00±6.35） 再認16/24
	ベントン視覚記銘	正確数4（9.1±0.75） 誤謬数13（1.1±1.00）	正確数7（9.1±0.75） 誤謬数5（1.1±1.00）
	WMS-R	一般的記憶＜50 注意集中53 言語＜50 視覚＜50 遅延再生＜50 論理的記憶再生は昨日の物語を想起	一般的記憶55 注意集中83 言語57 視覚77 遅延再生＜50
	RBMT	SPS 4/24（22.95±1.27） SS 2/12（11.15±1.03） 線画・人物の再認困難で人物についてはマッチングも曖昧。 相貌認知障害もあるのかもしれない。	SPS 11/24（22.95±1.27） SS 4/12（11.15±1.03） 線画再認6/10正答 顔再認2/5 正答。
前頭葉機能	Trail Making Test	Part A 70.90sec（25.7±8.8） Part B 125.66sec（49.8±15.2）	Part A 31.01sec（25.7±8.8） Part B 32.01sec（49.8±15.2）
	Verbal Fluency Test	動物9/分 /fu/ 4 /a/ 1 /ni/ 3 計8/3分	動物12/分 /fu/12 /a/14 /ni/ 6 計32/3分
	K-WCST FS	① 達成カテゴリーCA 2 保続PEN 29 セットの維持困難DMS 0 ② CA 0 PEN 36 DMS 2	CA 5 PEN 1 DMS 1（良好）
	FAB	8/18類似性・語の流暢性・運動系列で失点	18/18
	BADS 遂行機能障害	総プロフィール得点10/24 標準化得点61 年齢補正標準化得点54（障害あり） 細かく指示をしても、また記載してあっても手順を誤る	総プロフィール得点18/24 標準化得点100 年齢補正標準化得点97（平均） 動物園地図課題、修正6要素課題で失点多い。

（ ）は年齢平均と標準偏差 ⓮

⓮ 標準値があるものについては正常範囲からどの程度逸脱しているのか、否かを判断するのに記載があると親切である。

3）評価のまとめ

　知的機能は全般性に低下し、特に処理速度の低下が著しかった。何事も促しがないと行動開始に時間を要し、反応も緩徐で著しい遂行機能障害を認める。

　見当識・記銘力障害も顕著で記憶の保持が難しく、受傷後の出来事に関する前向性健忘や新規事項の学習に支障を認めている。また社会的出来事、自伝的記憶いずれも時間勾配を伴い、少なくとも5，6年にわたる逆向性健忘を認めた。

3．全体像の整理

	肯定的側面	否定的側面
心身機能	四肢体幹の運動機能および手指の巧緻性は問題なし	＃1　高次脳機能障害 　　　見当識障害 　　　全般性知的機能障害 　　　記憶障害 　　　遂行機能障害 　　　病識欠如 　　　情動コントロール障害 ＃2　退行 ＃3　食欲亢進
活動	促しがあれば身辺自立	促しがないと活動しない。 臥床がち
参加		専門学校復学困難
個人因子	10代　女性　専門学校生	
環境因子	人的因子：両親，兄との4人暮らし 環境因子：学校まで電車の利用が必要。時間割に沿って自発的に行動しなくてはならない	

ICFの分類に関しては国際生活機能分類，中央法規出版，2002年に準拠。

4．治療方針

　見当識の改善と入院生活を最低限の声かけのみで自立的に送れるようにする。

　退院後の生活を想定し，可能な限り週末の外泊訓練を促し，家庭でもチェックリストやメモの活用ができるかどうかを確認していく。

5．訓練計画

1）目標

- 短期目標：日付の見当識や見当識障害を補う手段（カレンダーの確認，日記やメモの習慣化）を用いて自発的に確認ができる。
  外泊訓練を繰り返し，在宅生活への適応を促す。
- 長期目標：退院し，自宅から通える範囲の通所機関への自力通所および年度内の復学の可否を判断する。

2）訓練内容

① 見当識の改善と世の中の出来事に対する興味・関心を引き出すことを目的に，日記として日付や場所の記載を毎日行い，併せてその日インターネットからダウンロードした写真付き記事を模写し，音読を促した。

② 計算ドリル，クロスワードパズルなどを訓練時間および自室での自習課題として行った。

③ 日々のスケジュールや服薬管理を目的に，1週間分の行動チェック表を常に持ち歩くようにし，訓練や入浴，服薬などを行ったら声かけをし，その都度チェックするようにした。

- 訓練頻度：週5日　1時間
- 訓練期間：Z＋64日〜Z＋242日

6．訓練経過

　発動性の低下が顕著であったので，アマンタジン塩酸塩⓯による覚醒効果を期待し，入院70日目より50mg/日の投与を開始したが，病棟で他患に大声を上げる，検査に非協力的になるなど，易怒性亢進がみられたため，24日間の投与で増量する前に中止となった。

　一方，評価をしていくなかで，写真から大まかな内容の再生・再認が可能であることがわかったので，毎日の訓練での課題内容を1枚だけ写真に撮り，日記に添付し，時間と内容を記載するようにしたところ，後日確認した際には日時の想起に誤りがみられたものの，内容を自発的に想起できることも増えた。

7．考察

1）評価根拠

　本症例の各種神経心理学的検査の成績低下は反応性の情動障害（うつ）や意識障害による発動性低下によるものではなく，頭部外傷による記憶障害，遂行機能障害および情動コントロール障害を特徴とする高次脳機能障害と判断した。

2）治療方針決定の根拠⓰

　退院後の復学および就労支援に必要なサービス提供の根拠となる精神保健福祉手帳取得のための評価を十分に行う必要があると考えた。また日々の生活に必須である見当識の改善と記憶機能の補償の手段の獲得，自立的な生活のために必要な事項の習慣化をめざす必要があると考え，病棟スタッフや他部門スタッフとの協力，保護者の協力をあおぐ必要があると考えた。さらに，在宅生活だけでなく復学や地域での就労支援も視野に入れ，地域の支援スタッフの介入を進めていくこととした。

3）考えられる問題

　対人面では，他患者からの声かけに，不快そうに声を荒らげたり，課題が難しくなると，一瞬で表情が曇り，態度も声も厳しくなることがある。怒りの感情のコントロールが難しいようだが，持続はせず，課題や会話のなかでの切り替えは良好であった。

　一方で，母親に頼る，出来事の詳細を伝える際に状況や会話場面をすべて言語化したり，また自己の行動を外言化するなど，退行と考えられる言動がみられていた。今後の復学や就労に際し，他者とのかかわりのなかでこうした社会的行動障害が問題となることも考えられた。退院後は通所で生活のリズムを整え，復学もしくは就労支援を進めていく必要があると考え，退院時に病院担当者（医師・看護師・理

⓯薬理学的な介入に関して期待したような効果が得られずにかえって異常行動が出る場合もあるので経過や反応を詳細に記載しておく。

⓰どのように社会復帰の支援をしたのか，退院時のケアカンファレンスの内容や院外の支援機関について記載しておく。カンファレンスでは地域によっては高次脳機能障害者の受け入れ経験がない施設もあるので，医療者側からは詳細な情報と対応方法を提供する。

学療法士・作業療法士・医療ソーシャルワーカー・言語聴覚士）と本人・家族および地域の支援者（地域包括支援センター担当者・通所施設コーディネーター）とのケアカンファレンスを実施した。

退院後の通所先を決定し，外来での言語聴覚士によるフォローを継続しながら，まずは復学をめざしてメモリーノートの活用や公共交通機関の利用などの練習を進めていくこととした。

＜引用文献＞
1）深津玲子，藤井俊勝，佐藤睦子ほか：長期記憶に対する年齢の影響．脳と神経 34：777-781，1994．
2）Kopelman MD, Wilson BA, Baddeley AD：The autobiographical memory interview：a new assessment of autobiographical and personal semantic memory in amnestic patients. J Clin Exp Neuropsychol 11（5）：724-744, 1989.

● 言語聴覚療法の評価・診断のポイント

- 急性期の意識障害（昏睡の期間）の有無やどの程度持続したかは予後予測に重要なポイントとなるので，診療情報提供書の記載や家族から直接情報を得ておくとよい。
- 頭部外傷ではびまん性軸索損傷が生じると，一見意識清明で覚醒していても，注意散漫で反応が鈍くなるなどといった注意障害がみられる場合が多い。WAIS-Ⅲにおける処理速度（PS）の障害は単一の局在病巣ではなく両側のさまざまな病巣と関連していることが報告されている[1]ことから，処理速度の成績を脳全体の賦活の指標として経過をみていくことも重要である。
- 一般に頭部外傷では前向性記憶障害が社会生活を送る上で大きな問題となる。どのようなモダリティーを用いると，あるいはどの程度繰り返せば出来事や内容を想起できるのか，あるいはどのような方法であれば記憶の取り出し（自発想起・手がかり想起・再認）が可能であるのかを確認していく必要がある。

● 言語聴覚士介入のポイント

- 急性期では意識状態の確認を Japan Coma Scale（JCS：3-3-9度方式）[2] や Glasgow Coma Scale（GCS）[3] を用いて経過をみていく。
- 回復期ではさまざまな神経心理学的検査を用いて症状や全体像の詳細な把握を行い，在宅および社会復帰のために必要な訓練を立案する。課題は訓練室内にとどまらず，行動チェック表やメモリーノート，日記，スマートフォンやタブレットPCを用いたスケジュール管理など患者本人が病棟生活や在宅生活で活用しうるような記憶障害を補う手段の検討と活用を他職種と協力し進めていく。
- 回復期では復学や復職を退院時の目標とすることが多い。しかし単に復学・復職させることに

とどまらず，その先の進路や継続就労を考えていく必要がある。
　すなわち，復学した後さらに進学か，あるいは就労なのか，就労する場合には福祉的就労にとどまるのか，一般就労ができるのかなどについて本人の障害の程度と意向を考慮し，地域の就学・就労支援機関との連携を図っていくことが必要である。そのためには実施した神経心理学的検査の結果と本人の状態像をまとめて，わかりやすく伝えられるようにする必要がある。

- 情動のコントロール障害に関しては，イライラしやすい環境をつくらないことが前提だが，万一イライラし始めた場合には遂行しやすい課題を行う，場面を切り替える，といった配慮をする。
- 発動性が低下し，課題の処理速度が遅く，無為無関心が持続しているような症例に対しては，主治医に薬物による治療介入について相談してみることもありうる。そのための薬理学的な知識（ドパミン賦活系，抗うつ剤など）と神経伝達物質やその作用機序などの知識を日頃から身につけておくことも重要である。

引用文献

1) Gläscher J, Tranel D, Paul L K, et al：Lesion mapping of cognitive abilities linked to intelligence. Neuron 61（5）：681-691, 2009.
2) 太田富雄，和賀志郎，半田　肇ほか：急性期意識障害の新しいgradingとその表現法（いわゆる3-3-9度方式）．第3回脳卒中の外科研究会講演集：61-69, 1975.
3) Teasdale G, Jennett B：Assessment of coma and impaired consciousness：a practical scale. Lancet 2：81-84, 1974.

B 遂行機能障害

1．患者基本情報

- 患者：40歳代　女性　右手利き
- 主訴：特にない（本人），自分では何もできない（夫）

<医学的情報>

- 医学的診断名：左前頭葉出血
- 現病歴：X年Y月Z日，職場で通常勤務をしていたが気分不快を訴え休憩室で休んでいた。その後同僚がトイレで倒れているところを発見し救急要請。近隣の救急病院へ緊急搬送された。CTにて左前頭葉に高信号域を認め入院となり保存的治療が開始された。経過は良好でZ＋40日，リハビリテーションを目的に当院へ転院した。
- 既往歴：高血圧（近医にて内服治療していたが，自己中断）
- 合併症：特になし
- 家族歴：特になし
- 神経学的所見：意識レベルJCS 3。無表情でボーッとしていることが多いが，声をかけられれば応じる。運動障害，感覚障害はなし
- 画像所見：左前頭葉皮質下に出血を認める（図1）。
- 神経心理学的所見：遂行機能障害，自発性低下，注意障害，知的機能低下，失語
- ADL：自立（BI 90点）。洗った洗濯物を干す，食器を洗うといったADLは指示されればできる。

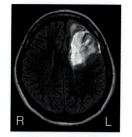

図1：頭部MRI

<生活面の情報>

- 家族構成：夫（36歳）と長女（7歳，小学1年生），次女（2歳，保育園）の4人暮らし。本人の両親が車で1時間程度の隣町に住んでいる。夫の実家は遠方。本人は家事全般をしながら長女の弁当作り，学校行事参加，アルバイトをしていた。
- キーパーソン：夫（工場勤務，夜勤あり）
- 職業歴❶：ドラッグストアでアルバイトをしていた。ポップ作り，品出し，レジ打ち，清掃が主たる業務であった。
- 教育歴：普通高校卒
- 性格：明るく元気で気が強い。前向きな性格
- 趣味：TVゲーム，漫画を読むこと

<他部門からの情報>

- 医師：血腫の増大はないのでこのまま保存的治療で経過を見ていく。血圧も内服でコントロールできている。自動車運転はてんかん発作のリスクがあるので当面許可できない。

患者のプライバシー保護の観点から，患者情報における年月日表記などは伏せるようにする（第3章-6参照）。

ADL (Activities of Daily Living)

❶職名だけでなく具体的な業務内容を把握する。

- 看護師：声をかければ食事，着替え，入浴などのADLそのものはできる。日中はベッド上でボーッとしていることが多い。トイレに行くときはナースコールを押すように伝えてあるが押せないのでセンサーマットで対応している。娘が面会に来たときに笑顔があった。
- 理学療法士：運動麻痺はない。日中の活動性が低いので廃用症候群を予防する。また，家事や自転車運転ができることを目標に訓練をしていく。
- 作業療法士：ADLそのものは可能であるが，高次脳機能障害のため見守り，誘導が必要。夫は仕事があり実子が幼いので母親役割，IADLの再獲得が必要。
- 医療ソーシャルワーカー：夫は自分の仕事と2人の娘の面倒で疲労感が強い。実母は協力的で退院後も支援が得られそう。高次脳機能障害が残存した場合には，その程度によって精神障害者保健福祉手帳の取得が可能かもしれない。これまで夫婦2人の収入で生計を立ててきた。家計に余裕はない。

IADL（Instrumental Activities of Daily Living）

<関係機関からの情報>
- 職場：しばらく勤務予定は入れていない。夫が挨拶に行った際に「長年，勤務してもらっているので元気になったら帰ってきてほしい」と発言があったというが，本人の状態を十分に理解しているわけではない。

2．評価
- 障害名：遂行機能障害（特に抽象的思考・拡散的／帰納的思考・判断能力の低下，抑制機能低下，自発性低下），注意障害，失名詞失語

1）全体像
日中はベッドで臥床するか，テレビを見て無為に過ごす。表情は無表情であり，本人から風呂に入りたい，帰宅したいなどの訴えはない。他者からの声かけや誘導がないと食事，入浴，リハビリテーションへ行くことはできない。トイレには1人で行くが，看護師からナースコールを押すように言われても押せない。困っていること・心配なことを聞いても「ないかな」と答える。発話量は少なく，問いかけには応答するが自ら話題を提供，展開することはない。

2）評価項目（検査名・検査施行日）
① スクリーニング（IUHW版高次脳機能スクリーニング検査，Z＋59日）

聴覚機能，発声発語機能，摂食・嚥下機能に問題はなかった。声量の低下を認めるが，これは高次脳機能障害によるものであると考えられた。検査全体の反応速度は遅かった。日常的なコミュニケーションは成立したが，病歴などを問うと「うーん，わかんなーい」と答え

た．会話評価，スクリーニング検査の結果，病棟生活の様子から，自発性低下，遂行機能障害を中心とした前頭葉機能障害，失語が疑われた．

② 言語機能（Z＋60〜61日）

　会話では，理解面は会話の細部が理解できないことがあった．表出面は，発話量そのものは少ないが文で答えることができた．複雑な質問に対してはあまり考えずすぐに「わからない」と答えた．検査上，聴覚的理解は情報量の多い内容になると誤ったが（SLTA 口頭命令6/10），課題文を再提示するとすぐに即答し，また書字命令では完答したことから，聴覚性注意障害によるものと考えられた．軽度の喚語困難と書字障害を認めた（SLTA：呼称16/20，まんがの説明：段階4，語列挙3，仮名書字4/5，まんがの書字説明：段階3，短文書取4/5，計算9/20，その他は満点．TLPA 名詞表出検査：35/40，うち低頻度語15/20　誤りはすべて無反応）．本人には「話しにくい」という自覚があった．

③ 言語以外の高次脳機能（Z＋61〜65日）

- 行動面❷：看護師に「2時からお風呂ですよ，準備しておいてくださいね」と言われてもタオルしか準備していない，といった出来事が頻発した．これまでの病歴を書くように求めると「○○○（職場名）で倒れました．今ここにいます」とのみ書いた．リハビリテーションには従順に取り組むが，訓練後の挨拶はなく終了がわかると無言で立ち上がり部屋を出た．理学療法中に指示されたエルゴメーターを終えるとその場で無言のまま立っていた．
- 知的機能：WAIS-Ⅲ：言語性IQ 75，動作性IQ 98，全IQ 86
言語理解82（12），知覚統合103（58），作動記憶69（2），処理速度89（23）　※（　）パーセンタイル順位
- 前頭葉機能❸
FAB：7/18（概念化，運動系列，葛藤指示，Go-No-Go課題で減点）
Stroop test：PartⅠ 33.6秒（エラー0），PartⅡ 61.96秒（エラー3），PartⅢ 108.0秒（エラー13）
WCST：達成カテゴリー数2
BADS：障害あり（規則変換2　行動計画1　鍵探し4　時間判断3　動物園地図1　修正6要素1）
修正6要素検査ではルールは理解していたが，2つの課題しか実施できなかった．動物園地図では思考時間が長く，いったん書き始めても規則を守れなかった．
- 注意
CPT❹　（　）内は年齢平均スコア±SD
ADT 正答率50％（99.2±1.3）．
SDMT 達成率27.3％（64.7±7.3）．lapses of attention あり

SLTA (Standard Language Test of Aphasia)

TLPA (Test of Lexical Processing in Aphasia)

❷机上の検査所見だけでなく生活上の行動所見も評価する．
WAIS-Ⅲ (Wechsler Adult Intelligence Scale-3rd ed)
❸検査のスコアだけでなく，どのような項目が減点されたのかも記す．その他，検査中の態度など行動面も特記すべきこと．
FAB (Frontal Assessment Battery)
WCST (Wisconsin Card Sorting Test)
BADS (Behavioural Assessment of the Dysexecutive Syndrome)
❹年齢基準得点が設けられているもの，パーセンタイル順位が算出できるものは，併せて記載するとよい．
CPT (Continuous Performance Test)
ADT (Auditory Detection Task)
SDMT (Symbol Digit Modalities Test)

ほかは normal range

3）評価のまとめ

左前頭葉出血により前頭葉機能障害を呈し日常生活全般に誘導と見守りが必要である。失語はあるが軽微であり，コミュニケーションの円滑性の低下は失語よりも前頭葉機能障害の影響が強い。患者は一側性の脳出血であり，若年であることから回復が見込める。自宅退院時の目標設定は ADL は自立し，1 人で留守番ができることをめざす。

3．全体像の整理

心身機能・構造
否定的側面：
#1　自発性の低下　#2　注意強度の低下　#3　知的機能の低下　#4　抽象的思考，拡散的・帰納的思考，判断能力の低下　#5　遂行機能障害　#6　失語　#7　病態理解が不十分
肯定的側面：
#8　運動麻痺がない　#9　運動・思考に耐久性がある

活動制限
否定的側面：
#10　終日無為に過ごし自発的に活動できない（#1，3，4，5）
#11　コミュニケーションの円滑性の低下（#2，3，4，6）
#12　1 人で留守番ができない（#1〜7）
#13　家事全般，子どもに母親としての役割が果たせない（#1〜7）
#14　服薬管理ができない（#1〜5）
肯定的側面：
#15　指示されれば単純な日常生活動作ができる

参加制約
否定的側面：
#16　在宅復帰困難（#1〜7，10〜14）　#17　復職困難（#1，10〜14）

環境因子
否定的側面：
#18　幼い実子（2歳）がいる　#19　経済的余裕がない
肯定的側面：
#20　家族との関係が良好，実母が協力的　#21　近所に病院，スーパーや保育園がある

個人因子
肯定的側面：
#22　若年かつ脳出血であり回復が見込める，#23　元来前向きな性格
#24　スマートフォン，タブレットが使いこなせる
本人のニーズ：特になし❺

ICF の分類に関しては国際生活機能分類，中央法規出版，2002 年に準拠。

❺病識の低下がある場合，患者本人だけでなく家族のニーズも聴取する。

家族のニーズ（夫）：笑顔でしゃべってくれるようになってほしい，自分のことは自分でできるようになってほしい。人が変わってしまったようなので，元の妻に戻ってほしい。

4．治療方針

　長期的にも自発性低下と遂行機能障害が残存することが予測された。一方，若年でありリハビリテーションにとりくむ態度もあったため回復の見込みが大きいと予測した。まずは活動性の向上，病態理解，注意強度の向上をめざした。患者自身が病態を理解し，補助手段を活用しながら自宅で他者の援助なく1人で過ごせるようになることを目標とした。自宅退院後は外来でフォローしながら家庭での役割を増やし，職場復帰も視野に入れながら援助した。

5．訓練計画

1）目標

- 短期目標（5か月）：
  ① 家事の一部を行いながら1人で留守番ができるようになる。
  ② 自分の障害が大まかに理解でき，スマートフォンを代償手段として使用できる。
  ③ 簡単な問題解決ができるようになり，困ったときの対応方法を決めて実践できる。
  ④ 喚語・書字能力の改善（TLPA 低頻度 19/20，SLTA 短文書取 5/5）
  ⑤ 家族が本人の障害を的確に理解し，必要な支援を実践できる。
- 長期目標（1年）：1人で留守番ができ，その間に決められた家事をひと通りできるようになる。

2）訓練内容　（　）内は短期目標との関係

- 見当識訓練：毎朝，日付と今日のスケジュールを看護師とともに確認する（①，②）。
- メタ認知訓練：病歴の振り返り，課題を通して自分の障害，苦手なこと，1人でできることを外言化してノートに自分で書く（①〜③）。
- 状況判断・拡散的思考・着想の訓練：状況絵カードを提示し予測される展開と解決方法を想起する（③）。
- 見通しを立て時計を見て行動する練習：1日のスケジュールとToDoリストをスマートフォンで管理する。スマートフォンのアラーム機能を使用し，自分で気づけなかったらアラームで気づき確認する（①）。
- 呼称，書字訓練：中頻度語，心像性の低い語を中心に実施（④）。
- 家族指導：高次脳機能障害について説明し，家族の障害に対する理解を深める。同時に，どのような能力は保たれているかについても

理解を促し，できる活動としている活動が一致するように環境調整をする．外泊時にどのような視点で自宅生活を評価すればよいか，今後起き得る問題点について，互いに情報交換をしながら検討する（⑤）．

- 自室での活動：語想起課題，物語の並べ替え，難度の高い迷路課題，カレンダーワーク（①～④）
- 訓練頻度：週6日，1日60分
- 訓練期間：Z＋40日～現在

6．訓練経過

　徐々に全般的な活動性が向上し笑顔が増えた．自分自身の病歴と高次脳機能障害については訓練課題と外泊時の実母の指摘を通して納得し，スマートフォンのアラーム機能を活用する必要性を理解した．日常的にスマートフォンをよく使用していたため，導入はスムーズであった．

　外泊訓練を繰り返し，入院から4か月で自宅に退院した．この時点で遂行機能障害，抽象的思考，拡散的・帰納的思考，判断能力の低下が残存していた．退院後しばらくは実母が一緒に住んでくれることになった．外来訓練時に確認された問題点としては，家事全般はできるが非効率的で時間がかかること，予測できない事態（次女の体調不良）に遭遇すると，どうしたらよいかわからず実母が解決にあたったこと，スマートフォンがないと家事をし忘れることが挙げられた．

　本症例の問題解決能力，判断能力の低下に対しては「困ったときにはお母さんに電話」を合言葉として対応し，徐々に実母の援助がなくても生活できるようになった．軽度の喚語困難と書字障害があったが日常生活では目立たず，漢字の想起困難はスマートフォンの予測変換で十分に補えた．外来でフォローしながら徐々に本人の役割を拡大し，6か月後には簡単な食事の準備，食器洗い，洗濯，洗濯物干し，風呂洗い，指示された食材の買い出しができるようになった．

　しかし，普段は夫が行っている長女の塾の送迎を頼まれたときには，家事に手間取り間に合わないことがあった．夫，実母が本人の障害をよく理解し，事前に近所や塾などに連絡をしてあったので大きなトラブルは生じていない．長女も母親の障害を大まかに理解し家事をよく手伝うようになり家族関係も良好である．最近では「また仕事がしたい」という発言もみられるようになってきた．

7．まとめ

　本症例は左前頭葉出血による前頭葉機能障害を呈した．若年であること，一側性の脳出血であったことから回復が見込めた．本症例の前頭葉機能障害の主体は遂行機能障害であり，発症から半年後も残存し

た。遂行機能障害をスマートフォンのスケジュール・アラーム機能を用いて代償し、家事と母親役割の一部を担えるようになった。

また、家族が患者の高次脳機能障害について正しく理解し、先まわりして環境調整を行うことができた。大きなトラブルはなく家族関係も良好に新たな生活を送っている。

8. 考察

本症例は左前頭葉出血により自発性低下と遂行機能障害が残存した。遂行機能とは目標を遂行するまでのすべての過程を含み、その中枢は前頭前野であると考えられている[1]。

本症例では特に、抽象的思考、注意の制御、行動計画、問題解決や着想、内面的モニタリングが困難であった。本症例においては、まずはパターン化した生活を設計し、その範囲で自立して母親としての役割を一部担うこと、家族に正しい理解に基づく援助をしてもらうことが重要であったと考えられる。

1）評価根拠

本症例はスクリーニングの時点で聴覚障害、構音障害、摂食嚥下障害は認めなかった。脳出血部位、行動面の評価、鑑別診断検査の結果から遂行機能障害を主体とする前頭葉機能障害、注意障害と失名詞失語を認めた。

2）治療方針決定の根拠

本症例は若年かつ一側性の脳出血であったため回復が見込めると判断した。本症例は発症約1か月で当院へ転院し、転院直後は自発性低下が強かった。この時点のCTで血腫が多量に残存していたこと、脳浮腫を認めたことから、血腫の吸収、浮腫の改善とリハビリテーションによって回復する可能性が高いと判断し、ADL自立、一部の家事と母親役割の獲得を目標にした。

本症例は転院直後には多彩な高次脳機能障害を呈したが、その主体は遂行機能障害であると考えられた。遂行機能障害があっても自立して母親役割を果たすためには、生活をある程度パターン化すること、補助手段を利用することが必要であると考えた。本症例ではスマートフォンを用いた。補助手段の活用にあたっては、内的動機づけが必要であるため、メタ認知訓練を導入した。課題を通して自身の苦手と得意を理解し、スマートフォンや実母による援助の必要性を理解できるよう支援した。また、パターン化された生活であっても時には不測の事態も生じ得る。そのため、単純な約束"困ったらお母さんに電話"を定着させ、そのような事態にも対応できるように支援した。同時に着想の訓練を導入し、拡散的思考能力の向上を図った。

3）考えられる問題

本症例は回復の程度から精神障害者保健福祉手帳の対象にならず経

済的援助は受けられない可能性が高い。病前は夫婦共働きで生計を立てていた。現在，家計はなんとか成り立っているが本人に働く意欲が出てきたことから，復職も視野に入れて支援する必要がある。一方，当面の目標は時間がかかっても家事がすべてできるようになり夫や実母の援助がなくても母親役割を果たせることである。復職の可能性も考慮に入れながら，回復の経過に合わせて現実的な目標を定めることも重要である。

＜引用文献・参考文献＞
・Lezak MD：Executive functions and motor problems. Lezak MD（eds），Neuropshycological Assessment, 3 rd ed, pp.650-685, Oxford University Press, 1995.
・日本高次脳機能障害学会教育・研修委員会編：注意と意欲の神経機構，振興医学出版社，2014.
・原寛美：遂行機能障害．総合リハ 43（11）：1021-1029, 2015.
・藤田郁代，阿部晶子編：標準高次脳機能障害第 2 版，医学書院，2015.

●言語聴覚療法の評価・診断のポイント

- 机上検査だけでなく行動・コミュニケーションを評価することが大切である。看護師や理学療法士，作業療法士からも情報を収集する。
- 発症直後に多彩な高次脳機能障害を呈した場合，長期的にも残存する主な障害の予測をする。急性期に一過性に生じた障害と長期的に残存し得る障害の予測は臨床所見と脳画像所見を統合して行う。予測が困難な場合には，幅をもって予測し（最も改善が得られた場合とあまり変化がない場合），数週間経過を追ってその回復経過から予測するのもよい。
- 本症例のように発症 1〜2 か月時点での高次脳機能評価は，時間をかけすぎないことが重要である。この時期は症状がどんどん変化し得るため，時間がかかると同じ検査の最初と最後で症例の全体像が変化してしまう場合がある。

●言語聴覚士介入のポイント

- 目標を ADL 自立としない。母親としての役割を再獲得すること，社会参加ができることを念頭に置いて介入する。また，本人の自己効力感の向上を支援することが重要である。
- 家族にわかりやすく問題点を伝えると同時に，できることも伝え，一緒に生活イメージを膨らませていく。一見，不可解にみえる行動の背景にはどのような障害があるのかを説明し，患者への理解を深めていく。これは他部門へも同様に情報提供を行う。
- 退院前に外泊訓練をし，チェックリストを渡して問題点を具体的に洗い出す。作業療法士とともに取り組むとよい。外泊訓練後はともに振り返りをし，高次脳機能障害が今後の生活にどのような影響を与えるかを明らかにし援助を組み立てる。決して「歩けるから退院」にならないようにする。

C 記憶障害

1．患者基本情報

- 患者：60歳代　女性　右利き
- 主訴：特にない❶

＜医学的情報＞

- 医学的診断名：右視床梗塞
- 既往歴：糖尿病，無症候性脳梗塞（発症時期不明）
- 家族歴：特記事項なし
- 現病歴：X年Y月Z日ふらつきを自覚した。3日後に他院を受診し脳梗塞と診断され，同日当院へ紹介されて入院した。
- 入院時神経学的所見：Japan Coma Scale（JCS）Ⅰ-2，左不全片麻痺
- 初診時頭部MRI（FLAIR）：右視床に異常高信号域を認め，左視床にも陳旧性の異常低信号域を認める❷（図1）。
- 入院時神経心理学的所見：失見当識，発動性低下

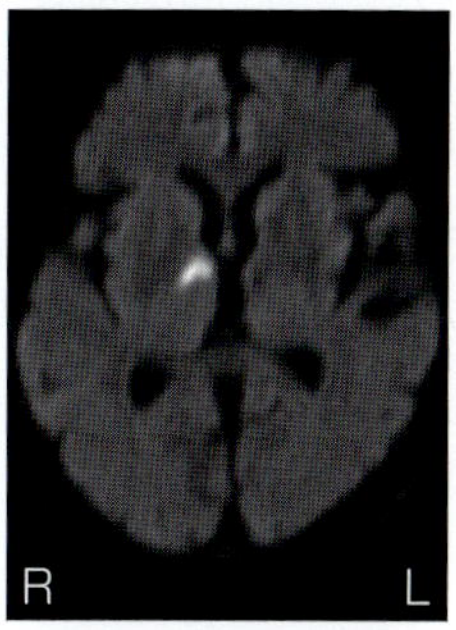

＜生活面の情報＞

- 家族構成：夫，次男家族との5人暮らし
- 教育歴：高卒
- 職業歴：主婦

＜他部門からの情報＞

- 医師：陳旧性脳梗塞が対側にあるため，記憶障害などが残存するかもしれない。血糖コントロール不良のためインスリン注射開始。
- 看護師：食事は自立しているが，更衣・入浴・移動は，開始の際の声かけや動作中の見守りが必要。
- 理学療法士：Br. Stage 左上肢Ⅴ，手指Ⅳ，下肢Ⅵ。歩行は見守りで可能❸。
- 作業療法士：トイレなどへの移動の際に迷うため介助が必要。入浴や更衣も自ら行うことがないため声かけが必要。
- 医療ソーシャルワーカー：自宅は次男夫婦との二世帯住宅。午前中は一人，午後は孫と過ごす。キーパーソンの夫は今後，一人で留守番ができなければ退職することも検討している。必要に応じて介護申請を検討する❹。
- 栄養士：糖尿病食を提供している。

図1：頭部MRI

患者のプライバシー保護の観点から，患者情報における年月日表記などは伏せるようにする（第3章-6参照）。

❶高次脳機能障害に対して病識が欠如している場合，本人は「何ともない」と言うことがあるが，そのような場合は，「（家族から）ぼんやりしている」など，家族からの訴えを併記することもできる。

❷画像には左右を明記する。病巣が大きい場合は，損傷部位がわかるように複数のスライスを提示したほうがよい。

Br. Stage（Brunnstrom）
❸なぜ見守りが必要なのか，具体的に示してもらうとよい。

❹今回の入院前は介護保険の認定はされていなかったのか，福祉サービスなどは受けていなかったのかを把握する。

2．初回評価（Z＋8日〜11日）

1）全体像
初回訪室した際は，ベッドに横になっていた．端座位を促すと「はい」と返事はするが動かず．口頭で何度か促されるとようやく端座位になる．日常会話は可能で質問にも答えるが反応は緩慢である．表情は乏しい．声は小さいが構音は明瞭である．

2）評価項目
① 高次脳機能[5]

ⅰ．スクリーニング検査：
- MMSE（Z＋8日）：20/30点．見当識4/10，シリアル7 4/5，遅延再生0/3．日時・場所に関する見当識障害および記銘・記憶障害が明らかだった
- レーヴン色彩マトリックス検査（Raven's Colored Progressive Matrices：RCPM）（Z＋5日）：21/36点 15分26秒．反応緩慢，知的機能の低下が疑われた

ⅱ．記憶：
- 三宅式記銘力検査（Z＋10日）：有関係対語4-6-7，無関係対語0-0-0．聴覚的記銘力が著しく低下していた
- ベントン視覚記銘検査（Z＋11日）：即時再生 正答2，誤謬8．視覚的記銘力が著しく低下していた

ⅲ．言語機能：特に問題なし

ⅳ．その他：
- TMT（Z＋9日）：Trail A 誤答0回 1分14秒．Trail B 誤答3回 4分6秒．反応緩慢，注意転換障害が認められた

② 聴覚機能：特に問題なし
③ 構音機能：特に問題なし
④ 摂食嚥下機能：特に問題なし
⑤ 行動観察[6]

日中も臥床傾向．なぜ入院しているのかわからず，点滴を自己抜去したり荷造りをしたりするなど不穏行動を認める．自室にトイレがあるにもかかわらず気づかず室外に出る．自室がわからず戻れない．他患者の部屋に間違って入ることが頻回．食事や来客のことなど数分前の出来事を忘れている．「（病前と比べて）何も違わない，特に困ったことはない」と言い，病識は希薄だった．

3）評価のまとめ[7]
高次脳機能検査の結果，いずれの項目でも得点が低下しており，失見当識，前向性健忘，注意障害が認められた．行動観察では，発動性低下が著明で自発的に行動することがなく，ベッドに横になっていることが多かった．自室や病棟内では，地誌的失見当識や注意障害により目標物を見つけられないため移動が困難で，日常生活に支障をきた

---

[5] 失点項目や得点だけではなく，評価時の発語・発言や行為，態度などの反応内容も具体的に記載しておくとよい．
MMSE（Mini Mental State Examination）

TMT（Trail Making Test）

[6] 検査による評価だけではなく，検査中の行動・態度あるいは病棟生活で認められた現象についても具体的に記載する．

[7] 各症状があると判断した根拠（検査値や観察行動など）をまとめる．

しているが，本人に不安や焦燥感があるようにはみえず，病識が低下していると思われた。高次脳機能障害に対する病識を促し，発動性を向上させリハビリテーションに対する意欲を引き出す必要がある。

3．全体像の整理

	肯定的側面	否定的側面
心身機能	＃1　コミュニケーション可能 ＃2　運動機能は維持	＃5　失見当識 ＃6　前向性健忘 ＃7　地誌的失見当識 ＃8　注意障害 ＃9　発動性低下 ＃10　病識低下
活動	＃3　独歩可能 ＃4　食事可能	自室や病棟内で迷う（＃5，6，7，8） 数分前の出来事を忘れる（＃6） 臥床傾向で，食事・排泄以外の行動には声かけが必要（＃9） 現状に危機感や焦燥感はない（＃10）
参加		家事動作困難（＃6，8，9）
個人因子	60歳代，女性，主婦（病前は家事をしていた）❽	
環境因子	人的因子：夫，次男家族と5人暮らし。日中は1人となる。	

> ICFの分類に関しては国際生活機能分類，中央法規出版，2002年に準拠。

> ❽具体的にどのような家事（炊事・洗濯など）を行っていたのかを家族から聴取する。

4．治療方針

健忘・地誌的見当識障害・発動性低下・病識低下など種々の高次脳機能障害により著しい活動制限をきたしているため，これらの症状を改善させ日常生活上の支障を軽減させる。

5．訓練計画

1）目標

- 短期目標（発症1か月後）
  ① 日中の自発的行動を促し生活リズムをつけ，発動性を向上させる
  ② 失見当識を改善させる
  ③ 自室内の移動が可能になる
- 長期目標（発症6か月後）
  ① 病棟内の移動が可能になる
  ② 前向性健忘を改善させる
  ③ 自宅で家事および日中の留守番ができる

2）訓練内容

- 訓練頻度：週4〜5日，1日40〜60分
- 訓練期間：Z＋5日〜Z＋179日
- 訓練内容および具体的実施内容

① 道順習得訓練（Z＋5日〜Z＋179日）：
＜目的＞地誌的失見当識・注意障害の改善❾

> ❾「自室内のトイレを利用できる」など，具体的な目標を示したほうがよい。

<方法>
　環境調整：自室トイレのドアに，文字と絵でトイレを表す張り紙を貼り，床にはビニールテープで矢印をつける。自室入り口に目印をつける。
　実施内容：病棟の見取り図を見て部屋番号などを確認しながら移動することを指導。歩き始める前に目的地を確認し，目印や文字に注意を向けさせる。歩きながら，行き先までの道順を教える。同じ道順を何度も往復して反復する。道順を誤った際は，あらためて目標の目印を確認させるとともに，スタッフが口頭で誘導する❿。

<訓練経過>
　Y＋1月上旬：当初は張り紙やテープを利用することなくトイレを探して部屋から出て行くことが多かったが，Y＋1月上旬にはおおむね自室トイレを利用できるようになった。病棟内での移動は，自室の部屋番号を伝えられると順に見ながら探し当てることが可能となった。しかし，角を曲がると見取り図上では自分の進行方向がわからなくなり，スタッフによる「突き当たりを右に曲がる」などの道順誘導が必要だった。
　Y＋1月中旬：回復期病棟に転棟した。相部屋になったため，それまでの自室内だけの生活から病棟内全般（食堂，リハビリ室，トイレなど）に移動範囲が拡大した。見取り図に関しては，依然として移動の手助けとして役立てることはできなかった。
　Y＋5月：目的地が自分の目に見える場所であれば移動できた。道順を覚えることはまだ困難だが，スタッフが目印を伝えると自力で目的地に着くことが可能となった。

② 記憶訓練（Z＋40日～Z＋179日）：
<目的>失見当識・前向性健忘に対する代替手段を獲得する。メモリーノートやアラームを動作開始や再認の手がかりにする。
<方法>
　メモリーノート：日付およびその日の予定（食事・リハビリ・入浴・整容・下膳(げぜん)など）を記載し確認する。予定が終了した際に，出来事や行動の内容を記入し，後刻・後日それらの記載内容を見て，出来事想起の手がかりにする。
　アラーム：定刻になると携帯電話のアラームが鳴り「リハビリ」と液晶文字が表示されるように設定し，行動の予定を知らせる。
<訓練経過>
　Y＋2月：メモリーノートには前日の記載内容を参考にしてその日の日付や食事の時間を書くことはできたが，自発的に出来事（リハビリテーション内容や来客の名前など）を書くことはなく，促しが必要であった。また，午前中の出来事を午後になってから確認しても覚えていなかった。定刻にアラームが鳴ってもスイッチを切るだ

❿理学療法士や作業療法士など他職種と連携し，対応の仕方を統一する。

けだったり，鳴っているアラーム音の意味がわからず「なにこれ」と尋ねたりした。「リハビリ」という文字表示を見せても音読後に「どうしたらいいの」と言うだけで動作開始には至らなかった。

Y＋6月：メモリーノートを持参する習慣はついたが，依然として自発的に記載することはなかった。ただし，出来事（リハビリテーション・来客）については，再生はできないもののメモリーノートを見ると再認は可能なことがあった。アラームは，止めずに放置することもあり，依然としてなぜ鳴っているのか理解できず，動作開始や想起の手がかりにはならなかった。その都度，スタッフの声かけが必要であった。

③食事にかかわる家事動作習得訓練（Y＋2月～）：

＜目的＞発動性・注意機能を向上させ，家事動作（食事の準備や食器洗い，後片づけ）ができるようになる。

＜方法＞メモリーノートの予定欄に食事の準備や食器洗い，下膳を記入し，作業療法士や介護福祉士，看護師と一緒に訓練する。
- スタッフと一緒にテーブルを拭く
- 食後の下膳。ほかの患者のトレイも下膳する
- 箸とコップを洗う

＜訓練経過＞

Y＋2月：促されるとテーブルを拭く・食器を洗うなどの作業はするようになった。

Y＋3月：食事の準備を始めるスタッフの行動を見て，「やる？」とテーブルを拭き，食事が終わった患者に「これ片づけるよ」と言いながら下膳するようになるなど，発動性が向上し食事の準備や後片づけを自身の役割と認識できるようになった。

④外泊訓練：

＜目的＞在宅生活上の問題点の把握，自宅周辺の地誌的見当識の確認，退院後，家庭内での役割の確認・再獲得

＜方法＞

外泊をする前に，病棟生活での現状を家族に説明し，自宅での本人の行動で観察してもらいたい点や困った際の対処法を伝える。帰院後，外泊中の様子を確認する。観察項目は具体的に示す❶：自宅内で迷うことはないか。日中の過ごし方はどうか（臥床傾向ではなかったか，家事を行ったかなど），など。

❶質問紙を作成し，家族に記載してもらうという方法もある。

＜訓練経過＞

Y＋1月：2泊3日の外泊中，自宅内の既知感がなかったようで，トイレがどこにあるかわからず2回失禁したとのこと。食事を食べたかどうかもすぐに忘れていた。促されないと家事をすることはなく臥床傾向だった。

Y＋3月：自宅の既知感が生じ，自宅内の移動もできた。家族と一

緒に洗濯物をたたむなど家事の一部を行った．夫は日中一人にしていても大丈夫だと思ったとのこと．

⑤ 調理訓練：
＜目的＞料理を作る際の問題点の検出．
＜方法＞
調理実習をする数日前に必要な食材や手順などを考えてもらい，メモを作成する．当日，その通りに料理をする．作業中は，スタッフが適宜確認したり声をかけたりする．
＜結果＞
Y＋3月とY＋4月の2回試行．一つひとつの動作（食材を洗う・切る，お湯を沸かすなど）は可能だが，調理手順については忘れてしまい，その都度メモを確認するよう声かけが必要だった．火の管理も不十分で，消し忘れることがあった．

6．再評価（Z＋143日～Z＋155日）

1）高次脳機能[12]

- MMSE（Z＋143日）：21/30点．見当識4/10，遅延再生0/3（正常範囲より低下）．
- RCPM（Z＋143日）：32/36点（正常範囲内）．
- TMT（Z＋144日）：Trail A　誤答なし．Trail B　誤答4．
- 三宅式記銘力検査（Z＋144日）：有関係対語9-10-9，無関係対語0-1-2（異常値）．
- ベントン視覚記銘検査（Z＋145日）：即時：正答3，誤謬7（異常値）
- WMS-R（Z＋155日）：言語性記憶55，視覚性記憶52．一般的記憶50未満，注意集中101，遅延再生50未満．視覚的判断力は改善したが前向性健忘は残存．

2）行動観察

急性期の一般病棟では臥床していることが多かったが，発症1か月後に回復期病棟へ転棟した後は，訓練や食事以外の時間にもスタッフと散歩をしたり食堂でテレビを見ながら笑顔で他患者と会話をしたりするなど，日中の離床時間が増加した．

また，メモリーノートを用いると出来事の再認が可能となりつつあった．一方，発症5か月後も病棟内で迷ったり調理の手順を覚えられなかったりした．

7．まとめ

本症例は，右視床梗塞発症後に，失見当識，前向性健忘，発動性低下，注意障害，地誌的失見当識，病識低下を呈した症例である．言語聴覚療法は，発症約1週間後の急性期から施行した．その結果，発動

[12] 初期評価あるいは前回の評価結果も併記し，前回と比べるとどのように改善したのか，症状の推移を示したほうが臨床経過を把握しやすい．

WMS-R（Wecheler Memory Scale-Reviced）

性が向上し，離床時間が増加して家事動作を積極的に行うようになった。発症5か月後も前向性健忘，地誌的失見当識，注意障害は残存した。これらの症状はわずかずつ改善の兆しは認められたが，日常生活においてはいまだ見守りが必要だった。発症6か月後に自宅退院し，外来通院を継続した。

8．考察
1）評価根拠
　記憶に関与する脳部位として，PapezならびにYakovlevの2つの回路が挙げられる。本症例の場合，損傷部位は右視床前核で，これはPapezの回路（海馬-脳弓-乳頭体-視床前核-帯状回-海馬…）の一部である。損傷部位から想定されるように，本例は数分前の出来事を忘れるなど記憶障害が著しかった。また，自室内で迷う，荷物をまとめて帰ろうとするなどの行動異常もあったため高次脳機能検査全般ならびに行動観察評価を行う必要があった。その結果，前向性健忘，失見当識，地誌的失見当識，注意障害，発動性低下，病識低下があると判断された。

2）治療方針決定の根拠
　本症例は，当初発動性が低下し臥床傾向で，自発的な行動がほとんどなく，整容や入浴動作にも促しが必要だった。地誌的失見当識により院内で道に迷うため，室内や病室入り口に目印をつけたり見取り図を見せたりするなどの配慮が必要だった。記憶障害に対してはメモリーノートなどの外的手がかりを使用し，生活場面に沿った移動，注意・発動性の向上を目指し家事訓練プログラムを立案し実施した。

3）考えられる問題
　発症約4か月後，本人ならびに家族から自宅退院の希望が聞かれた。発症後5か月経過した時点で，本人から「外も歩きたい」という発言が出るなど発動性は向上しているが，地誌的失見当識・注意障害は残存しており屋外の行動には付き添いが必要だった。
　炊事の際，調理手順はいまだ混乱し火の管理も不十分なため一人で行うのは危険だが，単一動作（食材を切る，洗うなど），食事の準備や片づけは遂行可能なので，退院後も，これらの作業は発動性維持・向上のために有用であることを家族に指導する予定である。

●言語聴覚療法の評価・診断のポイント

- 高次脳機能障害は，発症前のその人の能力・技能が症状の発現や経過にかかわってくるので，学歴や職業・趣味・価値観などについて家族などの関係者から収集するべきである。これらの情報は能力障害の判定に役立つ上に，リハビリテーション計画を考える際に大いに役立つ。

- 損傷部位を確認し，症状を推定した上で，最初のスクリーニング検査を施行する．その上で，あらためて詳細な検査項目の選定や評価の優先順位を決定する．
- 本症例の場合，入院時にすでに陳旧性梗塞巣が認められていたので，入院前の日常生活では無症候だったのか家族などに確認する必要がある．

● 言語聴覚士介入のポイント

- 高次脳機能障害について介入を検討する際には，「神経心理ピラミッド（ニューヨーク Rusk 研究所）」の概念を念頭に置くとわかりやすい．「神経心理ピラミッド」とは前頭葉損傷によって生じる障害を階層化したもので，底辺から覚醒→発動性・抑制→注意・集中→情報処理→記憶→遂行機能→自己の気づきへと階層化されている．高次の活動ができるためには低次の機能が正常に働いていることが必要と考える[1]．本症例の場合，前頭葉損傷例ではないが，注意や記憶が著しく障害されており，それらの改善を図るには，まず発動性や病識の向上をめざす必要があった．
- 記憶障害のリハビリテーションでは，「記憶障害」を検査値だけではなく患者の生活機能の障害としてとらえ直し，日常生活のなかでどのような生活のしづらさが生じるのかを整理する必要がある．それらの"生活のしづらさ"をできるだけ軽減していくことが目的となる．したがって，記憶容量の減少そのものの改善をめざす機能訓練と，日常生活活動や社会参加の制限を改善させるリハビリテーションが必要である[2]．
- 記憶障害には，一度間違えるとその誤反応が繰り返され修正が難しくなるという特性がある．したがって，誤反応を起こさないように目印やメモなどで条件を整え，初めから正反応が得られるような方法すなわちエラーレスラーニング（誤りなし学習）を進めるべきである[3]．
- 記憶障害者は社会生活では約束を忘れたりするため不安や戸惑いを感じていることもあり，生活上の問題と対処方法を初期段階から本人や家族に理解してもらう必要がある[3]．本症例の場合，病識が低下しているために日常生活上の不安は認められなかったが，家族に対しては，記憶障害を補うための対処法を指導し，周囲の理解や配慮が必要であることを理解してもらった．
- 本症例のような高次脳機能障害の場合，日常生活動作獲得のためには患者に対して多職種が同じような話しかけ方や動作確認をするなどの配慮が必要である．言語聴覚士はそのような配慮を各職種に要請する役割を担っている．本症例でも言語聴覚士は職種間の調整役を担ったことにより患者は混乱することなくリハビリテーションを継続することができた．

引用文献

1) 藤田郁代：脳外傷．標準言語聴覚障害学．高次脳機能障害学（藤田郁代，関啓子編），pp.187-206，医学書院，2009．
2) 博野信次：エピソード記憶障害．よくわかる失語症セラピーと認知リハビリテーション（鹿島晴雄，大東祥孝，種村純編），pp.482-490，永井書店，2008．
3) 本多留美，綿森淑子：記憶の障害．標準言語聴覚障害学．高次脳機能障害学（藤田郁代，関啓子編），pp.109-126，医学書院，2009．

D 社会的行動障害（病因不問，非言語性コミュニケーション障害含む）

1．患者基本情報

- 患者：30歳代　女性　右利き
- 主訴：（本症例）今すぐ帰りたい，（家族）幼い子どものように甘えてきて，要求が通らないと怒り出す

＜医学的情報＞

- 医学的診断名：脳挫傷
- 既往歴・合併症：特記事項なし
- 現病歴：平成X年Y－2月○○日自家用車で夫を迎えに行く途中で対向車と衝突し，A病院に救急搬送された。頭部CTにて脳挫傷の診断を受け同日入院となり，開頭外減圧術が施行された。同年Y月Z日リハビリテーション目的で当院転院となり，翌日より理学療法・作業療法・言語聴覚療法を開始した。
- 画像所見：頭部MRIにて両側前頭葉に損傷を認めた（図1）。
- 神経学的所見：意識清明，運動麻痺なし
- 神経心理学的所見：社会的行動障害
- ADL❶：BI：100/100
　　　　FIM：84/126（運動項目67/91・認知項目17/35）

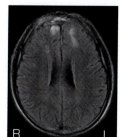

図1：頭部MRI

＜生活面の情報＞

- 家族構成：夫と長男（4歳），長女（2歳）との4人暮らしである。
- 教育歴：大学卒
- 職業歴：銀行の受付勤務で，結婚を機に退職した。
- 社会活動：幼稚園の母親たちと河川敷のゴミを拾うボランティア活動をしていた。
- 性格：几帳面でまじめな性格であり，身だしなみには気を遣っていた。
- 趣味：料理やネイルアートが趣味でレッスンに通っていた。
- 介護保険などのサービス：該当しない❷。
- 障害者手帳：精神障害者保健福祉手帳を取得する予定である❸。
- 今後の生活設計：退院後一定期間は，実母が同居する予定である。

＜他部門からの情報＞

- 医師：知的，注意，記憶といった高次脳機能障害について精査が必要である。実年齢に比して稚拙で自分の思いどおりにならないと過剰に不機嫌になるため，情動の異常や他者とのかかわり方についても観察が必要である。年齢が30歳代と若いため改善が期待できるが，自宅復帰までには3か月程度の入院が必要であり，リハビリ

患者のプライバシー保護の観点から，患者情報における年月日表記などは伏せるようにする（第3章-6参照）。

ADL（Activities of Daily Living）
❶ BIは「できるADL」，FIM（Functional Independence Measure）は「しているADL」を評価する。本症例は，「できるADL」に比べ「しているADL」が低下しており，実際の能力よりもADLが低いことがわかる。

❷患者は40歳以下であり，脳挫傷は介護保険の特定疾病に含まれないため適用されない。
❸高次脳機能障害を有する場合は，受傷6か月以降に申請できる。

テーションの進捗状況に応じて随時検討する。
- 看護師：ナースコールが頻回であり，自力でできることでも助けを求めてくる．常にジュースを摂取していないと落ち着かず，制限しようとすると怒り出す．
- 理学療法士：両下肢の筋力低下はあるが独歩可能であり，手すりを利用すれば階段昇降が行える．
- 作業療法士：身体機能に問題はなく，食事は準備されていれば自己摂取できるがその他のADLは介助が必要である．
- 管理栄養士：偏食がありジュースを多量に摂取するため，栄養バランスの乱れや体重増加が懸念される❹．
- 医療ソーシャルワーカー：夫は協力的で，受傷前より育児や家事を手伝っていた．患者と夫の両親ともに同県内に居住しており，関係は良好である．夫は，自分のことが一人でできるようになって欲しいと思っている．
- その他：実母は毎日来院し，夫は頻繁にメールや電話で患者と連絡を取っている．

❹栄養サポートチームがあれば，情報を得ることも有益である．

2．評価（Z＋1日〜Z＋9日実施）
- 言語病理学的診断名：社会的行動障害

1）全体像❺
意識清明だが，リハビリテーション以外は臥床していた．髪や衣服は乱れ，ベッド上には物品が散乱しているが気にする様子はなかった．多弁で，初めて話す相手でも過度に馴れ馴れしく話しかけるため相手を困惑させた．

❺訓練時の様子だけではなく病棟での行動評価も行い，生活全般を観察することが重要である．

2）評価項目❻
① スクリーニング検査
- HDS-R：総得点28/30であり，「逆唱」と「語想起」項目で失点した．
- FAB：総得点17/18であり，「語の流暢性」項目で失点した．

② 高次脳機能面
- 注意機能：転換性・配分性注意の低下を認めた（Digit Span：順唱6桁・逆唱3桁，Cancellation Test：数字97.1％・87秒，文字95.6％・94秒，TMT：Part A 41秒・エラー0，Part B 87秒・エラー4）．
- 知的機能：知的機能はおおむね保たれていた（WAIS-Ⅲ成人知能検査：IQ98・言語性IQ109・動作性IQ89）．
- 記憶機能：明らかな記憶障害は認めなかった（三宅式記銘力検査：有関係対語7/8/10・無関係対語3/6/7，ベントン視覚記銘検査：正確数9・誤謬数2）．
- コミュニケーション機能：多弁で要点がわかりにくく，急に話題を変えたり相手が話し終える前に文脈と異なる内容を唐突に話し出し

❻得点内訳を記載し，問題点を明確にする．

HDS-R（Hasegawa's Dementia Scale for Revised）
FAB（Frontal Assessment Battery）
TMT（Trail Making Test）
WAIS-Ⅲ（Wechsler Adult Intelligence Scale-3rd ed）

たりした。相手の気持ちを考えず幼稚な口調で思ったことをすべて口にしてしまうため相手は怪訝な顔をするが，まったく気付く様子はなかった。また，声が小さく発話速度が速いため，発話明瞭度2.5/5であった。

- 行動所見❼：依存性が強く，食事以外のADLは介助が必要であった。欲求をコントロールできず固執性が強いため，一日中ジュースを摂取し続けたりスマートフォンを目的もなくいじったりし，リハビリ中もやめようとしないため注意するが「なんでそんなこと言われなきゃいけないの？」と怒り出し従うことはなかった。発動性が低く訓練時間を把握していても準備もせずに臥床しており，看護師がレクリエーションへの参加を促しても「年寄りばかりだし面倒だから嫌」と拒否した。

③ 構音機能面

発声発語器官に問題はなかった（呼気持続時間14.6秒，発声持続時間15.5秒，声量98dB（A），反復運動：舌の突出−後退4.1回／秒・舌の左右3.8回／秒，Diadchokinesis：/pa/5.3回／秒・/ta/5.0回／秒・/ka/4.2回／秒）。

④ 言語機能面❽：会話やスクリーニング検査から失語症状は認めない。
⑤ 摂食嚥下機能面❽：常食を摂取しており，問題は認めない。

3）評価のまとめ

両側前頭葉損傷により社会的行動障害を認める。

几帳面でまじめな性格であり外交的なタイプだったが，受傷後より顕著な依存性・発動性の低下，欲求・感情のコントロール不良，固執性がみられるようになった。そのため，髪や衣服が乱れていても気にしない，自力で可能な動作でも他者にすぐ頼る，ジュースを飲み続け指摘されると怒り出してしまうといった問題行動を認めた。非言語性コミュニケーション障害を呈し，多弁で突然文脈と異なる話題に変えてしまうため，会話が成立しなかった。また，相手の気持ちを顧みずストレートに思っていることを口に出してしまい対人技能に問題を認めたが，自覚はなかった。

本症例は，若年であり合併症がないため回復が期待できる。意欲は低いが訓練室への入室は拒否しないため，本症例が取り組みやすい課題を設定することで訓練は可能と考える。

3．全体像の整理❾

心身機能：（肯定的側面）　＃1　運動麻痺がない。
　　　　　　　　　　　　＃2　知的機能，記憶機能は保たれている。
　　　　　（否定的側面）　＃3　社会的行動障害を認める。
　　　　　　　　　　　　＃4　病識の欠如，注意障害を認める。
活動：（肯定的側面）　＃5　最小介助でADL動作ができる。

❼社会的行動障害に対する一定した評価法はないため，行動所見欄で具体的な特徴を明記する。

❽障害を認めない機能についても記載する。

❾国際生活機能分類（ICF）には，環境因子や個人因子が含まれており活動や参加に大きく影響するため，明記する。

ICFの分類に関しては国際生活機能分類，中央法規出版，2002年に準拠。

　　　　　　（否定的側面）＃6　他者依存が強く欲求や感情をコントロールできない。相手の話を遮り，突然話題を変えてしまったり，相手の気持ちを顧みない発言をしたりする。
　　　　　　　　　　　　　＃7　声が小さく発話速度が速い。
　　　　　　　　　　　　　＃8　ADLが自立していない。
　参加：（肯定的側面）＃9　訓練拒否がない。
　　　　（否定的側面）＃10　主婦業や子育てができない。
　環境因子：（促進因子）＃11　家族関係は良好で協力的である。
　　　　　　（阻害因子）＃12　2歳と4歳の子どもがいる。
　個人因子：＃13　若年で合併症がない。

4．治療方針（全体像の整理に基づく）
- 自己認識を高め，自発的に適切な行動ができるようになる。
- 非言語性コミュニケーション障害の改善と発話速度のコントロールをめざす。
- 怒りを生じさせない環境をつくる。

5．訓練計画
1）目標❿

- 短期目標（2か月）：
  ① 自己認識が高まり，自発的に適切な行動ができる。
  ② 話題の維持と発話速度のコントロールができる。
  ③ 怒りが生じないようにする。
- 長期目標（6か月）：夫や実母の支援を受けながら，主婦業や子育てができる。

2）訓練
- 頻度：週5回，1回40分の個別訓練
- 訓練期間：Z＋10日〜Z＋71日

① 社会技能訓練[1, 2]⓫
　（目的）自己認識を高め，自発的に適切な行動ができる。
　（方法）
（1）ADLについて
　　FIMで25％以上の介助が必要なADL項目（整容・清拭・更衣・トイレ）を目標行動として設定する。目標を達成するための方法を患者と一緒にスモールステップで考えノートに記載する。ノートを見ながらステップごとにロールプレイを行い，達成できたか確認する。すべてのステップができるまで何度も繰り返し，すべてクリアできたら実生活場面で実践する。
　　例⓬：（目標）1人で着替えをする。

❿目標の期間は，退院後の予後予測をしながら設定する。

⓫社会生活を行う上での技術を学習する技術である。

⓬例を明記し，方法を具体的に示す。

（目標を達成するための方法）着替えをする時間を決め，スマートフォンのアラームを設定する。→アラームが鳴ったら棚から洋服を取り出す。→着替える。→洗濯物は袋に入れ，洗濯物以外は畳んで棚にしまう。

（2）対人技能について

人として適切な行動（例：敬語で話す，身だしなみを整える）について記載してある冊子を読み，ノートに重要と感じた箇所を写し書きする。また，その行動の重要性を言語聴覚士と話し合いノートに記載する。スタッフと情報の共有をした上で実生活場面を通して実践し，不適切な行動が現れた場合にはノートを見て修正するようスタッフが促す。

② コミュニケーション訓練[13]

（目的）話題が維持できる。

（方法）5～10分程度の会話を行う。決められたテーマをあらかじめノートに記載し文脈から逸脱した場合はノートを見てテーマを確認するよう促す。

③ 発話速度のコントロール訓練

（目的）発話速度をコントロールし，ゆっくり話せるようになる。

（方法）モーラごとに指折りをしながら文や文章を音読する。

④ 環境調整

（目的）怒りが出現しないようにする。

（方法）怒りが現れる場面を観察し[14]，出現しないように環境調整を行う。スタッフと情報を共有し統一した対応をする。

例：（問題行動）病室内で他患者から声をかけられることにストレスを感じ，「話しかけないで」と強い口調で拒絶する。⇒（対応）病室ではカーテンを閉め，声をかけられないようにする。

6．訓練経過

社会技能訓練やコミュニケーション訓練を実施するなかで「このままでは子育てができない」「話すのが速いと母親から注意された」と自分の行動を顧みる発言がみられるようになった。そのため，適切な行動が見られた際は，ほめて正のフィードバックを与え反応を強化した。また，スタッフにも同様の対応を依頼した。発話速度に変化はなかったが声量が増大し，発話明瞭度1.5/5となったため発話速度のコントロール訓練は終了とした。

訓練開始1か月後からジュースに代わり甘味を欲するようになったため，1日の摂取量を決め摂取した時間と量をノートに記載するようにしたところ，不満は言うものの「今日の分は食べたから仕方がないよね」と納得できるようになり怒りにはつながらなかった。

[13] コミュニケーション訓練は半構造化して行うため，実施時間や方法を具体的に記載する。

[14] スタッフや家族からの聴取も重要である。

7．再評価（Z＋72日〜Z＋79日実施）

- 高次脳機能面

注意機能：注意障害は改善してきた（Digit Span：順唱7桁・逆唱4桁，Cancellation Test：数字98.2％・79秒，文字97.5％・87秒，TMT：Part A 31秒・エラー0）。

コミュニケーション機能：多弁さは残存するものの文脈に関係なく話題を変えてしまった際に相手の表情から察するようになり「今，話変えちゃった？　ごめんなさい」と反省するようになった。部分的ではあるが敬語を使うようになった。

行動所見：他者依存は残存しているが，トイレと着替えは自立し整容や清拭は声かけで可能となった。また，メールを利用して自発的に夫や友人と外泊や食事の約束をするようになり目的をもった行動ができるようになった。院内では怒りを爆発させることはなくなったが，外泊の機会が増えたことで夫や子どもに対する不満を漏らすようになった。また，自発性の低下が改善し他患者との交流が増えた反面，関係が深まるにつれ相手の好意を疎ましく感じ，無視したり相手に聞こえる距離で「あの人しつこいの」とスタッフに吐露したりした。

知的・記憶機能：入院時と大きな変化はなかった（知的機能：WAIS-Ⅲ成人知能検査；IQ 100・言語性 IQ 110・動作性 IQ 93，記憶機能：三宅式記銘力検査；有関係対語 8／10／10・無関係対語 4／7／8，ベントン視覚記銘検査：正確数 9・誤謬数 1）。

8．まとめ❶⓯

本症例は両側前頭葉損傷により社会的行動障害を呈した。訓練意欲は低かったが，若年であり回復が見込まれたため入院による個別訓練および環境整備を行った結果，自分の行動を顧みる発言がみられるようになり自己認識の向上がうかがえた。それとともにADL場面ではトイレと着替えが自立し，整容や入浴は声かけで可能となった。コミュニケーション場面では意識的に敬語を用いるようになり，相手の表情から話題の逸脱に気付くようになった。しかし，改善した行動は一部にとどまり，知識として正しく説明できても実践できないことが多かった⓰。

以上より自己認識が向上し状況に応じた適切な行動ができるようになってきているが部分的であり，社会的行動障害は依然として残存している。

9．考察⓱
1）評価根拠

几帳面でまじめな性格であり外交的なタイプだったが，受傷後より

⓯客観的事実のみ記載し，症状分析や治療仮説は考察に記載する。

⓰障害の気づきには「知識的気づき」「体験的気づき」「予測的気づき」の3つの階層性があるといわれており[3]，本症例は「知識的気づき」は得たが，より高次な階層には至っていない。

⓱文献を参考に障害の発現機序や治療仮説を考察し，再評価の結果に応じて今後の方針についても記載する。

他者依存，発動性低下，感情・欲求のコントロール低下，非言語性コミュニケーション障害を認め，明らかに人格や行動が変化した。平岡らは社会的行動と関連の強い脳領域として前頭葉が想定されており[4]，本症例は両側前頭葉を受傷したことより社会的行動障害が出現したと考えられた。

2）治療方針決定の根拠

本症例は社会的行動に問題を呈し ADL や対人技能に影響があるにもかかわらず，自己認識の低下により自覚がなかった。渡邉は，適応行動を効果的に学習するためには，何が適応行動で，何が不適応行動であるかについて治療者と患者が明確な認識をもつ必要があると述べている[5]。本症例においては不適切な行動を自ら洗い出し適応行動へのステップを考えることで自己認識を高め適切な行動が可能になるという治療仮説を立て社会技能訓練，コミュニケーション訓練を実施した。また，怒りが出現しないような環境調整を行い，スタッフ間で統一した対応をするよう働きかけた。

3）今後考えられる問題

自発性の低下が改善してきたことで他者との交流が増えた反面，他患者の好意を疎ましく感じ無視したり家族が自分の思い通りに行動しないと不満を吐露したりと新たな不適応行動が出現してきており自宅退院に向けて家族は不安を抱いている。渡邉は，頭部外傷に伴う社会的行動障害は時間をかけたなだらかな回復を示し，受傷後少なくとも5年以上にわたって回復をみると述べている[6]。本症例においても長期経過をたどることは明らかであり，改善しつつも入院時にはみられなかった問題が顕在化する可能性があるため，退院後もシームレスな支援が必要である。そのため，家族のフォローも含めて退院後も外来での訓練を継続することが望ましい。

＜引用文献＞
1）渡邉　修：認知リハビリテーションのエビデンス．Jpn J Rehabil Med 50（7）：533, 2013.
2）渡邉　修：病院で行う高次脳機能障害リハビリテーション．JOURNAL OF CLINICAL REHABILITATION 21（11）：1061, 2012.
3）Crosson, B.C. et al：Awareness and compensation in postacute head injury rehabilitation. Journal of Head trauma Rehabilitation 4（3）：46-54, 1989.
4）平岡　崇・八木真美・花岡耕三ほか：高次脳機能障害の診断とリハビリテーション 社会的行動障害．総合リハビリテーション 43（11）：1032, 2015.
5）渡邉　修：前頭葉障害のリハビリテーション．認知神経科学 11（1）：80, 2009.

6）渡邉　修：頭部外傷による高次脳機能障害．Jpn J Rehabil Med 51（21）：792, 2014.

● 言語聴覚療法の評価・診断のポイント

- 頭部外傷後後遺症の評価には，衝動性・攻撃性に関する Overt aggression scale, Neuropsychiatric rating scale, Agitated behavior scale[1]，前頭葉機能に関する行動評価スケールとして Frontal Systems Behavior Scale[2] が挙げられるが，社会的行動障害についての一定した評価法は確立されていないため詳細な行動観察が必要である。
- 患者は環境やかかわる人物によって異なる反応を示すことがあるため，他職種から情報を聴取しつつ病棟生活や他部門のリハビリ場面を直接観察することも重要である。
- 家族から受傷前の性格や家族・友人との関係，日常の過ごし方を聴取し，どのような変化が生じたかを評価する。
- 病識が欠如している患者は机上評価をしばしば拒否するため，焦らずラポート形成を図りながらインフォームドコンセントを行い同意を得る。

● 言語聴覚士介入のポイント

- 社会的行動障害を有する患者は他者から指摘を受けたり否定的に対応されたりすることが多く[3]，不安や抑うつが増大し行動障害が悪化する場合があるため，スタッフが障害を理解し支持的にかかわることが重要である。
- 訓練場面や病棟生活など患者を取り巻くすべての環境で適応行動には正の強化因子（ほめるなど），不適応行動に対しては負の強化因子（無視など）を与える[4] ことが重要であり，言語聴覚士は他職種に対し積極的に情報を提供しスタッフ間で統一した対応ができるよう働きかける。
- 訓練意欲が低く自発性が乏しい患者には病前の趣味や習慣を訓練に活かせることがあるため，家族から聴取しておく。
- 患者をサポートする家族は常に不安や悩みを抱えているため，心理的サポートをしながら適宜障害についての説明を行う。対応方法についても情報提供を行うことが重要であり，可能な限り訓練に同席してもらい言語聴覚士が見本となって患者と接するスキルを身につけてもらう。

引用文献

1）勝屋朗子，一美奈緒子，本田和揮ほか：高次脳機能障害の行動の障害．精神医学 52（10）：989, 2010.
2）吉住美保，上田敬太，大東祥孝ほか：前頭葉機能に関する行動評価尺度 Frontal Systems Behavior Scale 日本語版の標準化と信頼性，妥当性の検討．精神医学 49：137-138, 2007.
3）種村留美：社会的行動障害とその心理社会的介入．高次脳機能研究 29（1）：16, 2009.
4）渡邉　修：前頭葉障害のリハビリテーション：認知神経科学：11（1）：80, 2009.

E 注意障害

1．患者基本情報
- 患者：50歳代　女性　右手利き
- 主訴：左手に力が入りにくい。ふらついて身体をぶつけてしまう

＜医学的情報＞
- 医学的診断名：脳梗塞
- 既往歴：高血圧
- 現病歴：朝，左半身に脱力感があり，歩くと壁にぶつかるため心配した家族に連れられて，X年Y月Z日来院。脳梗塞と診断され入院した。
- 神経学的所見：JCS 2。運動麻痺や感覚障害はなし。左同名半盲
- 画像所見：頭部MRI拡散強調画像にて，右前頭葉，右側頭-後頭-頭頂葉に高信号域が認められた（図1）。

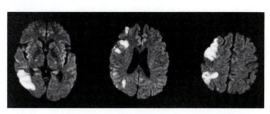

図1：頭部MRI拡散強調画像（入院日撮影）

- 神経心理学的所見：左半側空間無視（USN），注意障害❶，病態失認❷

＜生活面の情報＞
　夫と2人暮らし。性格は生真面目できれい好きだった。普通高校卒業後，事務職として勤務。仕事上，パソコンを多用。趣味はカラオケ

＜他部門からの情報＞
- 医師：保存的治療を行う。収縮期血圧は140mmHg以下にコントロールしている。
- 看護師：トイレに行った後，自室に戻れず，別病棟で発見された。
- 理学療法士：ふらつくことなく歩くが，左半身をぶつける。
- 作業療法士：目の前の櫛が見つからず，テーブル右側を探している。

2．評価
1）全体像
　右からの声かけには気付くが，左から声かけされると右ばかり探し，目が合うことはなかった。患者の右視野で人の動きがあると注意が逸れてしまい，神経心理検査が滞った。

患者のプライバシー保護の観点から，患者情報における年月日表記などは伏せるようにする（第3章-6参照）。

USN（Unilateral Spatial Neglect）

❶注意障害は5つ（覚醒／注意の持続／注意の選択／注意の転換／注意の分配）に分類される。どのような注意障害が認められたのか記載する。本症例では，覚醒以外の注意機能が低下していた。

❷病態失認については，何に対する病態失認なのか記載する。本症例の場合，左USNに対する病態失認が認められた。

2）評価項目
①スクリーニング検査（Z + 1 日）
- MMSE

　19/30点で異常値。日時の見当識低下。呼称では，提示された物品を見つけられなかったり，文の右側しか読めず（目を閉じて下さい→下さい），失点した❸。連続減算は引く数や計算を誤った。

②高次脳機能検査（Z + 2 日）
- BIT 行動性無視検査（BIT）

　通常検査28/146点，行動検査4/81点と左USNは重度であった。抹消試験では，右端の刺激に何度も印をつけた。検査用紙左側をすべて見逃しただけでなく，右側も中央寄りは見逃した。模写試験や描画試験では，絵の左側を描かず，右側を何度も重ねて描いた。

　行動検査の地図課題や硬貨課題では，探索中に顔を左へ向けることがあったが，視線は右に向いたままで，左側をすべて見逃した❹。電話課題，時計課題，メニュー課題では左側の標的を発見したが，時計の長針と短針の区別がつかなかったり，メニューを読み誤ったりした。

- CBS[1] ❺

　19/30点。整髪や着衣は，右側優先ではあるが左の見落としはなかった。物を探す際は左側をまったく探さなかった。歩行中は常に右を見ており，左半身を壁に擦ったりドアに左肩をぶつけたりした。

3）評価のまとめ
　右側頭-後頭-頭頂葉の脳梗塞により，左同名半盲と重度の左USNを呈した。BIT抹消試験で右側の刺激を何度も抹消したり，室内で探し物をする際は右側を繰り返し探しており，空間性注意が右へ偏っていた。また，左同名半盲や左USNの自覚はなく，「慣れないからね」と言い訳をした。一方，着衣などの整容では，左側も意識できていた。

3．全体像の整理
　本症例は運動麻痺がなく，活動範囲が広かった。しかし，左肩をぶつけたり，トイレから自室に戻れないといった左USN由来の問題があった。それだけでなく，左USNに対する病識が欠如しており，現状のまま自宅に戻ることは危険と考えられた。歩行以外の場面でも，注意が右へ偏っており，事務職や家事でも左USNの影響が予測された。同居している夫には，今後も家事を手伝ってもらえる見込みはなかった。

4．治療方針
　本症例は，左USNに対する病識がなく，「何も困ってないです。早く仕事に戻らないと」と訴えた。家族からは，家事全般ができるようになって欲しいという要望があった。そこで，訓練は，自力で探し物を見

MMSE（Mini Mental State Examination）

❸失点したという事実だけでなく，どのようにして失点したのか，具体的に記載するとよい。
BIT（Behavioural Inattention Test）

❹視線の特徴は検査用紙には残らないため，記録用紙に書き留めておくとよい。

CBS（Catherine Bergego Scale）

❺机上検査だけでなく，左USNがどのように実生活に現れているかを評価することで，具体的なリハビリの目標を立てやすくなる。

つけられること，歩行中に左半身をぶつけないことを目標とした。また復職も考慮し，机上の紙伝票を見逃さないことや，Excelで入力欄を間違えないことを目標とした❻。

5．訓練計画
1）目標
- 短期目標（1か月）：自発的に左側を探す。
- 長期目標（6か月）：安全な歩行。家事全般での支障をなくす。パソコン（PC）へのデータ入力を可能にする。

2）訓練内容
①カード探索訓練

（目的）眼前にあるものを自力で探索できるようにする。

（方法）机上で患者から30cm離れた位置に1～5枚の絵カードを提示し，すべてのカードを左手で指さしながら呼称させた。提示するカード枚数は事前に伝えた❼。10試行連続で見逃しがなかった場合は，以下の3種の条件を追加した。

①条件1（告知なし）

提示するカードの枚数を伝えずに探してもらった。提示カード枚数は2～5枚とした。自力ですべて発見できなかった場合は，患者に見逃しやすい方向を確認させ，それでも発見できなければ，絵カードの提示枚数を教えた。

②条件2（時間制限）

絵カードの提示枚数（2～5枚）を予告したが，制限時間を設けた。カードは患者に見えないよう布の下に並べた。その後，布をめくって絵カードを見せ，制限時間が過ぎたらカードを布で覆った❽。時間内にすべてのカードを呼称できなかった場合は，見逃したカードがどこにあったか，布を除けてから見て確認させた。時間内にすべてのカードを発見できたら，提示カード枚数を増やした。

③条件3（妨害刺激）

妨害刺激として文字カードを追加した。絵カードと文字カードを合わせて2～5枚提示した。この条件では，絵カードを呼称し文字カードは音読しないように指示した。絵カードを見逃した場合は，「いつもどこを見逃しますか」と尋ねた。それでも発見できなければ，絵カードの枚数を伝えた。また，文字を音読してしまった場合は，再教示した。

②PC入力訓練

（目的）Excelデータの貼り付けミスやデータ入力ミスをなくす。

（方法）元々の業務と同じような場面になるようにPCと紙伝票を用意。PCの左側に伝票を2～5枚置いた。Excelを起動し，

❻左USNの重症度からすると，この時点では，復職を考慮に入れた訓練は時期尚早とも考えられ，復職できない可能性もあることを考慮に入れておくことが必要である。

❼自力で発見できなかった場合にどのような手がかりを与えたか記載するとよい。
1．残りの枚数を伝えた。
2．それでも発見できなかった場合は，訓練者が左手でカードを持ち，患者には訓練者の腕を辿って探させた。

❽制限時間が何秒なのか記載する。

適切なセルに伝票に書かれた数値や計算式を入力させた。入力セルが正しいかどうかは，左手で指さし確認させた。数字の見逃しや行・列がずれてしまった場合は，訓練者が誤りを指摘し，左手で左端から指さし確認する方略を再教示した[9]。

③移動訓練

（目的）左側の壁や歩行者を察知し，安全に移動する。

（方法）院内を歩行してもらった。訓練前に廊下の幅やドアの幅などを左手で指さし確認するよう説明。移動中，左側の壁や置かれているものにぶつかりそうな場面では，事前に制止した[10]。

[9] 病識のない患者は，誤った解決策を提案してくることがある。その場合，カード探索訓練時の工夫を思い出させたりし，解決策が正しくなるよう誘導するとよい。

[10] 左を見逃すことが危険だという認識が乏しい場合，移動開始の直前や危険があった場面など，その都度指導する必要がある。

6．経過

訓練日と訓練内容を表1に示した。

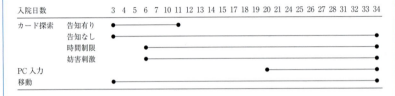

表1：訓練日と訓練内容

1）カード探索訓練

初回訓練時（Z＋2日）は，絵カードが2枚であっても左方を見逃し，もう1枚あることを告げられても「ありません」と，左を探さなかった。Z＋5日には，提示枚数にかかわらず，10試行連続で自力発見可能となった（図2）。

入院Z＋12日目には，条件1（告知なし）でもカードを見逃さなくなり，Z＋22日目には，制限時間内にすべてのカードを呼称した。

条件3（妨害刺激の追加）は，右側に提示された文字（妨害刺激）を音読してしまったり，左右とも絵カードが提示されると，右側の絵しか呼称しなかったりした。Z＋19日目になり，妨害刺激に反応せず，絵カードだけ呼称するようになった。

2）パソコン入力訓練

初回訓練（Z＋19日）では，紙の伝票を見逃したり，数字の見誤り（¥12,500→¥2,500）や入力セルの誤りが認められた（図3）。伝票の見逃しはZ＋23日目になくなり，数字の見誤りはZ＋24日目になくなった。しかし，セルのずれはZ＋33日目まで認められた。

3）移動訓練[11]

初回訓練時（Z＋2日）は，壁やロッカーに左肩が触れたが，Z＋9日目に接触はなくなった。Z＋26日目に，これまで通ったことのある場所であれば左折可能になったが，初めての場所では左折路を見逃した。

[11] このようなデータも定量化し，表やグラフで掲載するとわかりやすい。
・壁などに接触した回数
・案内板の見落とし数
・指さし確認不足数
などのデータを記録しておくとよい。

案内板については，Z＋33日目（訓練最終日）でも左端まで確認できず，別の矢印を参照して誤った方向へ歩き出した。

7．再評価
- BIT（Z＋34日）

通常検査は119/146点，行動検査は60/81点と改善（表2❶）。抹消試験は，いずれも左上から開始。文字抹消と星印抹消は，見逃しが数個あったものの，左右差はなかった。模写試験と描画試験では，初回評価と異なり左側も描いたが，立方体は形態が崩れて失点した。

行動検査では，電話課題，メニュー課題，音読課題，時計課題，書写課題，地図課題では見逃しがなかった。しかし，写真課題や硬貨課題，トランプ課題で，左端だけでなく右側も見逃した。

❶初回評価と比べて改善しているが，いまだに異常値である点に触れる必要がある。

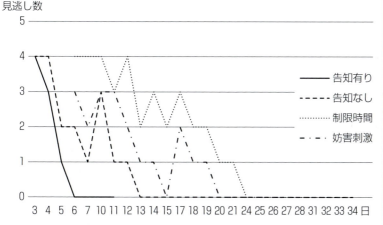

図2：カード探索訓練での見逃し数の推移

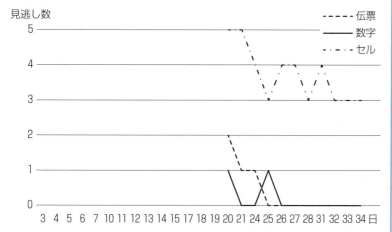

図3：PC入力訓練での見逃し数の推移

表2：BITの成績の比較

通常検査	Z＋2日目	Z＋34日目		行動検査	Z＋2日目	Z＋34日目
	28	119			4	60
線分抹消	6	36		写真	0	3
文字抹消	4	23		電話	1	9
星印抹消	18	48		メニュー	2	9
模写	0	3		音読	0	5
線分二等分	0	7		時計	1	9
描画	0	2		硬貨	0	5
				書写	0	6
				地図	0	9
				トランプ	0	5

- CBS（Z＋34日）

4/30点で左USNは改善。右側を優先的に探索するが，左を見逃すことはなかった。慣れた場所では歩きながらでも通路に気付いて左折するが，初めての場所では左折できなかった。

8．まとめ

右前頭葉，右側頭-頭頂-後頭葉の脳梗塞後，左同名半盲と重度左半側空間無視を呈した症例であった。発症から1か月で，左USNが改善し，院内生活でも見落としが減少した。

しかし，注意機能に負荷がかかる課題では全般的な見落としがあり，全般性注意の低下が疑われた[13]。また，「左を見るようにします」と発言するものの，行動が伴わない場面があり，いまだに病識が低いと考えられた。

9．考察
1）評価根拠

本症例は右前頭葉と右側頭-頭頂-後頭葉の脳梗塞であった。Z＋1日目の検査では，左側の刺激にまったく気付けなかった。抹消試験では，右端の刺激を何度も抹消したり，物を探すと右側ばかりを丹念に探し，空間性注意が右に偏っていた。USNは，大脳半球病巣と対側の刺激を発見して報告したり反応したりその方向を向くことの障害である[2]。

また，左USN症例は，右側に注意を引き付けられやすい刺激があると，眼球運動が右へ向く傾向にある[3]。本症例もあらゆる場面で左方への視線移動が認められず，左USNと判断された。

2）治療方針決定の根拠

本症例は，BIT抹消試験では視線が右へ偏りがちで，探し物をする際は，右ばかり繰り返し探した。そのため，注意を右へ集中させないことと，注意を右から離す訓練が必要であった[14]。そこで，妨害刺激に反応せず，標的刺激だけに反応する課題を設けて訓練した。

❸根拠となる具体的なデータを提示するとよい。今回は，BITの抹消試験で左右差のない見落としがあったことや2種類の刺激を抹消する文字抹消での失点が最も多かった点を根拠に挙げられる。

❹この訓練が妥当だったのかどうか，全般性注意訓練と左USN改善との関連性について論及する必要がある。

BIT行動検査のメニュー課題やCBSの整容動作では左側の無視が生じなかった。左空間で左手が動くことで視覚無視を減らせる[4]という報告がある。これらのことから，本症例は左手を活用したリハビリが左USNを軽減させる可能性があると考えられた。

3）治療成果

入院Z＋2〜33日目まで，計25回訓練した。カード探索訓練は，17回の訓練（Z＋23日）ですべての条件で見逃しがなくなった（図2）。PC入力訓練は5回の訓練（Z＋25日）で伝票と数字を見逃さなくなった。左USN患者は，訓練効果が限定され般化しにくいとされ，さまざまな場面を想定した訓練が重要[5]と言われている。本症例は，「はい，指さし確認します」とすべての課題で自発的に左手で指さし確認をしており，すべての課題で同じ手続きを踏んだことは，訓練効果を般化させやすかった可能性がある[15]。

一方，セルの見逃し数は11回の訓練後も変化が乏しかった。左USNが重度の患者では，右側の刺激の存在が左方探索を悪化させると考えられ，症状軽減には刺激密度を減らす工夫が必要とされている[5]。本症例において，セルの見逃しだけがZ＋33日目まで残存した理由は，伝票や数字に比べセルは刺激数が多いためと考えられた。

Z＋9日目には，壁などに左半身を接触させることはなくなった。しかし，案内板の見逃しや見誤り，左折路の見逃しは25回の訓練後も残存した。これはPC訓練におけるセルの見逃しと同様，視覚刺激の多さが見逃しの理由と考えられた[16]。

4）考えられる問題

入院から1か月で左USNは改善した。しかし，刺激が多くなると左を見逃す傾向があり，左側にある入口や通路に気付けず迷う。慣れない場所へ行く時は，家族の同伴が必要である[17]。

自宅では，掃除や料理中に左側を見逃す可能性がある。特に台所には怪我につながる道具が多数あるため，今後は炊事場面での訓練をしていく必要がある。復職については，いまだに入力するセルがずれてしまい，簡単なPC業務をこなすことさえ難しい。現時点では仕事に戻ることは難しく，引き続きリハビリテーションを継続していく予定である。

＜引用文献＞

1) Azouvi P, Marchal F, Samuel C, et al：Functional consequences and awareness of unilateral neglect: study of an evaluation scale. Neuropsychol Rehabil 6：133-150, 1996.
2) Hielman KM, Valenstein E：Neglect and related disorders, Clinical Ne-uropsychology 4 ed, Oxford University Press, pp.279-336, 2003.
3) Gainotti G, De Luca L, Figliozzi F, et al：The influence of distracters,

[15] すべての訓練に共通する左を見逃さないための工夫をすることは，場面によらず訓練効果を発揮させるために必要である。しかし，それでも場面が変われば指さし確認を怠ってしまう可能性はあることに言及する必要がある。

[16] 訓練場面では見逃しがなくなっても，実生活ではどうなのかについて情報収集が必要である。他職種や家族からの情報を聴取し，変化を記載するとよい。

[17] 家族へ現在の症状を説明して環境調整を行うことは大切である。しかし，それだけでなく，どのようにして刺激が多いなかでも見逃さないようにするか，今後のリハビリテーション方法も考える必要がある。

本症例は，全般性注意障害が認められるため，今後の訓練内容に選択性注意や分配性注意訓練を取り入れていくとよい。

> stimulus duration and hemianopia on first saccade in patients with unilateral neglect, Cortex 45：506-516, 2009.
> 4）Robertson IH, North N：Active and passive activation of left limbs: Influence on visual and sensory neglect. Neuropsychologia 31：293-300, 1993.
> 5）石合純夫：高次脳機能障害学, pp.121-158, 医歯薬出版, 2003.

● 言語聴覚療法の評価・診断のポイント

　USN は右半球損傷での報告が多く，急性期で右半球損傷の70〜80％，慢性期で40％前後の症例に認められると言われている[1]。左 USN が生じる病巣は，右半球の前頭葉・頭頂葉・側頭葉・後頭葉・視床・内包後脚が代表的であるが，その他，被殻出血で血腫量が大きい場合にも左 USN が生じる。そのため，右半球の損傷であれば，左 USN が起こり得ると考えることが重要[2]とされている。

　右半球損傷患者に対する初回評価では，左 USN の有無を確認するために接し方などを工夫するとよい。例えば，左右どちらからも声をかけてみて，左側からの声かけにだけ目が合わないか確認するなどである。また，単一刺激は自力で探せても，2つ以上の刺激になると左を見なくなる患者がいるため，MMSE の呼称では，患者の左右に物品を同時提示し，発見に時間差がないか確認すると左 USN の所見を得やすい。

　軽症の左 USN 患者の場合，スクリーニングテストでは左 USN の所見が得られないことが多いため，BIT は右半球損傷患者全例に実施する。その際，抹消開始位置や抹消の仕方を記録しておくとよい。

　抹消開始位置について，左 USN を検出する感度が最も高い項目は抹消開始位置であった[3]という報告がある。縦書き文化である日本の場合でも，横書きの文字抹消試験については，左上から始めることが普通である。そのため，BIT の文字抹消は，抹消開始位置が左 USN を示す所見となることがある。また，左 USN 症例は，右側に注意を引き付けられやすい刺激があると，眼球運動が右へ向く傾向にある[4]。そのため，文字抹消の1行目は左端から抹消し始めても，2行目3行目と進むにつれて抹消開始位置が右にずれる場合がある。このような場合，振る舞いから注意が右へ偏っていると解釈できる。

● 言語聴覚士介入のポイント

1．左 USN に対する病識ついて

　左 USN 患者は，自分の状態への病識低下を示すことが特徴的である[5]。そのため，病前の自分とは違うという実感が得られるよう，課題を工夫する必要がある。例えば，食事場面では通常ご飯は左側に置かれるので，見落としを自覚してもらいやすい。また，本人の意欲を喚起しやすいこと（スマートフォンの使用など）を訓練課題に取り上げると病識が生じやすく，かつ訓練意欲が高まることが多い。本症例に対する訓練でも，本人のニーズに合わせた PC 入力訓練中に見逃しを指摘し，病識を促した結果，「また（左を）見逃して入力欄がずれてしまいました。これではまだ仕事

に戻れませんね」と正しく自己分析できるようになった。

2．リハビリテーションの内容について

　日常生活場面や復職を想定した訓練をしなければ，机上での訓練効果が般化されにくい。実際，机上では左を探せても，歩行中は常に右を見ている患者がいる。左 USN 患者は，右側の刺激が動いている状態では左端の抹消開始時間が遅延する[6]特徴があり，移動中に景色が変化していくと，左を探せなくなってしまう。動いている最中も左を見逃さないよう，移動中にも訓練をする必要がある。

　実生活では，多くの刺激のなかから注意を払う対象を取捨選択する必要がある。左 USN 患者に対して，右側に不要な刺激を置かない配慮も必要だが，安全に生活できるよう，全般性注意を改善させていくとよい。注意の選択や持続，反応の抑制を訓練内容に取り入れたところ，空間性注意の訓練よりも非空間性注意の訓練が左 USN の改善に効果的であったという報告もある[7]。本症例の場合，カード探索訓練での妨害刺激条件が全般性注意訓練の要素を含んでいる。このような訓練を取り入れることで，左 USN が改善しやすくなる可能性がある。

引用文献

1) 杉原勝宜，新舎規由，田谷勝夫ほか：特集 半側空間無視 リハビリテーション．総合リハビリテーション 29：23-28, 2001.
2) 石合純夫：高次脳機能障害学, pp.121-158, 医歯薬出版, 2003.
3) Azouvi P, Bartolomeo P, Beis JM, et al：A battery of tests for the quantitative assessment of unilateral neglect, Restor Neurol Neurosci 24：273-285, 2006.
4) Hopfner S, Kesselring S, Cazzoli D, et al：Neglect and motion stimuli − insights from a touchscreen-based cancellation task, PLOS ONE 10（7）：e0132025, 2015.
5) Seki K, Ishiai S, Koyama Y, et al：Unassociated responses to two related task demands：a negative factor for improvement of unilateral spatial neglect. Neuropsychologia 37：75-82, 1998.
6) Mizuno K, Kato K, Tsuji T, et al：Spatial and temporal dynamics of visual search task distinguish subtypes of unilateral spatial neglect: Comparison of two cases with viewer-centered and stimulus-centered neglect. Neuropsychol Rehabil, 2015.［http://dx.doi.org/10. 1080/09602011. 2015. 1051547］
7) DeGutis JM, Van Vleet TM：Tonic and phasic alertness training：a novel behavioral therapy to improve spatial an non-spatial attention in patients with hemispatial neglect. Front Hum Neurosci 4, pii：60, 2010.

F アルツハイマー型認知症（レビー小体型認知症との鑑別）

本項ではアルツハイマー型認知症（以下 AD）とレビー小体型認知症（以下 DLB）の2例を呈示し，ADと DLBの鑑別について述べる。（紙面の都合上 DLBについては一般情報，検査所見のみ）

1．アルツハイマー型認知症

1．患者基本情報
- 患者：70歳代　男性　右利き
- 主訴：家族からもの忘れが多いと言われる。
- 教育歴：16年（○○大学経済学部卒）❶
- 職業歴：建設会社の事務・経理（定年65歳）
- 性格：温厚だが頑固な面がある。

＜医学的情報＞
- 医学的診断名：アルツハイマー型認知症
- 現病歴：約2年前から探し物が多くなったが，日常生活での支障はなかった。1年ほど前から「友人との約束事を忘れる」「同じことを何度も聞いてくる」など，明らかな記憶力低下がみられるようになった。
- 既往歴：高血圧
- 画像所見：MRIで海馬萎縮，SPECTで両側頭頂葉および後部帯状回の血流低下を認める（図1）。

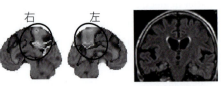

図1：SPECT および MRI 画像所見

- 神経学的所見：特記所見なし
- ADL：自立
- IADL：金銭管理，服薬管理は妻が行う。アドレス帳を使って友人や親戚に電話をかけることができる。
- 介護保険：未申請

＜生活面の情報＞
- 家族構成：妻，娘夫婦，孫2人（9歳，7歳）。娘夫婦は同居しているが共働き。平日の日中は妻と二人きりとなることが多い（キーパーソン：妻）。

＜家族からの情報＞❷
- 妻：同じことを何度も聞いてくる。買い物には迷わず一人で行ける

患者のプライバシー保護の観点から，患者情報における年月日表記などは伏せるようにする（第3章-6参照）。

本項で挙げるスクリーニング検査は，比較的多くの実習施設で行われている MMSE (Mini Mental State Examination), FAB (Frontal Assessment Battery) とする。その他の検査結果は参考所見として記載する。

❶ 教育歴，職業歴の情報は神経心理学的検査の結果に影響するため必ず記載する。

ADL (Activities of Daily Living)
IADL (Instrumental Activities of Daily Living)

❷「できないこと」だけでなく「できること（得意なこと）」や「やろうとするが失敗する」などの情報も有用。
「楽しみや興味をもっていること」「昔からの趣味」なども聴取できるとよい。

が同じ物を買ってくることがある。物をよく探していて，忘れていることを指摘すると怒り，落ち込む。探して見つからないときは妻が盗んだと言う。湯沸かしポットなどの使い方がわからなくなった。着替えや入浴など，身の回りのことはすべて自分でできる。家ではテレビを見て過ごすことが多い。月1回の老人クラブは楽しみにしている。
- 娘夫婦：母（妻）に対して易怒的になり，落ち込む様子が増え，「死んでもいい」と悲観的な言動がみられる。娘夫婦，孫，近所の人には愛想がよい。孫の面倒は率先してみてくれる。一見すると何も問題がないようにみえる。母のストレスが強くなってきている。患者本人はもの忘れの自覚が低く，受診を拒否していたが無理矢理連れてきた❸。

2．評価
1）全体像
礼節は良好。温厚で愛想がよい印象を受ける。検査に対しては意欲的。

2）会話内容❹
趣味のゴルフについて熱弁し，よく友人とコースを回っていると話す。しかし，家族情報では1年前からゴルフはしていないとのこと。3か月前の家族旅行のエピソードそのものを忘れている。「最近○○に行きましたか？」というようなヒントでも想起することはできない。代名詞の表出が多い。最近の時事ニュースについては「仕事を辞めてから新聞やテレビは見ていないから」と取り繕う様子がみられる。

3）神経心理学的検査❺
- 検査時の様子：検査には熱心に取り組み協力的。答えがわからないと家族のほうへ振り返り，答えを求めることがある。家族のフォローが得られないことがわかると家族に退室を促す。自尊心の高さがうかがえる❻。
- MMSE：20点〔見当識（時間1/5，場所4/5），即時再生3/3，逆算3/5❼，遅延再生0/3，言語8/8，構成1/1〕
- FAB：13点〔概念化2/3，語想起1/3（3語），運動系列2/3，葛藤指示3/3，抑制指示2/3，被影響性3/3〕
- かな拾いテストA：28個，テストB：21個
- TMT-A：91秒，TMT-B：385秒
- AVLT：ListA「1→2→3→3→3」，ListB 2語，6回目2語，30分後遅延再生0語，再認7語
- 立方体模写：やや拙劣
- 数唱：順唱6桁，逆唱3桁

❸患者に対する印象は，主介護者とその他の家族で違うことが多い。

❹患者の語るエピソードは実際と異なっていることがある。必ず家族に真偽を確認する。

❺患者への負担を考慮すると，できる限り，スクリーニング検査，医学的情報，家族情報，検査時の様子，会話内容などで評価することが望ましい。
❻振り返り反応や取り繕いなど検査時の様子を記載する。
❼逆算においても「何を引くんでしたっけ？」というような教示内容を忘れた様子があれば記憶力低下を疑う。
TMT (Trail Making Test)
AVLT (Auditory Verbal Learning Test)

4）神経心理学的評価❽

- 神経心理学的所見：記憶障害，時間見当識障害，注意障害，作動記憶障害，遂行機能障害，言語表出能力低下（喚語困難，語想起低下）
- 記憶：見当識は日付の相違が目立ち，遅延再生でも低下がみられる。さらに，過去1年ほどの出来事についての想起が困難で，言語性短期記憶およびエピソード記憶の低下が認められる（AVLTでは学習効果の低下がみられている）。
- 注意：検査には集中して取り組むことができる。大学卒で経理業務に就いていたことを鑑みるとMMSEの逆算は明らかに低下している。FABの抑制課題でも低下がみられ，注意障害および作動記憶障害を呈していると思われる。
- 前頭葉機能：TMT-B，数唱（逆唱），語想起の低下がみられる。家電の操作なども困難となってきており，遂行機能障害が疑われる。
- 構成（視空間認知）：立方体模写でわずかに構図の崩れあり。
- 言語：語想起低下あり。会話では代名詞での表出がやや多く，具体的な説明表現が困難となってきている。
- BPSD❾：抑うつ傾向，易怒性，妄想（妻に対して）
- BADL❿：良好
- IADL⓫：服薬管理，金銭管理がやや困難

3．全体像の整理⓬

- 記憶障害を中核に注意障害，遂行機能障害，作動記憶障害，言語表出能力の低下がみられている。これらの症状に対し，妻が指摘をすることで易怒性や抑うつなどのBPSDを生じ，その不信感から，もの盗られ妄想の対象者になっている。一方，妻のストレスも強く，精神的余裕をもって対応できない状況にある。そのため，「怒らずほめる」「認知症状を予測する」というような対応方法の提案は受け入れられないことが考えられる。
- 介護保険未申請のため，支援サービスが受けられない。
- もの忘れの自覚が低く，IADLも低下してきていることから，メモリーノートなどのツールは有用でない可能性が高い。

4．対応案⓭

<妻・家族への対応>
- 主介護者である妻のストレスの軽減のために，デイサービスなどの介護保険サービスを提案する。家族の会や認知症カフェなど，妻の思いを傾聴する環境を提案する。
- 「忘れたことを指摘しない」「できたこと，やろうとしたことに対して称賛する」などの情緒面のケアと，「ことばが出てこなくても急

---

❽事前情報と検査結果から，特徴的な所見を記載する。各高次脳機能に分けてまとめるとわかりやすい。
MMSEが24点以上であっても見当識や遅延再生の低下などの下位項目からみた評価が重要。

❾❿⓫BPSD (Behavioral and Psychological Symptoms of Dementia) の評価にはNPI (Neuropsychiatric Inventory), Behave-AD (Behavioral Pathology in Alzheimer's Disease Rating Scale), CMAI (Cohen-Mansfield Agitation Inventory) などを，ADL, IADLの評価にはDAD (Disability Assessment for Dementia), IADL, PSML (Physical Self-Maintenance Scale) などを用いてもよい。

⓬中核症状を明確にし，BPSDの発現やADL, IADLの低下の原因となっていると考えられる問題点を挙げる。

⓭成書に記載されている認知症ケアやコミュニケーション技法は，主介護者のストレス状況や家族関係によって，初期には受け入れられないことがある。

かさない」などのコミュニケーション方法を妻，娘夫婦に指導する。
- もの忘れに対しては，メモリーノートの使用を提案し，上手に扱えないようであれば大きなカレンダーにその日のスケジュールを書き込み，確認しやすいようにする。

＜患者への対応＞⓮
- 趣味のゴルフの話を中心に会話機会を増やし，会話のなかで回想法，リアリティオリエンテーションを行っていく。
- 発話に時間がかかっても急かさず，作話がみられても否定しない。話の内容を認識できるように紙に書きながら会話を進める。

5．まとめと考察
① 評価根拠⓯
家族からの情報では，記憶障害とワーキングメモリの低下，遂行機能障害が疑われた。それを裏づけるように神経心理学的検査で，記憶課題であるMMSEの「時間見当識」「遅延再生」，注意課題である「逆算」およびFABの「抑制課題」で低下が認められた。また，FABの「語想起」の低下がみられており，具体的な説明表現が困難になっていることが考えられた。

BPSD（易怒性，抑うつ）に関しては，妻がもの忘れを指摘することで易怒性が高まることが多い。また，言語表出能力が低下していることにより，「できない」ことをうまく表現できず，そこにADL・IADLの失敗が重なることで自尊心と自信が失われ，抑うつ傾向となっていると考えられる。

② 対応案決定の根拠⓰
BPSD発現の原因には妻の対応方法の影響が強い。しかし，現状では患者との生活に対するストレスが強く，対応方法を指導しても実行できずにさらにストレスを強めてしまうことが考えられる。そのため，まずはデイサービスなどの介護保険サービスを導入し，妻の時間的精神的余裕をつくることを優先した。

患者は，検者との会話に積極的に応じる様子がみられ，コミュニケーション意欲や社会性は保たれているように思われた。そのため，患者の表出能力に合わせた会話機会をつくり，自信の回復，社会性の維持を目的としたアプローチが有効と考えた。そうしたコミュニケーションの様子を家族にも呈示することで，コミュニケーション手段のヒントを提供できると考えた。

⓮言語聴覚士として，コミュニケーション面の対応案を記載する。

⓯医学的情報や介護者・家族からの情報で得た症状と神経心理学的検査の所見が一致しているかを総括する。一致していない場合は，性格・情緒面の影響や，難聴，体調不良などの身体的影響，実際の症状と家族の認識の相違などが考えられる。

⓰認知症リハビリやケアは，家族の協力なしには成り立たない。対応案は患者の機能面だけでなく主介護者，家族の身体的精神的な状況を考慮した上で立案する。

2．レビー小体型認知症

1．患者基本情報
- 患者：70歳代　男性　右利き
- 主訴：もの忘れが増えた。幻覚が見える（と家族に言われる）
- 教育歴：16年（○○大学教育学部卒）
- 職業歴：小学校教師（定年60歳）
- 性格：まじめで几帳面

<医学的情報> ❶

- 医学的診断名：レビー小体型認知症
- 現病歴：約2年前から手先の不器用さを感じるようになった。1年ほど前から「小さな虫がいる」「子どもが遊んでいる」と明らかな幻視が見えるようになった。幻視を否定すると憤慨する。約10年前から寝言がみられており，最近，寝言とともに手足をばたつかせることが増えた。
- 既往歴：特になし
- 画像所見：MRIでは特記所見なし。SPECTで後部帯状回および後頭葉の血流低下が認められる（図1）。

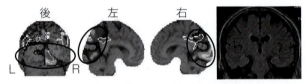

図1：SPECTおよびMRI画像所見

- 神経学的所見：両上肢の軽度固縮，姿勢反射障害
- BADL：着替え，入浴で見守りを要する。
- IADL：自立
- 介護保険：未申請

<生活面の情報>
- 家族構成：妻と2人暮らし。2人の子ども（長男・長女）は既婚で，患者宅から車で30分ほどの所に在住。長男夫婦に小学生の子どもが2人いる。

<家族からの情報>
- 妻：幻視は人物や動物が見えていることが多い。本人は幻覚が見えているということを認識しておらず，「知らない男が財布を持って行った」などの言動がみられることもある。手先が不器用になり，着替えに時間がかかるようになった。もの忘れは自分（妻）より少し多いという程度でそこまで不自由はしていない。日中ボーっとしていることが増えた。預貯金の管理，薬の管理も問題ない。
- 息子：幻覚が見えるとその幻覚を追って行動してしまう。身体の動

❶入院中の場合，せん妄により注意障害や幻覚が生じることがある。入院前の様子についての情報が重要。

かしにくさは年のせいかとも感じる。前よりも表情が乏しくなってきた印象を受ける。もの忘れはあるが約束事などは覚えており，生活上の支障はそれほどない。今回の受診は協力的。

2．評価
1）全体像
礼節は良好。表情はやや乏しく，緊張しているような印象を受ける。

2）会話内容
声量はやや低下している。1か月前に息子夫婦と買い物に行ったことなどのエピソードは覚えている。幻覚については「実際にこの目に見えているんだから，違うと言われても困る」と明瞭な幻視がみられている。

3）神経心理学的検査
- 検査時の様子：検査には熱心に取り組み協力的。検査途中でボーっとしたように反応が乏しくなることがある。振り返りや取り繕いなどはみられない。書字や構成課題では描線が拙劣。
- MMSE：23点〔見当識（時間4/5，場所4/5），即時再生3/3，逆算1/5，遅延再生3/3，言語8/8，構成0/1〕[18]
- FAB：14点〔概念化2/3，語想起2/3（8語），運動系列3/3，葛藤指示3/3，抑制指示1/3，被影響性3/3〕
- かな拾いテスト A：12個，テストB：6個
- TMT-A：148秒，TMT-B：387秒
- AVLT：ListA「4→7→8→4→10」[19]，ListB 5語，6回目7語，30分後遅延再生7語，再認11語
- ROCFT：模写12/36，即時再生10/36，30分後再生8/36 [20]
- 立方体模写：構図の崩れあり（実際の画像を添付すると良い）。
- 数唱：順唱7桁，逆唱4桁

4）神経心理学的評価
- 記憶：記銘力，記憶保持能力ともに良好。エピソード記憶の再生も可能で明らかな記憶力の低下は認められない。しかし，本人および家族からはもの忘れの訴えがあり，本検査中の様子から，浮動的な注意機能の低下を生じることがあり，その際に記銘力低下が生じていることが疑われる。
- 注意：かな拾いテスト，TMT-Bの視覚性注意課題で低下を認める。検査時に浮動的な覚醒度の変動がみられ，持続的な注意集中が困難となっている。
- 構成：MMSE模写，立方体模写ともに著明な構成障害が認められる。
- 前頭葉機能：MMSEの逆算，FABの抑制課題で低下あり。作動記憶障害，注意障害が疑われる。

---

[18] AD症例と比べ，記憶面よりも注意，構成の低下がみられやすい。

[19] AVLT第4施行のように途中で極端な成績低下がみられたときは，注意力の変動の影響を疑う。

ROCFT (Rey-Osterrieth Complex Figure Test)

[20] MMSEの構成課題のみでは視空間認知能力の低下を検出できないことがある。時計描画テストやROCFTなどの検査が有用。

- 言語：声量低下あり。発話速度はやや遅い。
- BPSD：明瞭な幻視あり。幻視に基づいた行動がみられる。
- BADL：パーキンソニズムによる動作面の障害で見守りを要する。
- IADL：良好

● 言語聴覚療法の評価・診断のポイント

- 認知症の評価は神経心理学的検査だけでは成り立たない。山口[1]は，認知症の臨床においてもICFを用いて対象者を全人的にとらえて評価すると述べている。認知機能低下だけに着目するのではなく，どのような認知機能低下（中核症状）が生じているか，それがIADLやBADLの低下にどのように影響を及ぼしているか，周囲との関係性（家族関係，社会交流）はどうか，BPSDを生じる原因は何か（体調，睡眠，難聴や視力低下，周囲の理解，コミュニケーション方法）など，多くの情報を統合して評価する。
- 認知症患者は神経心理学的検査に対して，自分を試される恐怖や，苦手なことをやらされるという不安を感じていることが多い。むやみに掘り下げ検査を行うのではなく，医学的情報やスクリーニング検査の結果，必要に応じて追加の検査を行い，低下している機能と残存機能を見つけてリハビリテーションにつなげる[2]。
- 検査の点数のみから認知症の「ある・なし」を判断するのではなく，初対面時の様子（アイコンタクトや表情），検査時の様子（取り繕いや振り返り），会話内容（エピソードの忘却や作話の有無など）から，ADやDLBなどの認知症が「疑われる」所見をていねいに拾い上げることが重要である。
- コミュニケーション面の障害がみられた際は，その原因が難聴やパーキンソニズムなどの身体的な影響か，精神的な影響か（意欲低下，抑うつなど），言語機能低下によるものか（語想起障害，喚語困難，錯語など），環境要因か（周囲の雑音など）を評価する。言語聴覚士として，コミュニケーション方法の提案は挙げるべきである。

● アルツハイマー型認知症とレビー小体型認知症の鑑別のポイント

- 最も大まかなポイントは，「AD＝記憶障害」「DLB＝視空間認知障害（構成障害），注意障害」である。DLBの注意障害は，浮動的な覚醒度の低下が原因であることが多い。
- DLBは，固縮などのパーキンソニズム，便秘や起立性低血圧などの自律神経障害，後頭葉機能低下に由来するとされる幻視がみられることが多い。特に幻視については「そこで子どもが遊んでいる」という明瞭な幻視か，「カーテンが人に見えることがある」という錯視かを区別する。錯視は健常者でも時折みられる現象だが，頻度が多く，あまりにもリアルに見えている様子があれば異常所見ととれる。
- 記憶障害の評価においては，「ヒントで再生できる（再認能力の維持）」「ヒントがあっても再生できない（記憶保持能力の障害）」「"覚えた"というエピソードまで忘れている（エピソード記憶障害）」というように，どのレベルまで至っているか検討する。例えば，MMSEの遅延

再生で「3つの言葉を覚える課題を行った」こと自体を忘れている場合は重度の記憶障害を疑う。DLBでは，よほどの重症度でない限り，再認能力やエピソード記憶は保持していることが多い。
- どちらもごく軽度の場合や軽度認知障害（MCI）が疑われる患者は，スクリーニング検査では特徴的な所見が得られないことがある。その際には三宅式記銘力検査やAVLT，WMS-R，ROCFTなどの掘り下げ検査を実施する。
- ある程度の重症度になると，ADは全般的な認知機能低下がより顕著となり，DLBにおいても記憶障害が明らかとなる。その際には，「どのような会話に興味をもたれるか」「話すスピードや好まれる雰囲気はどうか」など，よりコミュニケーション面に重点を置いた評価が重要である。

引用文献
1) 山口晴保：認知症のリハビリテーション．診断と治療 103（7）：909-911，2015．
2) 植田恵：もの忘れ外来における言語聴覚士の役割．言語聴覚研究 13（1）：22-28，2016．

参考文献
・三村將，山鳥重，河村満：認知症の「みかた」．医学書院，2009．
・池田学編：認知症 臨床の最前線．医歯薬出版，2012．
・三村將，飯干紀代子編著：認知症のコミュニケーション障害．医歯薬出版，2013．
・朝田隆，吉岡充，木之下徹編著：こうして乗り切る切り抜ける認知症ケア．新興医学出版社，2010．
・藤田郁代，阿部晶子編：標準言語聴覚障害学 高次脳機能障害学 第2版．医学書院，2015．

3 構音障害領域

A 一側性上位運動ニューロン性(UUMN)構音障害

1．患者基本情報
- 患者：70歳代　男性
- 主訴：話す時に舌がうまく動かない，聞き返されることも多い

<医学的情報>
- 医学的診断名：右被殻出血
- 現病歴：X年Y月Z日　庭で草むしり中に倒れ救急病院に搬送される。CT画像で高吸収域が確認されるが，出血量から保存的治療を行う。同年X＋1月にリハビリテーション目的で当院の回復期リハビリテーション病棟へ転院してきた。
- 既往歴：高血圧❶
- 画像所見：右被殻に出血が認められる。
- 神経学的所見：意識清明，左片麻痺，左顔面神経麻痺，左舌下神経麻痺
- 神経心理学的所見：失語，失行，失認，記憶低下は認められない。

<生活面の情報>
- 家族構成：妻と2人暮らし　2人の子ども（男）は他県で家庭をもち独立（キーパーソン：妻）
- 職業歴：65歳まで食品卸会社の経理担当
- 社会活動：町内会の公民館長を務めている。
- 教育歴：商業高校卒
- 趣　味：将棋，俳句

<他部門からの情報>❷
- 医師：出血量も少なく保存的治療を行い，経過を観察中である。血圧の管理に注意を要する。
- 看護師：着替えは一部介助，入浴は介助を必要とする。病棟では本を読んだり，同室の他患と談笑していることが多い。
- 理学療法士：Br. Stage　上肢Ⅱ，手指Ⅰ，下肢Ⅳ　屋内では装具をつけずにT字杖で歩行可能である。
- 作業療法士：着衣や入浴の介助量の軽減を目標に訓練を実施している。

患者のプライバシー保護の観点から，患者情報における年月日表記などは伏せるようにする（第3章-6参照）。

UUMN (Unilateral Upper Motor Neuron)

❶投薬を受けていれば薬品名を記載しておく。その際効用と副作用も記載する。

❷左記以外の栄養士や薬剤師など他部門からの情報があれば追記する。

Br. Stage (Brunnstrom)

2．評価
1）全体像❸
　温和な性格で話しかけられると笑顔で対応し，コミュニケーション態度は良好である．聴覚的理解に問題を認めず，こちらからの問いかけに対し適切な返答が可能である．発話速度はやや速く，構音に所々歪みを認め，聞き返しを要することがある．嗄声は認めない．

2）評価項目
① スクリーニング検査（Z＋30日）
　特記事項なし
② 聴力検査（Z＋30日）
　純音聴力検査　右耳〇〇 dB　左耳〇〇 dB
③ 構音機能
- 発声発語器官検査（Z＋31日）
  呼吸機能：呼吸数20回／分❹
  発声機能：最長発声持続時間（MPT）15秒
  鼻咽腔閉鎖機能：鼻漏出なし❺
  口腔機能：舌は突出時に右に偏倚，口唇は安静時に右口角が下垂していた
- 構音検査：SLTA-ST（Z＋31日）
  構音およびプロソディー機能：
  　/p/音の破裂が不十分で弱い摩擦成分が聴取された❻．歯茎摩擦音および弾音が破裂化していた．発話速度がやや亢進していた．
- 発話明瞭度2.5/5　自然度2/5
④ 摂食嚥下機能：特に問題なし

3）評価のまとめ
- 言語病理学的診断名：運動障害性構音障害（一側性上位運動ニューロン性構音障害，軽度）
　右被殻出血により左下部顔面神経および左舌下神経が障害され，構音の歪みを呈する一側性上位運動ニューロン性構音障害を呈している❼．舌や口唇に運動障害があるにもかかわらず発症前の発話速度で話すために，正確な構音ができず発話明瞭度を低下させていた．発症して2か月であり，また知的低下もなく，コミュニケーション意欲も高いため発話明瞭度が改善する可能性は高いと考える．

---

❸コミュニケーション態度，音声言語や非言語（身振り）などの特徴を記載．

❹20回/m（min）のような略語を使用した表記をしない．
❺鼻漏出がなくとも開鼻声が生じる場合もある．

SLTA-ST（Supplementary Tests for Standard Language Test of Aphasia）

❻無声音は破裂や摩擦により生成される音のみのため，有声音より構音の問題が出やすい場合がある．

❼原因疾患，神経や筋レベルの障害の状態，発話症状などからタイプの診断を行う．

3．全体像の整理

	肯定的側面	否定的側面
心身機能	＃1　聴覚的理解良好	＃3　右片麻痺 ＃4　右下部顔面神経麻痺 ＃5　右舌下神経麻痺 ＃6　構音の歪み
活動	＃2　コミュニケーション意欲が高い	＃7　発話明瞭度低下による音声コミュニケーションの制限（＃4，＃5，＃6）❽
参加		＃8　公民館長の職務遂行困難（＃3〜＃7）
個人因子	70歳代　男性　公民館長　趣味：将棋，俳句	
環境因子	人的因子：妻と2人暮らし 物理的環境：家屋内は段差も所々あり，手すりの取り付けが必要	

ICFの分類に関しては国際生活機能分類，中央法規出版，2002年に準拠。

❽活動に影響を与えている心身機能の番号を列挙する。

（本人のニーズ）
近所の人や友人と以前のように交流したい。

4．治療方針
発症からの期間も短いため口唇，舌の機能レベルの改善をめざす。

5．訓練計画
1）目標❾
- 短期目標（1か月）：口唇音，舌尖摩擦音，弾音の歪みの改善，適切な発話速度の維持
- 長期目標（6か月）：他者とできるだけ円滑なコミュニケーションができる。

2）訓練内容
①構音訓練

（目的）歯茎摩擦音の改善

（方法）/s/音は破裂成分も聴取できる歪み音になっていた。そのため，舌中央部の呼気の通るくぼみを形成するため左右の舌縁部と口蓋の安定的な接触が必要であり，綿棒を舌縁と口蓋で保持する練習を行う[1]。その後単音節の構音が安定すれば歪みが生じやすい音環境をつくり構音訓練を行う。

（目的）/p/音の改善

（方法）右口唇の筋力改善のため右口唇に舌圧子を挟み負荷をかけながら閉鎖を10秒保つ練習を実施する。その構音訓練を実施する。

（目的）弾音の改善

（方法）/r/音は前舌のすばやい反転の動作を形成するために門歯

❾患者の発症からの経過によるが短期目標は心身機能レベル，長期目標は活動・参加レベルで設定する。

の裏に糸を張り，そこを舌尖で弾く練習をする．構音訓練に関しては /s/ 音同様歪みの生じやすい音環境で構音訓練を行う[1]．
- 訓練頻度：週5日　1日40分
- 訓練期間：平成○○年○月○日～△月△日

6．訓練経過
- /s/ 音は単音節の構音が明瞭に産生できるようになり，構音法のみ異なる /t/ 音と後続母音をそろえサタサタやセテセテと反復して構音する練習を行った．
- /r/ 音は弾き動作も安定し，/r/ 音の入った連続音節や /d/ に近い歪み音になることもあったのでラダラダと反復して構音練習を行った．
- 右口唇の筋力改善の練習を1セット10回，1日3セット実施した．開始10日目より筋力も改善してきたため，無声口唇破裂音 /p/ の入った音（パピパピ）を連続的に構音する練習を加えた．

7．再評価
- 発声発語器官検査（Z＋61日）
  舌の右への偏倚は改善，口唇の連続運動も改善がみられた．
- SLTA-ST（Z＋61日）
  /p/ 音は文章レベルでもほぼ正常な構音が可能になった．
  /s/ 音 /r/ 音は長文の最後のほうに若干歪みがみられた．

8．まとめ
　右被殻出血による一側性上位運動ニューロン性構音障害を呈した症例である．発症して2か月のため，舌や口唇の機能障害が改善する可能性も十分にあると考え言語訓練を実施した．その結果，/p/ 音 /s/ 音 /r/ 音の歪みも改善し発話明瞭度も2.5から2に改善した．

9．まとめと考察
① 評価根拠
　本症例は右被殻出血により構音障害を呈していた．脳の損傷部位やスクリーニング検査により失語症の可能性は否定された．また，発声発語器官検査より舌や口唇の運動障害および構音検査から口唇音，舌尖摩擦音や弾音に歪みが認められ，損傷部位および発話症状より一側性上位運動ニューロン性構音障害と診断した．
② 治療方針決定の根拠
　本症例の発話明瞭度の低下は，舌や口唇の運動障害により明瞭な発話を行うには時間を要するにもかかわらず発症前の発話速度で話すことが原因の1つと考えられた．そのため発話速度を低下させることで

明瞭度が改善する可能性が高かった。しかし、発症後2か月であり、まだ舌や口唇の機能障害が改善する可能性が高いため[2)]、発話速度の調整より優先してプログラム立案し実行した。

③ 全体的な問題[⑩]

本症例は、今後介護サービスを利用して在宅での生活を希望している。しかし、本人は自分の発話がよく聞き返されることから以前に比べるとコミュニケーションに消極的になっていると妻から相談されている。公民館長の仕事はコミュニケーションの問題だけではなく、身体面からも困難で交代をお願いしているとのことである。今後の問題としては、外部との交流が減少し、活動性の低い生活を送る可能性がある。そのため、通所を予定しているデイサービスでの役割づくりや公民館活動にも何らかのかかわりをもてるように支援する必要がある。言語聴覚士はデイサービスや公民館のスタッフに言語障害の状態と対応法を説明し、本人にも発話速度をゆっくりすること、文を短めに話すことなども指導する予定である。

[⑩]ここでは患者がゴールに向かっていく過程で予測される問題やその解決について述べた。症例によっては、訓練効果の検討や通説とは異なる症状の発現機序の説明なども記載の対象となる。

＜引用文献＞
1) 椎名英貴：口腔運動の改善．脳卒中の治療・実践神経リハビリテーション（梶原一郎，紀伊克昌，鈴木恒彦編），pp.159-166，市村出版，2010．
2) 廣瀬肇，柴田貞雄，白坂康俊：言語聴覚士のための運動障害性構音障害学，pp.226-229，医歯薬出版，2014．

● 言語聴覚療法の評価・診断のポイント

- スクリーニング検査で「特記事項なし」と書かれているが、脳血管障害の場合、失語、失行などの巣症状を認めなくても注意障害を合併していることが多い。したがって観察などより疑いがあれば確認しておくとよい。
- 他部門からの情報がカルテに記載されていても入院初期のものであるため、変化した点を確認するためにも担当者に直接確認することが重要である。
- 家族が本人の発話をどれくらい理解できるかを確認することは重要である。今後在宅に戻る予定の場合は、目標設定を行うときに考慮しなければならない。
- 片麻痺の患者は座位時も体幹や頭位が傾くことがあり、発話に影響する。姿勢は必ず確認すること。
- 一側性上位運動ニューロン性構音障害は発声発語器官の上位ニューロンの神経支配が基本的に舌下神経と下部顔面神経以外は両側のため軽度であることが多い。しかし、個人差もあり、発声や鼻咽腔閉鎖機能にも障害を生じる患者もおり、重度例も報告されている。

● 言語聴覚士の介入のポイント

- 介入時に注意することは，介入する時期が発症からどの程度経過しているのかである。急性期の場合は，本人および家族などが障害への理解を進めること，現状でのコミュニケーションルートの確保，予後の推定である。意識障害がなく血圧なども安定してくれば徐々に機能訓練に入っていく。
- 回復期の場合は，機能訓練により発話明瞭度を改善することが目標となってくる。重度の場合は，発声発語器官の粗大運動を中心に本人が一番使用しやすいコミュニケーション方法を見つけていく。中等度では構音動作や音の産生訓練が中心になるが状態に応じて構音器官の運動も行う。軽度は単語や文での構音訓練になるが構音動作や場合によっては構音器官の運動も必要になる場合がある。
- 本症例の場合は，発症から2か月であり障害されている発声発語器官が舌と口唇に限局されているので構音動作や構音訓練が中心となる。半年を過ぎると構音自体を改善することが難しくなる。そのため，発話速度を低下させると明瞭度が向上することを言語訓練に取り入れる。具体的にはフレージング法などがある。
- 常に発話速度をコントロールすることが難しければ必要な場面に限定して行う。例えば，電話での会話や買い物などはゆっくり話し，気軽に聞き返しをしてくれる友人とは普通の速度で話すなど使い分けを試みる。

● 補　足

- 椎名[1]は一側性上位運動ニューロン性構音障害について，脳卒中回復期の構音障害のなかで最も出現率が高いと報告している。今回のケースは構音の歪みが主であったが，実際は呼吸・発声機能にも問題をもつことが多く粗糙性嗄声や発話の短い途切れなどの症状も出てくる。そのため，介入において呼気や喉頭のコントロールも重要なことが多い。

引用文献

1) 椎名英貴：運動障害性構音障害（dysarthria）の臨床―脳卒中回復期を中心に．言語聴覚研究　1：3-11，2014．

B　運動低下性構音障害（パーキンソン病）

1．患者基本情報

- 患者：A 様　70 歳代　男性　右利き手（使用手：右）
- 主訴：はっきり声が出ない。小さな声しか出なくなった❶。
- 本人の希望：上手く話せるようになりたい。話が相手に伝わるようになりたい。
- 家族のニーズ：大きな声が出るようになってほしい。

＜医学的情報＞
- 医学的診断名：パーキンソン病，脳梗塞
- 既往歴：高血圧症，喘息，前立腺肥大症
- 合併症：緑内障，気管支炎，眩暈，睡眠障害，悪心，不整脈
- 家族歴：特記すべきことなし
- 投薬：降圧薬，抗パーキンソン薬❷
- 現病歴：8 年前にパーキンソン病発症後，平成 X 年 Y 月 Z 日，昼食後にお茶でむせあり，通常の会話ができないことに妻が気づき，当日夜，A クリニック受診。脳梗塞の疑いで当院に救急入院。画像所見で左側にラクナ梗塞がみられた。
- 神経学的所見：意識清明，Hoehn-Yahr 重症度分類：Stage Ⅱ
- 画像所見：左側ラクナ梗塞を認める（Z＋1 日）❸ 前頭葉の萎縮は確認できるが，年齢相応である（図 1）。
- ADL：Barthel Index 80/100（減点項目：食事，移乗，移動，更衣）❹

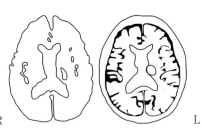

図 1：左側ラクナ梗塞（MRI）

＜生活面の情報＞
- 家族構成：妻，息子夫婦，孫（図 2）
- キーパーソン：妻
- 職業歴：無職（元高校教員）
- 病前の生活：ADL は完全に自立。1 人で外出可能
- 社会活動：教員退職後，地域活動としてボランティアに参加
- 教育歴：大学卒業
- 病前の言語習慣：教員生活で言語習慣は豊富❺
- 性格：温厚

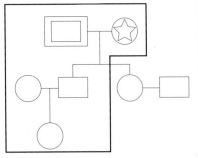

図 2：家族構成

患者のプライバシー保護の観点から，患者情報における年月日表記などは伏せるようにする（第 3 章-6 参照）。

❶主訴をしっかり確認。リハビリテーションは，「主訴」から始まる。

❷投薬情報も重要である。効用と副作用を確認する。

❸画像所見は左右の記入とコメントを記入する。撮影日付も忘れないこと。

ADL（Activities of Daily Living）

❹評価は点数だけでなく減点項目なども併記する。

❺これら生活面の情報はリハビリ訓練において成功するための重要な内容となる。

- 趣味：音楽鑑賞
- 介護保険のサービス：デイサービスの利用あり（週1回）
- 障害者手帳：なし
- 今後の生活設計：妻と息子夫婦と孫の三世代同居である。経済的には年金と息子夫婦からの支援による。

＜他部門からの情報＞
- 医師❻：約8年前にパーキンソン病と診断された。投薬の調整とリハビリテーションにより生活していた。今回ラクナ梗塞によりパーキンソン病の症状が増悪した。再発がなければ、予後は良好である。血圧の管理に注意。リハビリテーション開始時血圧中止基準180mmHg以下にコントロール。リハビリテーション実施上の禁忌は特になし。
- 看護師：いつも温厚であるが、病室での楽しみをみつけられず、ベッド上でラジオを聴いている。そのため腰痛の訴えがあり、腰痛の軽減に努める。
  前傾姿勢によるふらつきが軽度にみられる❼。
- 理学療法士：介助量の軽減、歩行時のふらつきの軽減を図る❽。MMT下肢3～4レベル。昼食時、座位姿勢に移るときに身体のふらつきがみられる。
- 作業療法士：介助量の軽減、能力の維持を図る。深部、表在とも感覚の低下はない。進行性の疾患なので、日常生活動作の維持を図る。
- 管理栄養士：高血圧食を提供している。水分摂取によるむせがみられるので、増粘剤によるむせの軽減を図る。嗜好について調査中。
- 臨床心理士：注意・記憶はともに問題を認めるが、パターン化された環境では問題がないようにみえてしまう。記憶の問題は、注意力の低下によるものと考えられる。ややプライドが高く、機能訓練実施にこだわっている様子であるため、気を遣いながら接している。
- 医療ソーシャルワーカー：病前の様子として、デイサービスを週1回利用していた。
  今後も介護サービスを利用して自宅生活が可能である❾。

＜関係機関からの情報＞
- ケアマネジャー：デイサービス利用している間は大きな問題なく過ごしていた。ほかの福祉資源の利用なし

2．評価
1）全体像❿
意識清明である。表情は豊かであり、挨拶時に眼を合わせるなど、アイコンタクトを取ることが可能で、礼節も保たれている。コミュニケーション態度は良好である。聴覚的理解力に問題を認めず、こちら

❻医師からの情報は訓練の方向性とつながるため、しっかり確認すること。

❼全身状態や今後の方針について情報を得ること。
❽目標・能力・訓練など項目別に分けて記載するのもわかりやすい。
MMT（Manual Muscle Testing）

❾左記以外に薬剤師など他部門からの情報があれば追記する。

❿全般的精神機能や言語機能、コミュニケーション態度や性格なども記載するとよい。

からの問いかけに対し適切な返答が可能である。発話速度は速く，構音に歪みを認め，聞き返しが必要なときがある。

性格はまじめで穏やかであり，周囲に対しても温厚である。

リハビリに協力的であり，意欲がみられる。

2）評価項目

① スクリーニング検査（Z＋2日）⑪

理解・表出ともに談話レベルで可能。流暢性に問題はなく，聴覚的理解力や復唱も良好。やや記銘力の低下がみられるものの，入院前の記憶などは保たれていた。日常会話において短文レベルの会話量になると，歪みがあり，全体的に速い会話の影響で発話明瞭度が低下するため，聞き手側の推測が必要な場面もあった。

② 言語機能評価（Z＋3日）⑫

- 理解面：複雑な文レベルでの日常会話の理解が可能である。長文レベルでの読解も可能であり，質問に沿った解答が得られた。
- 表出面：発話は日常のコミュニケーションが自発話レベルで可能である。また，呼称は可能であり，復唱も短文レベルで正答した。音読も短文レベルで可能である。音読や書字では眼鏡を使用し，使用手での漢字や仮名文字とも，文字の崩れはみられなかった。

③ 発声発語器官検査（Z＋4日～6日）⑬

- 標準失語症検査補助テスト（SLTA-ST）

（発声発語器官および構音の検査）

単語・短文の音読では，声量の低下から発話の加速によるプロソディーの崩れを認めた。歯茎音における摩擦音や破擦音の構音や音の歪み，置換が生じやすい。

- 標準ディサースリア検査（AMSD）⑭

（発話の検査）

発話明瞭度は3/5（聞き手が話題を知っていればわかる）であり，発話の自然度は4/5（顕著に不自然である）。発話特徴として，会話時の声量の低下がきわめて著しい状態であった。発話速度に異常が認められ，話す速さが通常よりも異常に速い発話症状であった。ほかのプロソディー機能では，発話の冒頭で音や音節の繰り返しの発話症状がみられた。

また，声の大きさや高さの単調性がみられた。

（発声発語器官検査）⑮

発声発語器官の運動障害では，1分当たりの呼吸数は17回，最長呼気持続時間は10秒，呼気圧持続時間は10秒で良好であった。

発声機能では，最長発声持続時間（MPT）は16秒，/a/の交互反復は，10回であり良好であった。

鼻咽腔閉鎖機能では，/a/発声時に冠状閉鎖パターンを視診したが，基準の運動範囲に及ばないが，かなりの挙上が認められた。

---

⑪スクリーニング検査は患者に合わせたものを事前に準備し，負担のかからない程度に素早く実施。実施日も記載する。

⑫言語機能評価は，理解面と表出面に分けて記載。その他，特徴的なこともあれば記載する。

⑬構音障害の患者の評価では，発声発語器官評価を詳しく記載する。
SLTA-ST（Supplementary Tests for Standard Language Test of Aphasia）
AMSD（Assessment of Motor Speech for Dysarthria）

⑭AMSD検査の結果をプロフィールで示すとわかりやすい。

⑮各種検査を進め，問題点や訓練の方法，介入の方法など考えながら進める。評価と訓練は裏表である。
MPT（Maximum Phonation Time）

ブローイング時の鼻漏出では，鼻息鏡の3～4度の鼻漏出が認められ，/a/発声時の鼻漏出では，鼻息鏡の4度の鼻漏出が認められた。
　　口腔構音機能では，舌の挙上において運動範囲が小さく，交互反復運動の運動範囲の低下，正確さ，速度の低下が認められた。
　　口唇の状態は安静時の左右差はみられない。頬のふくらませに問題はなく，口唇の運動範囲に問題はない。
　　下顎の運動については問題ない。聴覚的印象として，構音の歪みが顕著にみられた。

④ 高次脳機能評価（Z＋7日～8日）
- コース立方体組み合わせテスト
  結果：得点9点　産出されたIQ：48
  固縮の症状があり，手の巧緻動作が低下していた。
- レーヴン色彩マトリックス検査
  結果：総計21/36　総所要時間6分35秒
- 仮名拾い検査
  結果：無意味語　正7/60　誤20/60　　物語　正5/61　誤5/61

⑤ 聴覚機能評価（Z＋7日）
- 純音聴力検査：右耳　25dB，左耳　30dB

⑥ 摂食嚥下機能評価（Z＋3日）❶
- 反復唾液嚥下テスト（RSST）
- 改訂水飲みテスト（MWST）
  唾液嚥下は，30秒で2回の嚥下があり，嚥下の繰り返し間隔の延長を認める。冷水3mLの改訂水飲みテストでは，水分嚥下はできるものの，むせが認められた。判定基準は3b。その後，湿性嗄声も認めた。
- 食形態は，主食は軟飯軟菜，副食は一口大である。水分はとろみ付きで摂食可能。固形物によるむせはないが，水分摂取でむせがみられる。
  頸部聴診での雑音はないが，若干の湿性嗄声が認められた。
  口腔内の主食の残渣が認められる。空嚥下による喉頭挙上は，一横指を超える挙上がみられたが，嚥下様動作の繰り返しがみられた。

3）評価のまとめ❶
- 言語病理学的診断名：運動障害性構音障害（運動低下性・中等度）
  　　　　　　　　　　摂食嚥下障害，高次脳機能障害（注意障害）
- 運動障害性構音障害における発話特徴は，声量の低下が顕著にみられ，構音の歪みや開鼻声が確認できる。発話明瞭度は3/5（聞き手が話題を知っていればわかる）。発話の自然度は4/5（顕著に不自然である）。
  GRBAS尺度は，G（3）R（1）B（3）A（2）S（0）。最長発声持続時間（MPT）は16秒。

❶構音障害と嚥下障害は同じ器官を使用しているので合併しやすい。必ず検査を実施する。
RSST（Repetitive Saliva Swallowing Test）
MWST（Modified Water Swallow Test）

❶患者全体の内容を踏まえながら，原因疾患，神経・筋レベルの障害の状態，発話症状からタイプの診断を行う。
検査結果のまとめ方では問題志向型診療記録に基づいた結果のまとめ方もある。基礎情報，問題点，治療プラン，臨床経過に分けて記録し訓練へつなげていく。

また，発話速度の異常（速すぎる），声の高さの単調性や声の大きさの単調性があり，発話の短い途切れ，音の繰り返しも認められた。声の抑揚の乏しさもみられ，プロソディーにも問題があると考えられた。

嗄声の特徴は，息漏れ音を伴うかすれ声である気息性嗄声がみられ，弱々しくか細い声の印象である無力性嗄声も聴覚的印象としてあった。

今回のレベル低下からまだ日も浅く，コミュニケーション意欲も高いため発話速度を低下させることにより，発話明瞭度が改善する可能性は高いと考えられる。

- 摂食嚥下障害では，飲水によるむせが認められた。また，食形態の介入が必要な状態であった。

高次脳機能障害では，注意障害において低下がみられた。

3．全体像の整理[18][19]

	肯定的側面	否定的側面
心身機能	＃1　聴覚的理解良好 ＃2　書字は可能	＃6　運動障害性構音障害 ＃7　発話速度の異常 ＃8　発話明瞭度の低下 ＃9　声量・呼気量低下 ＃10　気息性・無力性嗄声 ＃11　摂食嚥下障害 ＃12　鼻漏出 ＃13　声門閉鎖不全 ＃14　構音の歪み ＃15　注意障害
活　動	＃3　ADL自立の見込みあり ＃4　ささやき声での意思伝達が可能	＃16　発話での伝達量の減少 ＃17　趣味活動の制限
参　加	＃5　発話意欲あり	＃18　コミュニケーション範囲の制限 ＃19　地域ボランティア参加の制限
個人因子	70歳代　男性　元高校教員　地域ボランティア参加 コミュニケーション態度良好 趣味：音楽鑑賞	
環境因子	人的因子：妻，息子夫婦，孫の三世代同居 　　　　　在宅復帰可能 物理的環境：家屋内は段差が多く，転倒の危険あり 　　　　　　段差解消の手立てが必要	

ICFの分類に関しては国際生活機能分類，中央法規出版，2003年に準拠。

[18]肯定的側面と否定的側面に分けて全体像を整理する。
なお，「＃」の記号は「番号記号」といい，「#」シャープとは異なる。無論，「♭」（フラット）など使用しない。
[19]患者にとって重要と思われる因子から書く。

4．治療方針

- 現在，発話の明瞭度が低下しているので治療対象とする
- 速い発話速度について介入する

5．訓練計画
1）目標[20]
- 短期目標（1か月）：
  ①発話明瞭度の維持向上，発声器官の機能向上
  気息性嗄声，無力性嗄声の改善
  ②ゆっくり話すことができる
- 長期目標（6か月）：
  ①他者と円滑なコミュニケーションができる
  ②嗄声の改善による声質の向上

2）訓練内容
- 発話速度の調節訓練[21]
  （目的）発話速度が速いため，速度を低下させ発話明瞭度を改善させる。
  （方法）発話時に「ペーシングボード」を使用し，モーラや文節単位ごとにポインティングさせて，強制的に発話速度を低下させる。
  音読の場合，「フレージング法」を活用し発話を区切りながら音読させる。
  （訓練頻度）週5回　1日40分実施

6．訓練経過[22]
手指の巧緻性が低下しているのでペーシングボードの導入時はうまくできなかったが，訓練に慣れてくると発話速度が低下し明瞭度が向上。音読時の斜線も記入でき，音読速度が低下し発話明瞭度が向上した。

7．再評価
AMSD再評価実施（Z＋30日）
発話速度が低下し発話明瞭度が向上した。（2/5：時々わからない語がある）

8．まとめ
本症例は数年前からパーキンソン病を罹患していたが，今回自宅で飲水むせから体調を崩しクリニック受診後，当院へ救急入院した症例である。
検査後，リハビリテーション実施により増悪していたパーキンソン病による運動低下性構音障害の症状が病前の状態へ改善した。

9．考察
① 評価根拠

---

[20] 訓練目標の狙いは，「学生が自分自身で訓練プログラムを修正するという作業の経験」である。内容によっては，短期目標が2週間であっても構わない。

[21] 今回は発話速度の調節訓練のみ記載した。患者のレベルに合わせ体調も考慮して訓練する。

[22] 本来，訓練経過や再評価については詳細に記載しなくてはならないが，ページの制約上一言だけでまとめた。

本症例は数年前からパーキンソン病を罹患していたが，今回自宅で飲水むせから体調を崩しクリニック受診後，当院へ救急入院した症例である。当院で検査したところラクナ梗塞を発症しており，パーキンソン病による発話障害が増悪していた。また発話明瞭度が低下していた。そのため，発声発語器官の検査および発話の検査や構音の検査を中心に実施した。診断内容として，発話時の声量の低下，発話速度の異常（速すぎる），気息性嗄声，無力性嗄声，音や音節の繰り返し，声の大きさや高さの単調性などを認め，パーキンソン病による運動低下性構音障害を認めた。救急入院の時点で発話障害のレベルは増悪していた。

② **治療方針決定の根拠**
　本症例の発話明瞭度の低下は，パーキンソン病に由来する運動低下性構音障害の特徴である発話速度の異常であり，速すぎる発話行動によってボソボソと小さい声で話している状態が原因にある。そのため，この速すぎる発話をペーシングボードの使用と，発話を区切りながら音読させるためのフレージング法による発話速度の異常の改善を治療方針に採用した。

③ **考えられる問題**[23]
　患者の主訴は「はっきり声が出ない」「小さな声しか出なくなった」である。また，「うまく話せるようになりたい」「話が相手に伝わるようになりたい」という希望がある。今回の治療で改善傾向になっているが，基礎疾患であるパーキンソン病は進行性の疾患であり，今後，運動機能の低下とともに言語機能のさらなる低下を招くことになる。

　西尾は「パーキンソン病では発症初期は発声機能の異常を主とし，呼吸機能，鼻咽腔閉鎖機能は比較的良好に保持される。しかし病変の進行に伴い，これらの機能も次第に低下する。」[1]と述べている。

　今後も疾患を伴いながらの生活が続くため，より豊かな言語生活を実現するために言語聴覚士をはじめとする医療スタッフと家族との連携で生活を支えていかなければならない。

[23] 今回は患者の主訴とゴールを踏まえた問題点について予測している。パーキンソン病と言語症状，言語聴覚士の介入について考えた。

<引用文献>
1）西尾正輝：ディサースリア　臨床標準テキスト．医歯薬出版，p.67, 2007．

<参考文献>
・廣瀬　肇，柴田貞雄，白坂康俊：言語聴覚士のための運動障害性構音障害学．医歯薬出版，2014．
・廣瀬　肇ほか：発話障害へのアプローチ．インテルナ出版，2015．
・山永裕明，野尻晋一：図説パーキンソン病の理解とリハビリテーション．三輪書店，2010．

● 言語聴覚療法の評価・診断のポイント

- まず，パーキンソン病と運動低下性構音障害について知っておこう
  パーキンソン病は，中脳黒質緻密層のドーパミン含有細胞の変性による進行性の疾患である。線条体のドーパミン不足により，四徴候の主症状（「安静時振戦，筋固縮，無動」の三徴候に「姿勢反射障害」が加わる）を呈する。運動障害性構音障害のタイプは運動低下性構音障害である。
- 運動低下性構音障害とのかかわりについて確認しよう
  運動低下性構音障害の発話特徴である，気息性嗄声，声のふるえ，抑揚に乏しい，発話の不自然な途切れ，起声困難，発話速度の異常（速すぎる），声量の低下，小声症，音の繰り返し，声の大きさ高さの単調性などを確認しよう。
- 失語症や発語失行との鑑別をしておこう
  言語の機能障害の有無を判定し，また，発声発語器官の運動障害の有無をみることが大切である。
- 言語聴覚士国家試験対策としても重要！
  「パーキンソン病と運動低下性構音障害」については，毎年必ず国家試験に出題されているので，疾病，損傷部位，原因疾患，運動障害，発話特徴，訓練方法，ほかの構音障害との違いなどについて，机上の勉強と臨床実習により学びを進めておきたい。

● 言語聴覚士介入のポイント

- 治療介入の流れなど教科書や論文に示してあるので，自分なりにわかりやすくまとめておくことも大切。担当の患者が現在どの状態にあり，今後どのような展開を実施していけばよいのかという，介入の羅針盤となる。
- 言語聴覚士のスムーズな介入も，家族を含めた医療スタッフをはじめとするチーム・アプローチに徹することが大前提である。学生はスーパーバイザーとの意思疎通や「報告・連絡・相談」がしっかりできるようにして，あらゆる準備を整えておこう。

C 失調性構音障害

1．患者基本情報
- 患者：60歳代　男性
- 主訴：話すのが遅い，発音が変な気がする。長い文章で呂律が回らない❶

<医学的情報>
- 医学的診断名：脳出血（左小脳出血）
- 既往歴：高血圧症，脂質代謝異常症❷
- 現病歴：X−8年頃より，高血圧症を指摘されていた。X年Y月Z日，午前11時頃，自宅のトイレ前で倒れていたのを妻が発見し，A病院へ搬送する。CT所見にて，左小脳に高吸収域が認められるが，出血の拡大はみられず保存的治療を行う。リハビリ目的にて，当院入院の運びとなる。
- 神経学的所見：左側に強い四肢不全麻痺，左眼の斜偏位
- 画像所見：左小脳半球に20mmの出血が認められる。
- 神経心理学的所見：見当識障害，注意障害，記憶障害は認められない。

<生活面の状況>
- 家族構成：妻，娘との3人暮らし，息子が隣町で生活している。（キーパーソン：娘）
- 職業歴：60歳まで建築関係の営業に従事する。
- 教育歴：高校卒業後就職
- 趣味：旅行，釣り

<他部門からの情報>
- 主治医：既往疾患より再発のリスクが考えられる。生活習慣・服薬指導を行う必要がある。血圧管理に注意を払いリハビリテーションを行ってほしい。
- 看護師：更衣や入浴に一部介助が必要な状況である。最近，退院を希望するような発言も多くみられる。
- 理学療法士：座位時，立位時に体幹を真っ直ぐに保てるように，体幹への訓練を中心に実施し，歩行，ADLが見守りにて可能となるよう取り組んでいる。
- 作業療法士：手指の運動訓練や，更衣動作に対して主に訓練を行っている。整容動作に関して，自主訓練も兼ねて積極的に実施するよう促している。
- 社会福祉士：介護保険を申請中である。家族関係も良好で協力も得られており，回復期病棟での入院期間が終えたら自宅復帰の予定である。

患者のプライバシー保護の観点から，患者情報における年月日表記などは伏せるようにする（第3章−6参照）。

❶主訴は患者が治療を望んでいる，または困っているもののなかで，最も大きいものを記載する。その際に，なるべく本人の訴えをそのまま記載する。

❷訓練に影響する既往歴があれば，その経過を載せることも必要となる。
例：精神発達遅滞
　　小学6年時　FIQ52
　　など

ADL（Activities of Daily Living）

2．評価
1）全体像
　明るく温厚であり，自主的に話を行う様子も多くみられる。訓練には協力的であるが，時折，自身の身体の状態について不安を訴えることがある。理解面については問題を認めず，入院生活や職業のことを聞いても適切な返答がみられる。口頭表出に関して，声量や発話速度が一定せず，自身の発話がうまくいかないことへの訴えもしばしば聞かれる。

2）評価項目
① スクリーニング検査（Z＋11日）
　氏名，年齢や見当識を問う課題において，すべて即時正答する。氏名の書字を促したところ，一部形態の崩れがみられたが，文字の認識は可能な範囲であった。

② 構音機能
　・構音検査：＜病院オリジナル構音検査＞　　（Z＋12日）
　　　　　　　AMSD 発話の検査（北風と太陽）（Z＋12日）
　＜音節検査・単語検査＞：歪み，置換などの構音の誤りは認められない。
　＜短文検査＞：歪み，置換などの構音の誤りは認められないものの，短文音読開始時の声量の調整が困難である。
　北風と太陽：音読に75.4秒要し（3モーラ/秒），発話速度の低下が疑われる〔老年（60歳以上）平均4.6モーラ/秒〕[1] ❸。音読中の声量が安定しない様子や，努力性嗄声，音節の途切れや（断綴性発話），引き伸ばし，声の高さの単調性が確認された。

　・発声発語器官検査（Z＋13日）
　　呼吸機能：呼吸数は19回/1分間。最長呼気持続時間は23秒であったが，呼気圧の変動が確認された。
　　発声機能：最長発声持続時間17秒。発声開始時は声量が著しく大きかったが（爆発性発話），途中，低下がみられ，再度大きくなるなど安定しない様子がみられた。
　　鼻咽腔閉鎖機能：/a/ 発声時の視診として軟口蓋の挙上範囲は保たれていた。鼻漏出は認めず。
　　口腔器官：下顎，口唇，舌の単発運動による運動範囲，筋力は保たれていたが，交互運動においては，交互変換運動の困難さ，リズムの乱れが確認された。
　・発話明瞭度　1.5/5　　自然度4/5 ❹

③ 摂食・嚥下機能検査（Z＋14日）
　・反復唾液嚥下テスト（RSST）
　　4回/30秒であった。（3回/30秒以上が正常）❺

AMSD（Assessment of Motor Speech for Dysarthria）

❸平均秒数など，示されていれば，記載に努め客観性を維持する。

❹発話明瞭度と自然度については，評価尺度の数値に加え，その尺度が示す文章の記載を忘れやすいので注意する。
訂正→発話明瞭素1.5/5（よくわかると時々わからない語があるの間）
訂正→自然度 4/5（顕著に不自然である）

RSST（Repetitive Saliva Swallowing Test）

❺平均値やカットオフ値が定められているものは記載する。

- 改訂水飲みテスト（MWST）

  評価点5（嚥下あり，呼吸変化なし，むせなし，湿性嗄声なしに加え，追加嚥下運動が30秒以内に2回以上可能）

④ 知的機能検査

- レーヴン色彩マトリックス検査（RCPM）（Z＋15日）

  総計：30/36点（60〜69歳平均：29.2±5.40）[2)] 総所要時間：13分25秒 ❻

3）評価のまとめ

- 言語病理学的診断名：運動障害性構音障害（失調性構音障害，軽度）

  左小脳出血により，発声発語器官に運動の協調性の障害がみられ，発話速度の異常や，声の大きさの過度の変動などから発話に障害を呈する失調性構音障害と考えられる。発話時の随意運動の調節が困難であり，発話の自然度が低下し，本人も違和感や困難感を自覚している。運動障害以外には，知的機能低下や高次脳機能障害も認められず，発話に関して本人も困難感を自覚し訓練意欲も高いため，訓練により発話の改善が見込まれる。

3．全体像の整理

	肯定的側面	否定的側面
心身機能	＃1　知的機能が保たれている ＃2　理解力良好（視覚的・聴覚的） ＃3　嚥下機能良好	＃7　努力性嗄声 ＃8　爆発性発話 ＃9　断綴性発話 ＃10　交互反復運動の協調性低下
活　動	＃4　コミュニケーション意欲が高い ＃5　訓練に対して協力的	＃11　発話の自然度の低下による意思伝達能力の制限（＃7，＃8，＃9，＃10） ＃12　発話明瞭度の低下による音声コミュニケーションの制限（＃7，＃10）
参　加	＃6　家庭内での発話機会・意欲が高い	＃13　発話の困難感による趣味活動意欲の低下
個人因子	60歳代　男性　無職　趣味：旅行，釣り	
環境因子	人的因子：妻，娘と3人暮らし。自宅での生活について，本人のADLなどのサポートの協力性は高い。	

（本人のニーズ）

昔のように速くしゃべれるようになりたい

4．治療方針

失調症状による運動制御の困難に対して，外的な手がかりなどを用

MWST (Modified Water Swallow Test)

RCPM (Raven's Colored Progressive Materices)

❻失調症状が著しく上肢に認められている場合などは，所用時間に影響を及ぼしかねないため，必要に応じてその旨の記載を行う。

ICFの分類に関しては国際生活機能分類，中央法規出版，2002年に準拠。

いて運動のコントロールを行いながら，発話速度の調整と，自然度の改善を図る[7]。

5．訓練計画
1）目標[8]
- 短期目標（1か月）[9]：発話時の声量・声質の安定。プロソディーの改善（声の高さ）
- 長期目標（6か月）：発話の自然度の改善（4→2）により，本人の発話行為に関する不安感の軽減

2）訓練内容
① 発声訓練
　（目的）爆発性発話，嗄声の改善，声の大きさの安定を図る。
　（方法）姿勢介助により体幹の伸展を誘導し，呼吸筋の運動の促通を図り発声訓練を行う。過緊張を誘発せず声帯の適切な振動を促すように，ハミングや母音 /oːi/ と呼びかけるように，イントネーションをつけて喉頭の緊張状態のコントロールを行う。
② プロソディー訓練（対照的生成ドリル）
　（目的）構音時の自然度の改善を図る。
　（方法）ピッチアクセントの異なる同音異義語を用いて，語の弁別を行わせるようにして構音を促す。序盤は，アクセントの高低を視覚的に表示して実施する。
③ 発話速度の調整（リズミックキューイング法）
　（目的）構音時の自然度の改善を図る。
　（方法）短文レベルの文章の音読（もしくは復唱）を用いて，指示する速度とリズムの模倣を促す。その際，患者の発話が速くならないよう注意を行う。
④ 文の完成課題
　（目的）日常生活への般化を図る。
　（方法）短文の文章の後半部が空欄になっている文を使用し，患者に後半部を作成させ，短文レベルでの自発話を表出させる。
- 訓練頻度：週5回　1日40分
- 訓練期間：6か月間（予定）

6．訓練経過[10]
- 単音の起声時の声量は安定し，時折聴取された努力性嗄声は軽減された。発声持続，短文レベルの文章の発話において，声量の安定が図れたため，長文レベルの発話も実施したが，しばしば不安定さが認められた。
- 対照的生成ドリルにおいて，語の弁別が可能なピッチアクセントの調節が行えるようになった。短文レベルの発話においても声の高さ

[7] 発話明瞭度と，発話の自然度はトレードオフの関係にあるので，明瞭度に著しい低下をきたさないよう，自然度の改善を図っていく。

[8] 短期目標や長期目標には，客観的に判定が可能となる指標（数値データなど）を用いて，具体的な記載が望ましい。

[9] 短期・長期目標には目安となる達成期間を記載する。

[10] 量的（時間や回答数など），質的（コメントなど）な変化を記載する。

の単調性は改善が得られている。
- 短文音読において，提示するリズムの模倣が行えるようになり，「前より話しやすくなった」とのコメントがあった。

7．再評価
- 構音検査（文章の音読（北風と太陽））（Z＋72日）
音読に63.7秒要し（3.5モーラ／秒），以前より11.7秒の向上がみられた。声の高さの単調性も初回評価時⓫ほどは聴取されない。
- 発声発語器官検査　（Z＋73日）
最長発声持続時間22秒。起声時の声の大きさの変動は聴取されなくなった。

⓫構音の評価は主観的になりやすいので，音声は必ず録音し，ほかの言語聴覚士にも聞かせるなど，客観性に留意する必要がある。

8．まとめ
発話の明瞭度は比較的保たれているものの，自然度の低下に対して発話の困難感を抱えた失調性構音障害の症例である。発声発語器官の機能的なアプローチも実施しながら，活動制限レベルの発話に対して主に働きかけることで自然度の改善を得ることができ，本人の不安感を軽減することができた。（自然度　4→2）

9．まとめと考察
① 評価根拠
左小脳出血を呈した症例である。脳血管障害は初発であり，画像所見上の損傷部位は小脳に限定されている。各種検査結果からも，失語症を含む高次脳機能障害や，知的機能の低下は認められない。

また，運動障害により併発されやすい嚥下障害も認められない。発声発語器官の検査所見にて，交互運動の困難など協調性の低下が疑われ，発話特徴においても爆発性発話，断綴性発話といった失調症状に特徴的な発話特徴も聴取され，その他，上述した病巣より失調性構音障害と診断した。

② 治療方針決定の根拠
運動失調を呈した症例では，姿勢調整が不安定となりやすく，不安定な姿勢より喉頭周囲の筋緊張が亢進する傾向がある。本症例の努力性嗄声，爆発性発話もそれに起因すると考え[3]発声訓練を取り入れた。

また，失調性構音障害症例では，機能的アプローチに比べ，活動制限レベルに対するアプローチを用いる頻度が高く，そのなかでも発話速度の調整に用いられるリズミックキューイング法にて有用性が示唆されている[4]。本症例は，発話の違和感，困難感を訴えていることもあり，発話の自然度の回復を目的にプログラムの立案を行った。

③ 考えられる問題

　本症例はコミュニケーション意欲も高く，社交的な性格であるため，今回の疾病による発話困難感により不安感を抱えている。本人のニーズにあるように，以前のように速く話したいという訴えが聞かれるため，患者のニーズに沿って，発話速度の改善（上昇）に取り組みたいところだが，運動障害を呈した構音障害患者にとって，発話速度を上昇することにより，声の大きさの過度の変動もしくは，高さの単調性などプロソディーの改善が得られたという報告例も聞かれず，音の歪みなどの構音の誤りの増加も懸念され，発話明瞭度の低下が危惧される。そのため，本人の発話の状態について十分に理解を得て，発話速度だけに限らない自然度の側面の改善について取り組むことにより，本人の発話の困難感，不安感の軽減につながると考えられる。今後，在宅へ戻るにあたり，会話場面の減少や訓練頻度の低下が予想され，現状以上の発話の自然度の改善・維持が難しくなる可能性がある。発話の困難感は，本人のQOLの阻害要因となるため，言語聴覚士は定期的な外来フォローや，在宅で実施可能な自主訓練を患者本人や家族に伝え，言語訓練の習慣化を図る必要があると考える。

QOL（Quality of Life）

＜引用文献＞
1) 西尾正輝：標準ディサースリア検査，インテルナ出版，pp.97-98，2004.
2) 杉下守弘：日本版レーヴン色彩マトリックス検査　手引き，日本文化科学社，p.33，1993.
3) 梶浦一郎：脳卒中の治療・実践神経リハビリテーション，市村出版，pp.169-170，2010.
4) 西尾正輝：ディサースリアの基礎と臨床　第2巻　臨床基礎編，インテルナ出版，p.178，2006.

● 言語聴覚療法の評価・診断のポイント

- 発話の困難さが本人の生活場面においてどのような影響を与えるか，家族や退院先について社会福祉士に確認し，「言語」の側面だけの評価にとらわれないよう注意する。
- 患者の発話については明瞭度や自然度など，状態を尺度で表せるものもあるが，発話特徴など数値で評価することが困難なものも多いため，客観的な評価のためにも患者の音声は必ず記録し，可能なら言語聴覚士間で情報共有を行う必要がある。
- 構音の評価においては，発話に要した時間や，誤り音の記載，特徴的な発話特徴のほか，構音に関する訴えや自覚（認識）についても確認をしておく必要がある。
- 失調性構音障害は，機能障害レベルよりも活動制限レベルに対するアプローチの頻度が高く，有効性も示唆されており，重症度も軽度例が多いという報告も聞かれているが[1]，脳血管障害

の場合と変性疾患（脊髄小脳変性症など）により生じている場合もあり，アプローチの行い方や，予後についても異なってくる。
- 失調症状を呈した患者は，姿勢の不安定さから構音時に体幹・頸部の過伸展が生じやすく，呼吸・発声面に影響を与えるおそれがある。

● 言語聴覚士介入のポイント

- 失調性構音障害は，活動制限レベルのアプローチにて有効性が示唆されている。小脳障害のみであれば（高次脳機能障害や知的機能低下がなく），発話速度の調整において，複雑な訓練内容の指示理解が可能な患者も多く，活動制限レベルに対する訓練は積極的に行っていく。
- 失調性や一側性上位運動ニューロン性（UUMN）の構音障害患者は，発話明瞭度が比較的高く，口頭のみでコミュニケーションが可能な症例も多いという報告が聞かれているが[1]，本人が発話に対して困難感を抱えている事例も多い。訓練により機能制限・活動制限レベルの回復を図りながら，症例の疾病直後の発話と，現在の訓練により改善した発話を聞かせることも，自身の発話状態の理解や，満足感へとつながる場合がある。
- 積極的に訓練が行える回復期の入棟期間が終了し，訓練時間・頻度の低下が懸念される場合は，本人または家族の協力にて行える訓練課題も設定し，訓練場面にて実際に行ってもらいながら実現可能か検討を行う。

引用文献
1) 西尾正輝：ディサースリアの基礎と臨床 第1巻 臨床基礎編，インテルナ出版，pp.91-98，2006.

D 混合性構音障害（ALS）

1．患者基本情報

- 患者：70歳代　男性
- 主訴：呂律が回らなくなってきている，杖がないと長距離を歩けない．

<医学的情報>

- 医学的診断名：筋萎縮性側索硬化症（Amyotrophic Lateral Sclerosis：ALS）
- 既往歴：特記事項なし
- 家族歴：同様疾患なし❶
- 現病歴：X年Y月頃より左下肢の筋痙攣が出現．他院受診．仙骨・坐骨神経ブロックを受けたが効果なし．MRIにて腰椎すべり症と診断され経過観察していた．Y月+13月，当院神経内科外来初診．神経学的に左下肢筋力低下・深部腱反射亢進を認め，構音障害も自覚するようになっていた．精査目的にY月+14月当院神経内科入院．EMGでneurogenic patternを示し，上記診断となった．
- 神経学的所見：左舌下神経麻痺，左顔面神経麻痺，左上下肢の筋力低下
- 画像所見：特記事項なし❷
- 神経心理学的所見：特記事項なし❸
- ADL：自立．歩行時はロフストランド杖使用

<生活面の情報>

- 家族構成：妻と子の3人暮らし．子は仕事の関係で家を留守にすることが多い（キーパーソン：妻）．
- 職業歴：元経営コンサルタント
- 教育歴：大卒
- 性格：温厚，明るい
- 趣味：演劇鑑賞
- 要介護度：要介護1

<他部門からの情報>

- 医師：病名について告知済み（本人，妻）❹．気管内挿管や人工呼吸器が必要になる可能性があることについても説明済み．現在のところ，人工呼吸器の使用に関しては拒否的である．症状の急速な進行は認めていない．
- 理学療法士：左下肢の筋力低下を認める（MMT　左下肢3〜4−レベル，体幹4）．下肢装具を購入予定．体幹のトレーニング，歩行訓練を中心に介入する．
- 作業療法士：左上肢の筋力低下を認める（MMT　左上肢3〜4−

患者のプライバシー保護の観点から，患者情報における年月日表記などは伏せるようにする（第3章-6参照）．

❶変性疾患の場合は，家族歴が関係することがある．

EMG (Electromyography)

❷ ALSにより脳の萎縮と脳血流量の低下が起こる場合があることは知られており，CT，MRIだけでなくSPECTの結果なども確認する必要がある．

❸ ALSにより認知機能の低下が生じる場合があるため，要確認．
ADL (Activities of Daily Living)

❹進行性疾患の場合は患者への告知の有無により行える訓練も異なってくるので，必ず確認する必要がある．
MMT (Manual Muscle Testing)

レベル)。左手による茶碗の保持，調理の際の押さえ動作困難。ADL と IADL の負担軽減を目標に介入する。
- 医療ソーシャルワーカー：介護連携指導，介護保険区分変更申請，ケアマネジャーとの連絡取りなどのかかわりを行っていく。

2．評価
1）全体像
温厚で明るい性格であり，コミュニケーション態度は良好。聴力および聴覚的理解に問題を認めず，音声コミュニケーション可能。構音に一部歪みを認め，発話が持続すると開鼻声と呼気鼻漏出による子音の歪みが出現することがある。発話明瞭度は時々わからない語がある程度である。

2）評価項目
- AMSD（Y＋14月），構音検査（Y＋14月）

  認知機能：問題を認めない（HDS-R 30/30点，MoCA-J 30/30点，RCPM 32/36点)[5]。

  呼吸機能：問題なし（呼吸数20回/分，最長呼気持続時間15秒)。

  発声機能：低下あり（最長発声持続時間12秒，G〈1〉R〈0〉B〈1〉A〈0〉S〈0〉)

  共鳴：会話場面より，発話が持続すると開鼻声，呼気鼻漏出による子音の歪み出現

  構音器官の運動：

  口唇：末梢性の左顔面神経麻痺を疑う。

  安静時，右側に比し左側の鼻唇溝が浅い。突出-横引き課題時に右側に比し左側の動きが乏しい（AMSD の基準では R 3 L 2）。口唇閉鎖の筋力も右側に比し左側に低下を認めた（AMSD の基準では R 3 L 2）。口輪筋反射と口尖らし反射は陰性であった。

  舌：左舌下神経麻痺を疑う。

  突出-後退課題時に左側に偏倚。左右運動時に左側に比し右側の動きが乏しく運動速度の低下を認めた（AMSD の基準では 2）。前舌・奥舌の挙上範囲および運動速度に低下を認めた（AMSD の基準ではそれぞれ 2）。突出時と舌面の挙上時に筋力低下を認めた（AMSD の基準では 2）。

  軟口蓋：軟口蓋の挙上に問題を認める。

  [aː] 持続発声時の視診より，硬口蓋後端の高さまで挙上可能であるが，/a/ の on and off 時に挙上速度が遅くなる。

  構音機能：構音検査より，語頭・語中に関係なく口唇音 /p/ と舌尖音 /t/，/ɾ/，奥舌音 /k/ の構音の際に破裂と弾きが不十分であり音の歪みを認めた。

AMSD (Assessment of Motor Speech for Dysarthria)

HDS-R (Hasegawa's Dementia Scale for Revised)

MoCA-J (Instruction manual of Japanese version of Montreal Cognitive Assessment)

RCPM (Raven's Colored Progressive Materices)

[5] ALS により認知機能の低下が生じる場合があるため要確認。

プロソディー：発話速度やや速い（AMSD の基準では2）
発話明瞭度：2/5　自然度：2/5
摂食嚥下機能：本人より水分摂取時に急いで飲むと時にむせること
　　　　　　　ありと聴取も，スクリーニング上は問題なし
　　　　　　　（RSST 4回/30秒，MWST 5）。

3）評価のまとめ
- 言語病理学的診断名：混合性構音障害（痙性と弛緩性）
- 障害の程度：軽度～中等度

　ALS により，左顔面神経，左舌下神経および軟口蓋の挙上が障害され，構音の歪み，共鳴の異常を呈する混合性構音障害と診断した。また上記問題のみならず発話速度がやや速く発話明瞭度を低下させていた。現時点で高次脳機能に問題を認めないことや進行性の疾患であることから，発話明瞭度の向上のみならず，AAC の獲得を目標にし言語聴覚療法を進めていく。

RSST（Repetitive Saliva Swallowing Test）

MWST（Modified Water Swallow Test）

AAC（Augmentative and Alternative Communication）

ICF の分類に関しては国際生活機能分類，中央法規出版，2002年に準拠。

3．全体像の整理

	肯定的側面	否定的側面
健康状態		ALS
心身機能・身体構造	#1　意識清明 #2　認知機能：良好 #3　眼球運動：良好 #4　呼吸機能：良好 #5　症状の急激な進行は認めない	＜神経の構造＞ #11　左下部顔面神経麻痺 #12　左舌下神経麻痺 ＜運動機能＞ #13　左上下肢の筋力低下 ＜発声機能＞ #14　気息性嗄声 ＜共鳴＞ #15　開鼻声 #16　呼気鼻漏出による子音の歪み ＜発声発語器官＞ #17　口唇・舌運動の制限 #18　軟口蓋の運動速度の低下 ＜構音・プロソディー＞ #19　構音の歪み #20　発話速度がやや速い
活動	＜ADL＞ #6　自立	＜コミュニケーション活動＞ #21　時々わからない語がある程度（発話明瞭度2） ＜移動＞ #22　歩行時にロフストランド杖を使用
参加	＜趣味＞ #7　介助なしで外出し演劇鑑賞可能	

個人因子	#8 性格：温厚。訓練に協力的	#23 現在のところ今後の呼吸器管理に対して拒否的
環境因子	#9 妻との関係良好 #10 ケアマネジャー，医療ソーシャルワーカーの連携により適宜自宅改修や補助具の申請を行っていく予定	#24 息子が仕事で家を留守にする機会が多い

（本人のニーズ）

　人と話すのが好きなので，できる限り自分の声を使って話したい。趣味である演劇鑑賞に継続して通いたい。

4．治療方針❻

　活動レベルのアプローチにより構音，プロソディーの改善を図り発話明瞭度の維持向上を行う。併せて症状が進行することを見越してAAC手段の検討と獲得を行う。

5．訓練計画❼
1）目標
- 短期目標（1か月）：口唇音，舌尖音，奥舌音の歪みの改善，発話速度の調整による発話明瞭度の向上。
- 中期目標（6か月）：ローテクAAC（文字板，透明文字板）の獲得，ハイテクAAC機械（レッツチャット，マイトビーなど）の使用方法の習得。
- 長期目標（1年）：音声コミュニケーションだけでなくAACが可能となる。

2）訓練内容
① 構音訓練

　（目的）口唇音，舌尖音，奥舌音の改善

　（方法）各構音に関する構音方法・構音点を患者に説明。舌尖音や奥舌音の構音の際に，舌の可動範囲や筋力低下を認めたことや進行性の疾患であることから，舌の運動だけではなく，下顎を使い舌の運動範囲の代償を図るように構音させるようにする。また音響分析（サウンドスペクトログラム）を用いて，フィードバックしながら行う。

② 発話速度の調整訓練

　（目的）発話速度の調整による明瞭度の改善

　（方法）リズミックキューイング法を使用する。この訓練でも下顎による舌運動の代償および音響分析（サウンドスペクトログラム）によるフィードバックを行う。

③ AAC訓練❽

---

❻本来であれば，進行に伴い摂食・嚥下障害も併発するが，情報過多による混乱を避けるため，本症例では運動障害性構音障害に対するアプローチのみを記載する。

❼変性疾患のような長期にわたって介入が必要な場合は中期目標を立てることもある。

❽AACの練習には家族（キーパーソン）にも参加してもらい，患者だけでなく介助者もAAC手段に慣れておく必要がある。

（目的）コミュニケーション手段の確保
（方法）
- 「瞬きによる Yes-No の確立」:「はい」は1度の瞬き,「いいえ」は2度の瞬きとする。
- 「文字板」：文字板には50音表だけでなく,すぐに必要な要件（はい,いいえ,痛い,苦しいなど）も記載しておく。患者自ら指さす。介助者は患者のポインティングを読み解く。
- 「透明文字板」：上記同様の内容を透明文字板に用意する。患者と介助者は透明文字板を間におき対面に位置する。患者の視線から介助者が推測し,視線の先にある文字を音読および指さしをする。患者は目標とする文字のところで瞬きをするようにする。
- 「各種コミュニケーション機器」：適宜コミュニケーション機器（トーキングエイド,レッツチャット,マイトビーなど）の使用方法を習得する。本院にない機器の場合は各メーカーと連絡を取り,デモンストレーションを実施してもらう。

6．考察
① 評価根拠

本症例は ALS により構音障害を呈していた。脳画像所見に問題はなくスクリーニング検査からも認知機能の低下はなかった。一方で,筋電図に神経性のパターンを示し,MMT にて左上下肢の筋力低下を認めた。発声発語器官では左顔面神経,左舌下神経および軟口蓋の挙上が障害され,構音の歪み,共鳴の異常を呈し,口輪筋反射や口尖らし反射が陰性であったことから,混合性構音障害と診断した。

② 治療方針決定の根拠

進行性の疾患であり,機能レベルへのアプローチでは発話明瞭度の改善は見込めないと判断した。しかし,本人のニーズが「できる限り自分の声を使って話したい」とのことであったため,活動レベルでのアプローチである下顎を使い舌の可動範囲を代償し構音すること,発話速度の調整を行うことの2つの方法により,発話明瞭度の向上を図ることにした。一方で,病状が進行することにより音声コミュニケーションが困難になる事態を想定した訓練も立てなければならない。現在,本症例は認知機能の低下を認めていない。しかし,ALS の進行とともに認知機能障害を呈する割合が増加することが報告されている[1]。そのため早い段階で AAC 手段に慣れ親しみ,身体機能および認知機能が低下してもコミュニケーション手段が確保できるように6か月を目処に AAC 手段の確立を目標としたプログラムを立てた。

③ 全体的な問題

本症例は進行性の疾患であることや,現在のところ人工呼吸器の管理に拒否的であることから,AAC の導入は慎重に進めなければなら

ない。障害者総合支援法が2013年4月に施行され「ALS等の進行性疾患においては，判定時の身体状況が必ずしも支給要件に達していない場合であっても，急速な進行により支給要件を満たすことが確実と診断された場合には，早期支給を行うように配慮する」との記載が関連法令に追記されたが，現在，本症例はそのような診断は受けていない。個人での購入およびレンタルは多額の費用がかかるため，早期の機器を用いたAACの獲得は困難である。そのため機器を用いたAACの訓練は各メーカーに問い合わせ言語聴覚療法の際にデモンストレーションを行い使用感を確認するにとどまる。今後は各職種と連携を取り，身体機能・認知機能の低下を見越し，適宜治療プランの変更を行いながら言語聴覚療法を進めていく予定である。

＜引用文献＞
1) 小森規代，橋本律夫：第14章運動ニューロン疾患の高次脳機能障害. 標準言語聴覚障害学・高次脳機能障害 第2版（藤田郁代，阿部晶子編），pp.261-267，医学書院，2015.

● 言語聴覚療法の評価・診断のポイント

- 画像所見と神経心理学的所見において「特記事項なし」と書かれているが，近年は約50％のALS症例で臨床的に何らかの認知障害を有することや一部の症例で病理学的に前頭葉・側頭葉に広範な神経変性を認めており[1]，MRIにて脳の萎縮，SPECTにて脳血流低下を認めることが多い。そのため，画像所見と認知機能は継続して確認することが重要である。
- 呼吸機能は発声や摂食嚥下機能にかかわるため，肺活量，努力性肺活量，咳のピークフローなども確認しておくとよい。無症状であっても少なくとも3か月ごとに試行することがすすめられている[2]。
- AACの決定は言語聴覚士だけでなく他部門と共同で検討し，AACの手段として継続使用できる身体機能を把握しておくとよい。
- 摂食嚥下機能もALSの評価を行う上で重要である。状態に応じて嚥下食の調整を行うまたは，胃瘻や経鼻経管栄養法などによる栄養摂取に切り替えていく。

● 言語聴覚士介入のポイント

- 進行性の疾患であり，適宜ニーズを汲み取りながら真に寄り添ってかかわる必要がある。言語聴覚士は最低限コミュニケーション機能，摂食嚥下機能に関しては先を見越していくつかの手段を提示しておけるように準備しておく必要がある。表1に意思伝達装置の一覧を示した[3]。
- 構音に関する補助機器の導入は，健常と考えられた時期から65％下回った場合を目安とする[3]。
- コミュニケーションは1人で行うものではない。AACの訓練は本人だけでなく介護者も慣れておかなければ，AACを使用するときにコミュニケーションが成立しなくなるため，介護者も訓練場面に同室してもらい一緒に訓練を行う必要がある。

表1　意思伝達装置

文字等走査入力方式

	形式	仕様・商品名
A	意思伝達機能を有するソフトウェアが組み込まれた専用機器	画面に表記された文字や単語が，一定時間間隔で点灯するなかから，入力した文字や単語が点灯したときに，操作スイッチを操作することで文字や単語を選択 旧型レッツチャット®，ハートアシスト®，タッチ&スピーク®
B	Aに通信機器機能が付加されたもの	Aの基本構造＋「作成した伝言をメールなどを用いて，遠隔地の相手に対して伝達」 伝の心®
C	Aに環境制御機能が付加されたもの	Aの基本構造＋「機器操作に関する要求項目をインターフェースを通して機器に送信し，自ら操作」 新型レッツチャット®
ソフト組込	パソコンにソフトウェアを組み込むことで上記と類似の形式	オペレートナビTT®，ハーティーラダー®，ディスカバープロ®，Switch XS®日本語版，ボードメーカー with スピーキングダイナミカリープロ®

視線等入力装置

形式	仕様・商品名
ハンドフリーキーボード	キーボードを使うことができない人のためのパソコン操作用の多用途補助ツール。ルーシー（Lucy）®
視線入力装置	モニター下部のセンサーで「視線を捉えて」入力 マイトビーC15 Eye®，Spring絆®

生態現象方式

生態現象（脳波や脳血流量など）を利用し「はい・いいえ」を判定	・完全閉じ込め状態を想定するも，必ずしも全員が使用可能ではない ・聴覚や認知に問題がある場合にも利用できない ・相反する既知の課題を順に提示して，それぞれの結果がどう出るかの記録が導入可否に必要	
	形式	商品名
A	脳波利用	MCTOS（マクトス）®
B	脳血流利用	心語り®

出典）日本神経学会監修：コミュニケーションCQ 9-1～9-7．筋萎縮性側索硬化症ガイドライン2013，pp.162-177，南江堂，2013より一部改変

引用文献

1) 吉岡耕太郎，笹栗弘貴，横田隆徳：筋萎縮性側索硬化症の最近の知見とリハビリテーション　病態と治療の現状，未来．Journal of Clinical Rehabilitation 25（3）：216-223，2016．
2) 花山耕三：筋萎縮性側索硬化症の最近の知見とリハビリテーション　呼吸障害のリハビリテーション．Journal of Clinical Rehabilitation 25（3）：230-234，2016．
3) 日本神経学会監修：コミュニケーションCQ 9-1～9-7．筋萎縮性側索硬化症ガイドライン2013，pp.162-177，南江堂，2013．

4 摂食・嚥下障害領域

A 偽性球麻痺性嚥下障害

1．患者基本情報
- 患者：50歳代　女性
- 主訴：食べ物が口からこぼれ，むせて食事ができない

<医学的情報>
- 医学的診断名：右視床出血，左内包を含む被殻出血
- 合併症：高血圧，腹部大動脈瘤❶
- 既往歴：○年○月○日，右視床出血にて発症。救急病院にて入院加療し自宅退院となった。転院時，左下肢の随意性低下，左上肢は感覚障害が著明で巧緻動作困難。杖歩行にてADLは自立し，家事を担っていた。言語障害はなく，食事は常食にて自立していた
- 現病歴：15か月後のX年Y月，下肢に脱力感あり救急病院に搬送された。被殻出血を認め，同日入院治療を開始。Y＋1月Z日にリハビリテーション目的で当院に転院となった
- 神経学的所見：意識清明，四肢麻痺，顔面神経麻痺，舌下神経麻痺，左側上下肢顔面の感覚障害
- 画像所見：右視床，内包を含む被殻に高信号域（MRI）（図1）
- 神経心理学的所見：重度の運動障害性構音障害のため精査不能❷

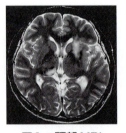

図1：頭部MRI

<生活面の情報>
- 家族構成：夫，長女，長男（高校生）と4人暮らし（キーパーソン：夫）
- 職業歴：主婦
- 社会活動：町内会，PTAの役員を務める。
- 教育歴など：高校卒，趣味は編み物，合唱

<他部門からの情報>❸
- 医師：危機的状況は脱しており薬物治療で血圧をコントロールする。腹部に大動脈瘤があり，訓練中の血圧変動には十分留意すること。
- 看護師：ADLは全介助，食事はむせ込みがあり，経口摂取が困難。

患者のプライバシー保護の観点から，患者情報における年月日表記などは伏せるようにする（第3章-6参照）。

❶投薬があれば薬品名を記載する。効用と副作用についても記載する。
ADL（Activities of Daily Living）

❷ADLからの観察でわかることがあれば記載する。

❸栄養科，薬剤部，医療ソーシャルワーカーなどからの情報があれば記載する。嚥下チームがあれば，メンバーの職種を記載しておく。

栄養と水分の管理は経鼻経管にて行っている。栄養状態は良好である。
- 理学療法士：四肢麻痺。寝返り・起き上がりとも要介助。端座位はセットで可能だが保持は困難である。立位は重介助。左上下肢に感覚鈍麻がある。移乗動作，車いす上での座位保持を目標とする。
- 作業療法士：特に左上肢は操作性が低下している。右上肢機能を向上させ，座位での整容動作の自立，書字によるコミュニケーション方法の拡大を目標とする。

2．評価❹
1）全体像❺
表情の変化に乏しく構音障害が著明で，発語にて意思を伝えることは困難だった。コミュニケーションの意欲は高く，首振りで表出反応が確立していた。食事は病棟にて全介助でムース食が試されていたが，取りこぼしが多く，むせが頻回にみられた。

2）評価項目
① 言語検査（スクリーニング）（Z＋1日）
短文の聴覚的理解と読解は100％可能，呼称は構音障害で精査不能。
② 構音機能
- 発声発語器官検査（Z＋1日）❻❼❽

呼吸機能：呼吸数25回/分，胸式優位の浅い呼吸
発声機能：最長発声持続時間2秒，粗糙性嗄声3，努力性嗄声3
鼻咽腔閉鎖機能：軟口蓋挙上不全❾，発声時左3度右2度の鼻漏出
口腔機能❿：（口唇）閉鎖，丸め横引き困難。運動範囲，筋力低下。両側の筋緊張低下
（下顎）あくびで開大，随意運動では緊張亢進し，開大範囲は2cm。閉鎖は可能だが筋力，持続力は低下
（舌）挺舌は口唇上で左に偏位。挙上はわずかな筋収縮があるのみ。両側の前方は筋緊張低下，後方は筋緊張亢進。運動努力に伴い，顎が挙上し頭部が後屈した
感覚：流涎に気づかないことがたびたびあった⓫。口腔内の触覚・温度覚は，右＞左で左右差を認めた。
反射：下顎反射 陽性，口唇反射 両側陽性，口蓋反射 両側消失⓬
構音：母音は歪み，/m/以外のすべての子音が産生不能。開鼻声が著明である。発話明瞭度4/5　発話自然度5/5
備考：唾液量は保たれ，口腔内の衛生状態は良好。歯牙の欠損なし

❹身長，体重などの基礎情報のほか，栄養や炎症にかかわる生化学データも記載しておく。
❺コミュニケーション態度や集中力など特徴があれば記載する。面接時の体位や姿勢の状態も記載する。
❻使用したテストバッテリーを記載する。検査結果を添付する場合は別紙と記載する。添付のある場合は詳細な転載を避け，要点のみ記述する。
❼唾液の処理に問題があれば記載する。口腔内の保清の状態も記載する。
❽顔面上部の運動性や閉眼の状態，眼球運動に問題があれば記載する。
❾挙上の程度，左右差や持続性も記載する。
❿単発の運動と連続運動の差，スピードはていねいに記載する。舌と顎，口唇など，共同運動様の特徴があれば記載する。

⓫顔面部位の感覚検査の結果を記載する。日常の観察結果とは混同せず，別途記載するとよい。
⓬病的反射があれば記載する。

③ 摂食・嚥下機能⓭：
　反復唾液嚥下テスト（RSST）（Z＋3日）：1回（30秒）。
　初回の嚥下以降，喉頭の上下を数回繰り返すが，嚥下に至らなかった。嚥下時の喉頭の挙上範囲は正常だった。
　改訂版水飲みテスト（Z＋3日）：3-b。嚥下反射前にむせがあり，聴診でその後の呼吸に湿性の雑音を認めた⓮。
　嚥下造影（VF）検査（Z＋8日）⓯　食材：ゼラチンゼリー⓰，水
【90度座位，頸部屈曲】⓰
　取り込み困難で口唇閉鎖の介助を要した。舌は下顎と同時に上下に動いた。食塊は形成されず，口腔内保持困難で，喉頭蓋に貯留したが嚥下反射が起こらず，あふれて誤嚥した。咳反射に遅れはなく，不顕性の誤嚥は観察されなかった。
【30度仰臥位】
　口唇閉鎖要介助。食物を舌背に置くと小刻みな舌の前後運動と，不十分ながら口蓋へ押しつける運動が出現，重力で咽頭に達し，喉頭蓋で嚥下が起こった⓱。誤嚥は認めなかった。水分は口腔底から咽頭に侵入し，喉頭挙上前に誤嚥を認めた。ポタージュ様のとろみで，誤嚥は消失した。

3）評価のまとめ
　右視床出血，左内包を含む被殻出血により，口腔顔面に両側性運動障害と右側優位の感覚障害を認め，運動障害性構音障害（痙性，重度）と摂食・嚥下障害（藤島のグレード重症Ⅰ-3）の偽性球麻痺を呈していた。口腔顔面の随意運動は重度に障害されているが，嚥下反射が保たれ，全身状態が良好であること，意識が清明で訓練意欲が高いことから，訓練適応があるものと考えた⓲。

3．全体像の整理

	肯定的側面	否定的側面
心身機能	＃1　意識清明で聴覚的理解力が保たれる ＃2　唾液量が保たれ口腔内の保清は良好 ＃3　栄養状態，全身状態は良好 ＃4　嚥下反射が保たれる	＃7　四肢麻痺 ＃8　両側の中枢性顔面神経麻痺 ＃9　両側の中枢性舌下神経麻痺 ＃10　口腔顔面の感覚障害 ＃11　構音の歪み ＃12　摂食嚥下困難
活　動	＃5　コミュニケーション意欲が高い ＃6　食事への意欲が高い	＃13　発話明瞭度低下による音声コミュニケーションの制限 　（＃8～＃11） ＃14　経口摂取困難による栄養摂取とQOLの制限

⓭検査時の姿勢を記載するとともに，随意的に咳ができるか，減弱の有無を検査する。
RSST（Repetitive Saliva Swallowing Test）

⓮取り込みの様子や，嚥下時の口唇，顎の閉鎖，取り込みから嚥下までの時間を記録しておく。

VF（Videofluoroscopic examination of swallowing）

⓯VF検査の評価シートがあれば添付する。鼻咽腔閉鎖，咽頭収縮の状態の記載も行う。
⓰この食材と姿勢を選択した理由やゼリーの量を記載する。
⓱嚥下までの秒数を記載する。

⓲摂食嚥下の検査結果に関しても，まとめて簡潔に記載する。

ICFの分類に関しては国際生活機能分類，中央法規出版，2002年に準拠。

参　　加		（#8〜#10，#12） #15　家庭でのADL自立，家事の遂行困難（#7〜#14）
個人因子	50歳代　女性　主婦　趣味：編み物，合唱	
環境因子⑲	人的因子：夫と長男，長女との4人暮らし。自宅復帰を望んでいるが夫と長女は仕事をもち，長男は高校生で，長時間の重介助は困難。 物理的環境：家屋内は段差が多くバリアフリーに改修を要する。	

(本人のニーズ) ご飯が飲み込めるようになりたい。

4．治療方針

　栄養と水分は，現行のまま経鼻経管にて管理する。口腔の運動機能向上を図りつつ，直接的訓練を並行して行う。咽頭貯留に留意し，適切な除去法を導入する。看護科は肺炎と窒息に関するリスク管理を徹底し，理学療法士，作業療法士は言語聴覚士と連携して，姿勢と呼吸機能の向上，食事動作が可能となるようアプローチする。

5．訓練計画

1) 目　標

- 短期目標（1か月）：重湯ムース食にて昼夜2食の経口摂取。不足分の栄養は経管にて補う。水分はとろみの調整を行う（藤島のグレード5）。
- 長期目標（3か月）：介護食にて3食経口摂取（藤島のグレード7）

2) 訓練内容

【口腔ケア】⑳

(目的) 口腔内の保清と感覚入力

(方法) ブラッシング。感覚の低下している左側は声かけをしながら行う。ケアの後，咽頭のアイスマッサージを行い，空嚥下を促す。

【間接的訓練】㉑

(目的) 口唇，顎，舌の運動性および分離協調性の向上

(方法) ①随意的な突出-後退を促す。②奥舌挙上：舌圧子で舌前方を押さえ /k/ の産生を促す。③前舌の挙上：スポンジ棒を前舌に置き，下顎を固定して押しつぶす運動を促す㉒。④唇と顎の分離運動：ガーゼに包んだグミを咀嚼する。介助により口唇閉鎖を保ったまま下顎の運動を促す。

【直接的訓練】㉓

(目的) 口腔顔面の機能改善と嚥下のタイミングの回復を図る。

(方法) 30度仰臥位，頸部屈曲にて，ゼリーを舌背に置き息止め嚥下にて飲み込みを促す。呼吸に雑音が聴取された際は，複数回の嚥

⑲1度目の家庭復帰の後，利用しているサービスがあれば記載する。

⑳ブラッシングの後の処理（拭き取りなど）について記載する。うがいやすすぎなど水分を使った場合は特に，留意点を記載する。

㉑安全な食事のために呼吸機能の維持向上は重要であるので，行っていれば記載する。

㉒運動感覚，圧覚の利用など，導入の理由を記載する。感覚の利用ならば症例の左右差を考慮に入れる。

㉓直接的訓練で用いる食事の段階は，施設ごとに内容や名称が異なる。施設における段階と内容を別紙添付する。食事アップの基準，チェックポイントがあれば記載する。

下を促す．食物の段階や回数，姿勢は基準に従い段階的に上げる．
- 訓練頻度：週5日　1日1回40分
- 訓練期間：X年Z＋9日〜Z＋66日

6．訓練経過[24]

- 訓練開始後10日：取り込みから嚥下までの時間が短縮した[25]．複数回の嚥下を促すことで嚥下後の雑音が消失しバイタルサインが安定していたため，食物段階をムース状嚥下食，昼のみ1回へと移行．
- 開始後32日：20分でムース食全量摂取が安全に9食連続して可能になり，重湯ムース食の昼夜2回に移行した．水分はとろみ剤でポタージュ状とし，スプーンにて摂取していた．
- 開始後50日：重湯ムース食が全量摂取可能となり3食に移行．水分はとろみ剤が当初の半量となり，カップからの摂取が可能になった．
- 開始後62日[26]：全粥を施行したところ，むせが生じ，再検査実施．

7．再評価（Z＋65日）

① 口腔機能および発声発語機能[27]：
　呼吸数は1分間に15回，最長発声持続時間12秒，粗糙性嗄声2，気息性嗄声2，努力性嗄声2．軟口蓋挙上不全，右2度，左3度の鼻漏出．口唇は閉鎖可能だが持続力は低下．挺舌は口角を超えて突出可能となった．挙上は前舌が歯茎まで到達し，奥舌挙上が視認された．筋力低下．筋緊張に著変なし．感覚も著変なし．流涎を気にするようになった．母音は複数音節が可能になり，子音はすべての単音節が産生可能となった．複数音節は歪みを認めるが発話による意思の表出が可能になった．発話明瞭度3/5，自然度3/5．

② 摂食・嚥下機能：（Z＋65日，Z＋66日）
- 反復唾液嚥下テスト：2回（30秒）
- 改訂版水飲みテスト：プロフィール4　追加嚥下は1回
- VF検査：食材はムース，全粥で施行．30度仰臥位

【ムース】
　送り込み運動が生じた．舌背から咽頭にかけて残渣があったが，約7割は喉頭蓋谷に達し1秒ほどで嚥下が起こった．
　残渣はゼリーの飲み込みでクリアされた．

【全粥】
　咀嚼運動様の，顎の上下運動と舌の前後運動が出現したが，食塊は形成されず，粥の一部が口腔底に侵入した．多くは前舌から舌背にかけての波状の挙上運動で奥舌まで送られ，数回前舌へ押し戻されたあと咽頭へ移送，喉頭蓋谷において約1秒後に嚥下反射が惹起された．口腔と咽頭に貯留を認め，ゼリーでクリアされた[28]．

[24] 訓練中に生じていた口腔の運動にかかわる問題や対応も併せて記載する．

[25] 時間の短縮と記載する場合は，継続的に具体的な秒数を記録しておくことが望ましい．

[26] 重湯ムース食3食から全粥施行までの12日間が空白である．段階的な直接的訓練の報告において日数と経過は重要なので，生じていた問題や対応があれば省略せずに記載する．

[27] 再検査の結果は，初回との比較のため初回同様の書式で書くことが望ましい．データの変化を表やグラフで示すとわかりやすい．全体像のなかではコミュニケーション方法の変化，表情の変化などを記載する．

[28] 口腔底に落ち込んだ粥の処理やその後の食塊形成，食塊形成の努力に伴う運動パターンの有無などを記載する．なお，"貯留"や"残留"など用語についても，意味を意識して記載する．

8．再評価のまとめと訓練方針

　粘稠度が高い全粥では，食塊形成と送り込みに困難を認めたが[29]，複数回嚥下による咽頭クリアランスが良好であることから，食事の段階を昼のみ全粥ペースト食，ほか1食をムース食へと移行する。間接的訓練で咀嚼運動を積極的に行う。姿勢は30度仰臥位頸部屈曲とし[30]，息止め嚥下の励行と，複数回嚥下を徹底する。

9．まとめ

　偽性球麻痺を呈した症例に対し，68日間の訓練を行った経過を報告した。口腔の機能の向上と姿勢および嚥下方法，咽頭残留除去の徹底により，安全に嚥下機能の改善をしているものと考える。しかし，依然上記の問題は残存しているため，注意深くリスクを回避していく必要がある。

10．考察
1）評価根拠

　両側性皮質延髄路障害である偽性球麻痺では，運動障害性構音障害と嚥下障害が出現し，深部反射の亢進，病的反射の出現，共同運動様の異常な運動パターン，質的な筋力低下がみられる。本症例は，下顎反射の亢進や口輪筋反射の出現，顎と舌の分離不全に代表される異常運動パターンが観察された。病巣診断で両側に出血が確認されていることから，偽性球麻痺と判断した。

2）治療方針決定の根拠[31]

　より連続した実際の動きのなかで口腔内での処理と送り込みおよび嚥下反射とのタイミングを学習していく必要性があるものと考え，早期から直接的訓練を行った。誤嚥防止と嚥下パターン訓練として息止め嚥下を導入し，安全性の高い食物と姿勢，咽頭残留の除去に留意した。

3）全体的な問題[32]

　将来的に希望している在宅療養では，誤嚥・窒息の危険が増すものと考えられるため，調理法や補助栄養や肺炎，脱水・栄養障害のリスク管理の指導と，有事には医療が早期に介入できる環境整備を要すると思われる。訪問看護，在宅リハビリやデイサービスの利用など，多様な医療・介護サービスを紹介しながら，症例の健康を維持し，介護者の過重な負担を軽減する必要があるものと考えた。

<参考文献>
- 廣瀬　肇，柴田貞雄，白坂康俊：言語聴覚士のための運動障害性構音障害学．pp.269-271，医歯薬出版，2014.
- 藤島一郎：脳卒中の摂食・嚥下障害，pp.114-120，医歯薬出版，2001.

---

[29] 奥舌から前舌へ粥が戻されていることに関する考察を要する。

[30] この姿勢での自力摂取の訓練は困難と思われる。介助の有無や，傾斜テーブルなどの利用の有無，この姿勢を継続する意義を記載する。

[31] 間接的訓練において，各器官の分離運動についての必要性も，併せて記載する。

[32] 筋緊張の異常や共同運動的な異常運動パターンに対し，特に留意が必要なポイント，感覚の有意差に対する対応などがあれば，併せて記載する。

● 言語聴覚療法の評価・診断のポイント

- 患者の意識状態，注意，認知機能，失行・失認，失語症の有無，学習能力の把握は，リスクを回避し訓練を成功に導くために重要である．
- 症状の変化に素早く対応するために，VF 検査や嚥下内視鏡（Videoendoscopic examination of swallowing：VE）検査に併せて日頃から摂食嚥下器官の運動機能を把握し，RSST，水飲みテスト，頸部聴診など複数のスクリーニングを組み合わせて栄養障害や脱水，窒息・誤嚥のリスク管理に留意する必要がある．
- 偽性球麻痺の原因となる両側性の皮質延髄路障害の場合，分離協調運動の障害と腱反射の亢進，病的反射の出現，共同運動様の異常な運動パターンが観察される．随意運動では，単発の運動と，より複雑な協調運動の間に乖離がある場合も多い．運動障害が，反射や異常な運動パターンによるものであるか，麻痺の影響によるものであるかは，機能訓練の方法や結果に大きく影響するため，ていねいに評価する．
- 感情失禁が出現する場合がある．食事中に出現すると，誤嚥・窒息の原因となり得るので，出現しやすい場面やことばかけなどを評価し，家族や関係スタッフに情報を提供する．
- 病的反射の出現が，日常生活や訓練の支障となるケースがある．咬反射や吸啜反射などは認知症や情動の症状と解釈されている場合があるので，対応も含め家族や関係スタッフに情報を提供する．
- 本症例は右側優位の感覚障害を有していた．報告では間接訓練のスポンジは前舌，初期の直接的訓練では舌背に食物を置いたとの記載がなされているが，感覚障害も考慮に入れ，取り込みの位置は左右いずれか，あるいは中央かなど，評価と考察が必要である．感覚障害は姿勢の検討にも影響がある．
- 摂食姿勢は，送り込みを補い，誤嚥を防止する方法として重要である．偽性球麻痺の場合は，リラクゼーション姿勢そのものが口腔機能に良い影響を与える場合も少なくない．摂食嚥下器官の解剖学的な位置関係から重力の利用を念頭に，嚥下反射の起きやすい姿勢を選択する．VF 検査の前に嚥下の起きやすさや喉頭挙上の範囲を確認しておき，候補をいくつか用意して検査に臨むことが望ましい．
- 直接的訓練で食事段階をアップする際には，その基準と根拠を明確にし，食物形態，回数，介助方法，姿勢などを記載しておくことが必要である．

● 言語聴覚士介入のポイント

- 摂食・嚥下障害を運動障害の結果としてとらえ，運動療法の側面から，臨床的評価をもとに，呼吸，口腔顔面，喉頭機能，姿勢にアプローチできる職種として，言語聴覚士は嚥下チームのなかで重要な役割を担っていることを認識する．
- 運動負荷や姿勢，食事時間など，栄養状態によっては，機能訓練のあり方を考慮する必要があるため，生化学検査や栄養指標を把握しておきたい．今現在，経口摂取が可能な形態と量，予後の推定は，栄養計画を立てる上での重要な要素であるので，関係各部門に随時情報提供ができるようまとめておく必要がある．
- 回復期から維持期に向かう場合は，その転帰に合わせた対応が必要になってくる．今回は自宅

復帰をめざすケースであるため，在宅での機能訓練や食事の介助方法，緊急時の対応などの家族指導が必須となる。
- 今回のように，舌機能の著しい制限がある場合，舌接触補助床など，歯科の補綴が有効な場合がある。舌を中心とした口腔器官の運動範囲や筋力，反射，感覚など歯科医師への情報提供が望まれる。
- 早期の自力摂取を求められることがあり，段階的訓練を行いながら食事段階のアップか，姿勢のアップかの判断に迷う場合がある。本人や家族，摂食嚥下チーム内での慎重な検討を要するが，基本的には口腔機能と安全性を優先して考える。
- 摂食・嚥下障害は，一つの専門職で対応できる障害ではなく，チームアプローチが必須であることは広く認識されている。医師，歯科医師，看護師，栄養士，歯科衛生士など，豊富な職種が連携できる環境もあれば，言語聴覚士に多くの役割が期待されている現場もあり，各施設のマンパワーに応じた柔軟な対応が望まれる。

参考文献
- 日本摂食・嚥下リハビリテーション学会：e ラーニング対応 第4分野 摂食・嚥下リハビリテーションの介入，pp.2-92，医歯薬出版，2011．
- 日本嚥下障害臨床研究会：嚥下障害の臨床 実践編，pp.66-76，医歯薬出版，2012．

B ワレンベルグ症候群による嚥下障害

1．患者基本情報
- 患者：60歳代　女性
- 主訴：食事が食べられない。口に唾液が溜まっても飲み込めない

＜医学的情報＞
- 医学的診断名：椎骨動脈解離，脳幹梗塞
- 既往歴：高血圧
- 現病歴：X年Y月Z日
  仕事中に眩暈と後頭部後頸部痛が出現し，救急搬送にて当院入院
  Z＋1日　呂律緩慢，右上肢の動かしにくさが出現。
  Z＋2日　MRIにて右小脳〜脳幹にかけ梗塞を認めた。
- 神経学的所見：意識清明，右顔面神経麻痺，右迷走神経麻痺，右顔面・左上下肢に温痛覚障害を認めた。四肢に麻痺は認めないが，右上下肢と体幹に失調症状を認めた❶。
- 画像所見：右延髄外側に梗塞を認める（ワレンベルグ症候群）（図1）。
- 神経心理学的所見：高次脳機能障害（失語，失行，失認，記憶障害）は認めない。
- ADL：眩暈による嘔気・嘔吐が強く，ADL全般に介助を要する。

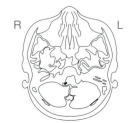

図1：頭部MRI

＜生活面の情報＞
- 家族構成：夫と息子（長男）の3人暮らし。長女は市内で家庭（夫，娘2歳）をもち独立（キーパーソン：夫）
- 職業歴：自営業（クリーニング店を夫と経営）
- 病前の言語習慣：クリーニング店の受付を行っていた。
- 性格：社交的で面倒見がよい。明るく朗らか
- 趣味：婦人会のコーラスを20年間続けている。
- 今後の生活設計：夫と息子でクリーニング店の営業を継続する。

＜他部門からの情報（入院初期）＞
- 医師：嚥下障害が重度な場合は，低栄養・脱水・嚥下性肺炎のリスクが高いので早期に胃瘻造設術を検討する。嘔気・嘔吐は，徐々に軽減すると考えている。動脈解離のリスクがあるため後頭部を強打しないよう注意する。
- 看護師：眩暈がある際には，排泄，移動，入浴，更衣など生活全般に介助が必要。常に，1日中，唾液をティッシュで拭き取っている。夜間帯に病室で泣いていることがあり，精神的なサポートも必要。

患者のプライバシー保護の観点から，患者情報における年月日表記などは伏せるようにする（第3章-6参照）。

❶神経学的所見は，多彩な所見を呈する。顔面や口腔，咽頭麻痺の左右差を確認する。そのほかに，ワレンベルグ症候群で認める症状（損傷部位と同側の顔面と反対側の四肢体幹に生じる温痛覚障害，ホルネル徴候，上下肢の失調症状など）の有無について評価する。
ADL（Activities of Daily Living）

- 理学療法士：左上下肢と体幹に温痛覚障害を認め，右上下肢と体幹に運動失調を認める。寝返り・ベッド上座位は自立。
- 作業療法士：右上肢に測定障害を認める。上肢に著明な麻痺や関節可動域制限は認めない。Barthel Index 60点。
- 管理栄養士：BMI 19。経口摂取が困難な場合は，早急な代替栄養手段の導入が望まれる。
- 薬剤師：内服薬の経口摂取が困難な場合は，簡易懸濁法を用いて経管チューブから薬剤を投与する。

BMI(Body Mass Index)

2．評価
1）全体像
　社会性・礼節ともに保たれ，病室に行くと笑顔で挨拶するなど，コミュニケーション態度は良好である。しかし，頭位の変化で誘発される眩暈により嘔気・嘔吐が強く，ベッド上で臥床していることが多い。また，唾液を嚥下することも困難なため，常に唾液をティッシュで拭き取っている（1日にティッシュ2箱を使用）❷。

　認知面や聴覚に問題は認めず，こちらの問いかけに対し適切な返答が可能である。発声発語面では，嗄声を認め，構音に軽度の歪みを認めるが，病棟内の日常会話は伝達可能なレベルである。

❷重度の摂食嚥下障害により，唾液嚥下も困難になる場合がある。訓練室のみの評価ではなく，病棟での生活場面も観察し，評価することが重要である。

2）評価項目
① スクリーニング検査（Z＋4日）
　聴覚および認知機能面（言語，高次脳機能）に問題を認めない。
② 構音機能
- 発声発語器官検査（Z＋6日）
　呼吸機能：呼吸数　18回／分
　発声機能：右声帯が副正中位で固定（喉頭内視鏡検査より）。
　　　　　　最長発声持続時間　9秒
　　　　　　声質の聴覚印象評価　G（2）R（0）B（2）A（1）
　　　　　　S（0）
　鼻咽腔閉鎖機能：/a/ 発声時に鼻漏出を認める。
　　　　　　　　　カーテン徴候（＋）
　口腔機能：安静時に口唇は右側下垂，口唇の突出−横引き運動は右側に運動範囲の制限を認める。
- 構音検査：SLTA-ST（Z＋7日）
　構音およびプロソディー機能：両唇破裂音 /p/ は，破裂不十分と呼気鼻漏出による子音の歪みを認めた。プロソディーは正常だった。
- 発話明瞭度　1.5/5　　自然度　1/5
③ 摂食嚥下機能
- スクリーニング検査（Z＋4日）

反復唾液嚥下テスト（RSST）：0回
　改訂水飲みテスト（MWST）：1点
　頸部聴診法を同時施行し，嚥下後に液体振動音が聴取された。
- 嚥下造影（VF）検査❸（Z＋10日）
　検査条件：液体（バリウム）5 mL，体幹60度
　　　　　　口腔期の問題は認めない。咽頭期では，嚥下反射惹起が非常に弱く，喉頭挙上範囲の低下，輪状咽頭筋弛緩不全による食道入口部通過障害を重度に認めた（図2）。また，嚥下中誤嚥が確認された。左右の梨状窩に食塊残留を認める（図3）ものの，左側で少量の液体通過を確認した。
　　　→頸部回旋法を用いることで，咽頭残留の軽減を認めた。

RSST（Repetitive Saliva Swallowing Test）
MWST（Modified Water Swallow Test）

❸一度でVF（Videofluoroscopic examination of swallowing）検査の評価が困難な場合は，画像を何度もスロー再生して評価する。また，検査中に評価できるよう，日々のトレーニングが重要である。

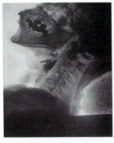
図2：食道入口部通過障害（誤嚥あり）

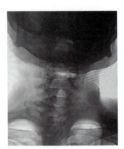
図3：左右梨状窩に食塊残留

3）評価のまとめ
- 言語病理学的診断名および摂食嚥下障害❹：摂食嚥下障害（球麻痺タイプ，重度），弛緩性構音障害（軽度）

　右延髄外側の梗塞により，右の顔面神経に麻痺を認め，文レベルの発話では両唇音に歪みを生じる。また，声質も右側声帯麻痺（副正中位固定）の影響で，気息性嗄声を呈している。発話明瞭度は高く，日常会話では大きな支障はきたしていない。このことから，弛緩性構音障害軽度レベルと診断する。

　摂食嚥下機能では，口腔期には大きな問題は認めないものの，咽頭期では，嚥下反射惹起の減弱，喉頭挙上範囲の低下，梨状窩（特に，右側）の食塊残留を認め，食道入口部通過障害を重度に認めた。現在の摂食嚥下能力は，藤島のグレード3（条件が整えば誤嚥は減り，摂食訓練は可能）である。上記の損傷部位および症状より，摂食嚥下障害は球麻痺タイプを呈している。

　頸部回旋法を用いることで左側は食塊の咽頭通過が可能であること，発症10日目であること，認知面に問題を認めないこと，全身状態が安定していることから，積極的に摂食嚥下訓練を施行することによ

❹摂食嚥下障害患者の多くは，発声発語器官に問題を呈し「話しことばの障害」を合併している。言語聴覚士として，コミュニケーション面の評価や訓練も実施する。

り改善の可能性は高いと考える。

3．全体像の整理

	肯定的側面	否定的側面
心身機能・構造	＃1　認知機能良好 ＃2　全身状態安定	＃7　嚥下反射惹起の減弱 ＃8　喉頭挙上範囲の低下 ＃9　食道入口部通過障害 ＃10　右顔面神経麻痺 ＃11　声門閉鎖不全 ＃12　鼻咽腔閉鎖機能低下
活　動	＃3　唾液や痰の自己喀出可能 ＃4　コミュニケーション意欲が高い ＃5　訓練意欲が高い	＃13　摂食嚥下障害により必要栄養量を経口摂取のみで満たせない（＃7～12）
参　加	＃6　コーラス仲間と親交が深い（頻繁に見舞いに来る）	＃14　職場復帰困難（＃14） ＃15　コーラスができない（＃10，11，12，13）
個人因子	60歳代，女性，クリーニング店受付，コーラス	
環境因子	人的因子：夫と息子の3人暮らし 物理的環境：持ち家（家屋改修可能）	

（本人のニーズ）
　唾液が飲み込めるようになりたい。少しでも口から食べたい。

4．治療方針

　嚥下反射惹起の減弱・食道入口部通過障害は認めるも，発症からの期間も短く，嚥下姿勢の調整（頸部回旋法）や口腔・咽頭器官に対する機能訓練を実施することで，必要栄養量全量を経口で摂取することを目指す❺。

　　現時点で経口から栄養摂取は困難であり，回復にも時間を要するため胃瘻造設術を施行し，当面は必要栄養および水分，内服薬は胃瘻から摂取する（医師より）。

5．訓練計画
1）目標
- 短期目標（1か月）：
  - 嚥下姿勢の調整法（頸部回旋法）を獲得し，ゼリーレベル食形態を30g程度摂取できる。
  - 嚥下反射惹起の向上および食道入口部の開大を促し，唾液嚥下が可能となる。
  - 口唇・鼻咽腔閉鎖・声門閉鎖の運動機能向上により，構音（両唇音）と声質の改善を促す。

ICFの分類に関しては国際生活機能分類，中央法規出版，2002年に準拠。

❺治療方針は，介入時期で異なる。特に，ワレンベルグ症候群は，発症2～4週間で症状が軽減する場合や，永続的に重度の摂食嚥下障害が残存する場合がある。経過が多様であるため，治療方針も介入時期で大きく異なる。

- 長期目標（3か月）：
  - 嚥下調整食で必要栄養量がすべて経口摂取可能になる。
  - 構音，声質，共鳴の改善により，他者との円滑なコミュニケーションが可能になる。

2）訓練内容

① バルーン法❻

（目的）食道入口部の開大を図り，食塊の咽頭残留を軽減させる。

（方法）球状バルーンの単純引き抜き法を実施。左咽頭壁から頸部食道にバルーンを挿入し，少量の空気をバルーンに注入した後，引き抜く。挿入後に気管内にカテーテルが挿入されていないか発声をして確認しながら行う。医師の管理下で実施する。

② 頭部挙上訓練（シャキア法）

（目的）舌骨上筋群の筋力強化を図り，喉頭挙上範囲の改善を促す。

（方法）原法では運動負荷が高く，実施困難な可能性が高い。訓練開始前に頭部挙上テストを実施し，本人の最大負荷量の60％から訓練を実施する。訓練内容は，頭部持続挙上と反復挙上を実施し，適宜，運動負荷量を増加させる。

③ のどのアイスマッサージ

（目的）嚥下反射惹起の向上。

（方法）口唇，舌（奥舌），軟口蓋に対し冷圧刺激を与える。使用するアイスマッサージ棒の水気を取って実施する。アイスマッサージの後は，空嚥下を行う。実施にあたっては，迷走神経反射に注意する。

④ ゼリーを用いた摂食訓練

（目的）頸部回旋法を用いた嚥下方法の獲得。

（方法）咽頭通過に左右差を認めるため，通過が比較的良好な左側から食塊を通過させるため嚥下前回旋を実施する（VF検査時に回旋方法を検討）。スライス法を用いたゼリー3gを嚥下する。

⑤ プッシング法

（目的）声門閉鎖機能の向上を図り，嚥下中の声門防御機構と気息性嗄声の改善を促す。

（方法）両手を胸の前で強く合わせたタイミングで「えい」と力を込めて発声する。3〜5回実施し，休憩を入れ，声質に注意しながら2セット実施する。実施にあたっては，医師に確認をする❼。

⑥ ブローイング訓練

（目的）鼻咽腔閉鎖機能の向上を図り，嚥下圧の向上と共鳴の改善を促す。

（方法）コップに水を入れストローで水をブクブクと吹く。水を誤って飲まないよう注意が必要。

⑦ 構音訓練

（目的）/p/音の改善。

---

❻ バルーン法は，いくつかの方法がある。患者の症状や習熟度による訓練法の適応を考える。バルーン法を実施した直後は，食道入口部が開大しているため胃食道逆流に注意する。

❼ 高血圧や不整脈等の循環器疾患がある場合は，症状を悪化させることがあるので医師に確認をする。また，強い発声をしすぎると仮声帯発声になるので喉頭内視鏡で適宜確認が必要である。

（方法）口唇閉鎖および鼻咽腔閉鎖を意識するよう，鏡による視覚と聴覚を用いたフィードバックを用いた構音訓練を実施。最初は，単音節の反復から始め単語，文レベルと実施していく。

訓練頻度：週5日　1日40分
バルーン法，アイスマッサージは1日3回実施[8]

訓練期間：Z＋10日〜Z＋1か月

6．訓練経過

- 訓練開始1週間程度は，眩暈による嘔気の訴え強く，ベッドサイドでの訓練が中心であった。その後，眩暈の訴えが軽減し，離床時間も増え，リハビリ室での訓練や病棟での自主トレーニングも積極的に実施が可能となった。
- バルーン法を導入する際に，VF検査で食道入口部開大に効果があることを確認し，空気量を少量から実施し，段階的に6mLまで増量した。訓練導入時やバルーンの空気量を増加させる際は医師や言語聴覚士が実施し，手技に習熟してから患者自身で実施した（医師の管理下で実施）。
- 頭部挙上訓練は，持続法10秒，反復法10回から開始し，再評価時には持続法15秒，反復法18回まで実施可能となった。
- 訓練開始5日目より唾液嚥下が可能になり，ティッシュで唾液を拭き取る量が減少した（1日1箱程度）。
- 各運動訓練は，適宜再評価を実施し，運動負荷量を増強していった。

7．再評価（訓練1か月経過時）

- VF検査（Z＋30日）
バルーン法を直前に実施し，頸部回旋法を組み合わせることで，3〜5gのゼリーは咽頭残留を認めず安全に摂取可能になった。
- 30g程度のゼリーであれば，10分程度で摂取可能となった（摂食訓練実施期間中に誤嚥を示す徴候は認めなかった）。
- RSST：1回，MWST：3点，フードテスト：3点
- 唾液嚥下は改善し，ティッシュ使用量は1日1/3箱程度に減少した。
- 声門閉鎖，鼻咽腔閉鎖機能の改善を認め，発声面で声質および共鳴の改善を認めた（MPT16秒，/a/発声時に鼻漏出を認めない）。
- 口唇の運動範囲が拡大し，文レベルで/p/の構音の改善を認めた。

8．まとめ

右延髄外側の脳梗塞によりワレンベルグ症候群を呈し，球麻痺タイプの摂食嚥下障害と弛緩性構音障害を呈した症例である。主に摂食嚥

[8] 自主トレーニングを実施する際は，必ず手技の習熟を図ってから行う。手続きなどを書いた説明書を作成し，それに基づき病棟で実施してもらうのもよいだろう。また，自主トレーニング実施の有無や感想を患者に記録させ，言語聴覚士との訓練時に確認することも大切である。

MPT（Maximum Phonation Time）

下障害面に対しては，食道入口部開大，嚥下反射惹起の向上，食塊の咽頭通過および咽頭残留の除去を中心に，基礎訓練と摂食訓練を組み合わせて実施した。短期目標であった，ゼリーレベル食形態30gの安定摂取が可能となった。今後，摂食量の増大を目指し訓練を継続する。

また，発声発語面においても，発声・構音面に改善を認め，日常生活で支障ないレベルとなった。

9．考察

① 評価根拠

延髄外側梗塞で重度な摂食嚥下障害を呈していた。症状は，嚥下反射惹起の減弱，食道入口部通過障害を重度に認めた。損傷部位および症状より球麻痺タイプ摂食嚥下障害重度と診断した。

また，顔面神経・迷走神経麻痺から，構音障害（両唇破裂音）と嗄声（気息性）を認め，発話明瞭度1.5/5より弛緩性構音障害軽度と診断した。

② 治療方針の根拠

本症例の摂食嚥下障害の中核的症状は，嚥下反射惹起の減弱と食道入口部通過障害である。この問題を改善させるために，バルーン法や頭部挙上訓練，のどのアイスマッサージを基礎訓練として実施し，スライス法を用いた頸部回旋法による摂食訓練を実施した。本症例は，認知機能に問題を認めず，訓練意欲も高かったため，病棟での自主トレーニングを積極的に導入した。

発声発語機能の訓練（声門閉鎖訓練，鼻咽腔閉鎖訓練，構音訓練）も，摂食嚥下訓練の基礎訓練になるため，発話面だけでなく摂食嚥下面も意識し訓練を実施した。

③ 考えられる問題

発症1か月で，ゼリー30gを経口摂取できるレベルまで回復した。しかし，現時点でも胃瘻から水分と栄養を摂取している。また，ADLは失調症状により移動（歩行器），排泄，入浴には介助を要する状態である。今後も摂食嚥下面および運動機能面の回復が望まれるため，回復期リハビリテーション病棟への転棟予定である。

回復期リハビリテーション病棟では，3食経口摂取を目指し訓練を継続していくが，摂取量が増えることで誤嚥のリスクが高まることも予想される。また，胃瘻からの水分および栄養の投与量を減らすことで，低栄養や脱水のリスクもあるため，慎重に多職種連携を実践しながら訓練を継続する[9]。

<参考文献>
・岡田澄子, 苅安誠, 清水充子ほか：摂食嚥下臨床 実践編 症例報告から

[9] 摂食嚥下リハビリテーションは，さまざまな職種との連携が必須である。定期的なカンファレンスや情報共有が重要である。言語聴覚士も頻繁に病棟に出向き，「顔の見える連携」を心がける。

> 基本を学ぶ，pp.10-20，医歯薬出版，2012.
> ・藤島一郎，柴本勇：摂食・嚥下障害患者のリスクマネジメント，pp.49-52，中山書店，2013.

● 言語聴覚士の評価・診断のポイント

- VF 検査や嚥下内視鏡（Videoendoscopic examination of swallowing：VE）検査を実施する際には，誤嚥の有無だけを確認するのではなく，訓練で用いる代償方法（摂食姿勢，嚥下法，食形態）を試し「訓練に役立てる検査」となるよう実施する。
- VF 検査や VE 検査は録画が可能なため，患者や家族，スタッフに画像を見せながら摂食嚥下障害の症状や訓練の手技・目的を説明すると理解が深まることがある。
- ワレンベルグ症候群は「歩ける嚥下障害」と呼ばれるが，損傷部位の広がりにより運動機能やADL も多様である。また，発話面で小脳症状を強く認めると，失調性と弛緩性の症状を呈する混合性構音障害となることがある。

● 言語聴覚士介入のポイント

- 発症直後に介入する場合は，眩暈などによる嘔気・嘔吐の訴えが聴取されることもあり，多職種と連携し離床を促していく。
- 重度摂食嚥下障害を呈している場合は，唾液の処理も困難となり誤嚥リスクが非常に高い。医師や看護師と情報共有を行い，唾液処理方法の検討や口腔ケアなどを積極的に行う。
- ワレンベルグ症候群は回復過程も多様であるため，重度摂食嚥下障害を呈した場合には嚥下機能改善手術（喉頭挙上術，輪状咽頭筋切断術，棚橋法など）の適応となる場合がある。また，早期より栄養や水分摂取方法の検討も必要となるため，多職種連携を図り，的確な予後予測と予後を見据えた介入が重要となる。

C　頭頸部癌術後の嚥下障害

1．患者基本情報
- 患者：50歳代　男性
- 主訴：食事が食べられない。唾が口の中に残って飲めない

＜医学的情報＞
- 医学的診断名：舌癌
- 既往歴：糖尿病❶　その他の癌❷
- 現病歴：X年Y月頃より，舌痛が出現した。徐々に増悪したためY＋3月近医の歯科を受診した。左舌縁に隆起性病変を認め，ステロイド軟膏塗布にて経過観察されていたが，改善しないため，Y＋4月当科に紹介受診となった。生検にて高分化型扁平上皮癌であり，手術目的にY＋5月入院となった。入院後6日目（Y＋5月Z日），舌癌摘出術（舌左半側切除），左口蓋扁桃切除，左頸部郭清術❸，腹直筋皮弁による再建術，気管切開術が施行された。全身状態安定し，術後6日目（Y＋6月）より訓練開始となった。
- 神経学的所見：特になし
- 神経心理学的所見：特記事項なし❹

＜生活面の情報＞❺
- 家族構成：妻と2人の子ども（小学生と中学生）の4人暮らし（キーパーソン：妻）
- 職業：会社員（営業職）
- 教育歴：〇〇大学卒
- 趣味：食べ歩き

＜他部門からの情報＞❻
- 医師：経管栄養。悪性度が高いので，術後に化学放射線療法を追加予定のため，早期に経口摂取を開始し，栄養状態を改善させたい。
- 看護師：食べ歩きが趣味であったため，食べられないことにがっかりしていた。また，入院当初は話し好きであったが，術後発音が悪く，同病室内の人や家族からも聞き返されることが多いため，話すことを避けているようである。

2．評価
1）全体像❼
栄養方法は，絶飲食の指示により経管栄養のみである。

もともと話し好きであったが，最近は静かに横になっていることが多い。理解面に問題はみられない。しかし，構音は不明瞭で，話しかけられたら答える程度で，あまり自分から話そうとしない。

患者のプライバシー保護の観点から，患者情報における年月日表記などは伏せるようにする（第3章-6参照）。

❶直接訓練を実施していく際，糖尿病の投薬により，実施時間に配慮が必要な場合がある。また，栄養法では，経口摂取量を増やす際にも影響を受ける。

❷肺・中咽頭・食道・胃・その他の癌の治療の既往がある場合は，その影響（予後を含め）も考慮が必要である。また，近年は高齢者も増えており，脳血管疾患などの既往も，確認が必要である。

❸副神経，迷走神経の温存や舌骨上筋群の切除の有無など手術記事などから確認が必要である。

❹❷同様，脳血管疾患に伴う高次脳機能障害や認知症などが術前からある場合は，ゴール設定や訓練に影響するので確認が必要である。

❺家族構成より，職場復帰の必要性がある。会食など外食やコミュニケーションの必要性なども確認が必要である。

❻左記以外にも各療法士や栄養士，薬剤師など他部門からの情報があれば追記する。

❼食事やコミュニケーションに対する姿勢は，経口摂取や訓練の取り組みに影響する。また，頭頸部癌の場合，容姿の変化や癌治療が終了しているにもかかわらず，食事が取れないなど，急激な変化による精神的な影響

2）評価項目

① スクリーニング検査（Y＋6月：術後6日目）

言語理解に関しては特記事項なし。舌運動制限に伴う構音障害，嚥下障害あり。

② 発声発語器官の検査（術後6日目）

下顎：開口範囲は3横指強と良好で，閉鎖運動も可能であった。開口-閉鎖の交互運動は，運動範囲は問題ないが，運動速度の低下が認められた。

口唇：突出-引き運動はやや制限があるものの可能であった。交互運動は，運動範囲は問題ないが，運動速度の低下が認められた。

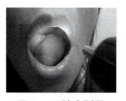

図1：口腔内所見

軟口蓋：挙上運動，持続性に明らかな問題はみられなかった。

頬：両頬，左右頬の膨らましは，ともに膨らみ弱く，交互運動も困難であった。

舌：突出運動，左右運動は困難で健側がわずかに動くのみであった。舌尖後方から左奥舌まで皮弁で形成されており，大きさはやや大きいが口唇閉鎖には影響ない程度で，色は良好であった[8]。（図1）

③ 嚥下機能

・反復唾液のみ検査（術後14日目）

3回／30秒。喉頭挙上は1横指と良好であったが，2回目，3回目の嚥下反射は努力性で，挙上開始の時間は延長していた。

・嚥下内視鏡検査（術後14日目）（図2）

発声時・嚥下時ともに軟口蓋の挙上運動，持続性は良好であった。安静時は，両側梨状窩に中等度以上の唾液の貯留がみられ，喉頭の知覚低下もみられた。嚥下の評価は，一口量3mLのピオクタニン水・とろみつきピオクタニン水・ゼリーで実施した。ピオクタニン水・とろみつきピオクタニン水は，少量の口腔内保持は良好だが，食塊が咽頭腔へ流入開始してから喉頭挙上が生じ，強いむせがみられた。また，ゼリーは奥舌へ乗せてもなかなか送り込めず嚥下困難であった。

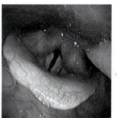

図2：嚥下内視鏡検査

・嚥下造影検査（術後16日目）（図3）

口腔内保持は良好だが，送り込み障害がみられた。口腔内の食塊が1回の嚥下では少量

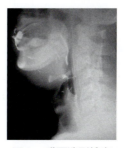

図3：嚥下造影検査

を受ける場合も多いので注意が必要である。

[8] 再建舌の状態が構音や嚥下に影響するので，十分に観察する必要がある。

残留しており，それが喉頭蓋を伝って下降期に喉頭に流入していた。流入した残留は声門上部で留まり，咳嗽でクリアできていた。
- MTFスコア（嚥下機能評価基準）[1)]

M1（経管栄養）T0（経管栄養）F該当なし（摂取できる食品群はなし）。唾液でも誤嚥のリスクがあり，絶飲食であった❾。

④ 構音機能
- 構音検査：単音節レベルより，母音および /t/，/r/ などの舌尖音，/k/ など奥舌音で構音の歪みや省略がみられた。
- 会話明瞭度検査：4/5（＝時々わかることばがある程度）
- 発語明瞭度検査❿：単音節レベル25/101，単語レベル18/54であった。

3）評価のまとめ
- 摂食・嚥下障害名：器質的嚥下障害（前咽頭期型，重度）

舌癌術後の器質性嚥下障害が認められた。口腔内は再建舌で占められており，健側舌の動きは制限され，口腔内に唾液の貯留が認められた。また，咽喉頭の知覚低下もみられ，梨状窩に唾液の貯留がみられた。唾液は吸気に合わせて喉頭への侵入がみられた。空嚥下による唾液のクリアは不完全であった。嚥下内視鏡検査，嚥下造影検査の結果から，流動性のある食塊では，食塊が喉頭へ侵入してから嚥下反射が生じており，誤嚥のタイプは前咽頭期型誤嚥と考えられた⓫。

- 言語病理学的診断名：構音障害

単音節レベルより母音および舌尖音・奥舌音を主とした構音の歪みが認められ，音声言語のみでの日常会話は困難な状態であり，舌癌術後の重度器質性構音障害である。

3．全体像の整理

	肯定的側面	否定的側面
心身機能	＃1．全身状態安定	＃2．舌運動制限（舌尖後方～左奥舌まで腹直筋皮弁にて再建） ＃3．喉頭挙上運動の制限（舌骨上筋群切除・気管切開） ＃4．唾液の誤嚥あり ＃5．送り込み障害あり
活　動	＃6．理解面に問題なし	＃7．絶飲食 ＃8．音声言語のみでのコミュニケーション不良（舌運動不良で，聞き手が話題を共有していても推測が難しい）

❾嚥下機能評価基準（＝MTFスコア）とは，口腔・中咽頭癌の治療後の嚥下評価のために考案された評価で，簡便に患者の大まかな摂取能力をとらえたものである[1)]。
栄養摂取法（Method）
1．経管栄養
2．経管栄養併用
3．食事形態の工夫
4．若干の制限
5．制限なし
食事摂取時間（Time）
0．経管栄養
1．50分以上
2．40分以上
3．30分以上
4．20分以上
5．10分以上
摂取可能食品群（Food）
下記の食品群のなかから摂取できる食品群の数を得点とする。
1．液体（水・お茶など）
2．流動（ポタージュ・濃厚流動食など）
3．半流動物（ゼリー・ペースト食など）
4．軟性食（全粥・軟菜）
5．常食
❿短縮版を利用する場合もあり。再建により，健側の舌運動も制限され，術後の構音は全体的な構音の歪みや，再建舌の萎縮の状態により異なる。
⓫原因疾患，実施した評価より，嚥下障害のタイプ診断を行う。

ICFの分類に関しては国際生活機能分類，中央法規出版，2002年に準拠。

参　加	＃9．職場に受け入れ態勢あり	
個人因子	50歳代　男性　営業職（接待などで，会食が多い） 趣味：食べ歩き	
環境因子	人的因子：妻と2人の子ども（小学生と中学生）の4人暮らし 物理的環境：自宅は持ち家 社会的環境：職場の理解については，不完全	

（本人のニーズ）
　早く職場復帰したい。

4．治療方針❶

主治医と相談の上，創部以外の頬・口唇などの運動や，構音訓練より開始し，適宜評価を行い安全な経口摂取，構音機能の改善をめざす。

5．訓練計画
1）目標
- 短期目標（1か月）：送り込み障害への代償手段の獲得，食形態の工夫を行い，安全な経口摂取の開始をめざす。母音，口唇音から始め舌尖音や奥舌音の獲得をめざす。
- 長期目標（6か月）：食事形態の工夫や食べ方の工夫を行い，経口摂取による必要な栄養の獲得をめざす。日常生活において話題の共有などの工夫をすることで，家族や身近な友人との会話を可能にすることをめざす。

2）訓練内容
① 嚥下訓練
（目的）送り込み方法（圧送り込み法），嚥下のタイミングの獲得をめざす。
（方法）吸啜運動を利用した圧送り込み法を指導する[2]。啜って送ったタイミングと嚥下反射を開始するタイミングを合わせる指導を行う。
② 構音訓練
（目的）母音，口唇音の導入。舌尖音，奥舌音の獲得をめざす。
（方法）上記構音より構音訓練開始する。

6．訓練経過❷

術後6日目より構音訓練を開始した。術後14日目より，送り込み方法の指導を開始した。はじめは唾液の送り込みも難しく「圧送り込み法＋嚥下反射」の連続が困難で，時折強くむせる場面もみられたが，練習後は明らかなむせがなく唾液の飲み込みが可能となった。術後17日目には，とろみつき水分3mLで明らかなむせもなく嚥下可能と

❶術後の治療方針によって，経口摂取の食形態を検討する必要がある。また，可能なコミュニケーション方法の獲得も早めに家族やスタッフと共有する必要がある。

❷経口摂取開始までの経過を報告しており，その後最終目標に向かっていく過程で必要と予測される問題点などを挙げて検討していく必要がある。また，訓練開始直後は，食事やコミュニケーションの問題により落ち込み気味であると精神科医からの報告もあり，精神的側面への配慮も検討する必要があるだろう。また，合併症として糖尿病があると，食形態の変更や食事のタイミングなどへの影響も検討が必要である。

なった。術後19日目には，とろみつき水分5mLまで可能となった。また，水分も3mLであれば，明らかなむせもなく嚥下可能な場合があった。術後20日目に再評価を実施した。

7．再評価
1）嚥下機能
- 反復唾液のみ検査　3回/20秒。
- 嚥下内視鏡検査

　安静時の梨状窩に唾液の貯留はほとんどみられなかった。

　嚥下時に3・5mLとろみつきピオクタニン水の口腔内保持は良好であった。嚥下反射の惹起性は良好で，嚥下後の梨状窩の残留もみられなかった。また，3・5mLピオクタニン水は，食塊が咽頭腔へ流入してから嚥下反射が生じ，5mLでは嚥下前にむせがみられた。また，ゼリーは奥舌へ乗せても送り込めず，嚥下困難であった。

- MTFスコア：M2（経管栄養の併用）T1（50分以上）F1（B流動のみ）。

　術後19日目よりミキサー食で食事開始となった。食事時間は，50分以上かかり，経管栄養も補助的に使用しなければならなかった。食品群では，2群（流動）は食べられるが，3（ゼリー・ペースト食）・4（全粥・軟菜）・5（常食）群は送り込みできずに食べられない。また，1群（水）は5mL以上でむせがみられた。

- 嚥下造影検査

　口腔内保持は，良好だが，送り込み障害がみられた。喉頭挙上範囲は1椎体，喉頭前庭閉鎖は不良であった。声門閉鎖，咽頭収縮，食道入口部の開大は良好であった。喉頭蓋谷の残留は少量で，喉頭流入があるものの咳により喀出可能であった。嚥下後，送り込み障害により口腔内に少量残留したバリウムは，咽頭前壁に沿って喉頭への流入がみられた。しかし声門上部でとどまっており，咳嗽にて喀出可能であった。

2）構音機能
- 構音検査：単音節レベルより，母音および/t/，/r/などの舌尖音，/k/など奥舌音で構音の歪みや省略がみられた。
- 会話明瞭度検査：2/5（＝時々わからないことばがある程度）
- 発語明瞭度検査：単音節レベルは51/101，単語レベルは36/54であった。

8．まとめ
　舌癌術後症例に対して，術後早期より構音訓練を実施し，その1週間後に嚥下訓練を開始した。構音訓練は，母音をはじめ舌尖音などの基礎的な構音訓練，Yes-No・選言質問，話題の共有を行ってから会

話訓練を行い，家族との会話が可能な状態となった．また，嚥下訓練開始後1週間で，冷水3mL，とろみつき水分5mLまで明らかなむせはなく嚥下可能になり，食形態の制限はあるものの食事開始となった．今後は職場復帰へ向けて，外食や家族以外との会話の成立を目的とした訓練の継続が必要である．

9．考察
① 評価根拠

　本症例は，舌癌術後による嚥下障害，コミュニケーション障害を呈していた．嚥下障害については，再建舌の状態や舌骨上筋群の切除・気管切開などによる喉頭挙上運動の制限などの影響を踏まえて，嚥下造影検査，嚥下内視鏡検査を行い，ゼリーなど流動性の低い食塊は送り込みが困難であったが，流動性の高い食塊では，食塊が喉頭へ侵入してから嚥下反射が生じ始めており，誤嚥のタイプは，前咽頭期型誤嚥と考えた．

② 治療方針決定の根拠

　本症例の嚥下障害の問題は，食塊の移送困難，送り込み障害による口腔期の問題と嚥下のタイミングのずれが認められた．よって，送り込み障害と嚥下のタイミングの獲得を優先して訓練方法を立案し実行した．

　舌癌術後の器質的障害であるが，術直後であり，訓練効果が期待できた．

③ 全体的な問題点

　本症例は，営業職への職場復帰を希望しており，家族も同様に希望している．現時点では安全に経口摂取可能な食事形態は制限されており，一口量や水分との交互嚥下など食べ方にも工夫が必要な状態である．また，コミュニケーションは家族であれば音声言語で可能な程度である．今後，職業上必要な会食では食事形態の調整が難しく，不特定多数との会話が必要なため，外食や家族以外との会話の成立を目的とした訓練の継続が必要である．

＜引用文献＞

1）藤本保志：口腔・中咽頭がん術後嚥下機能の評価—嚥下機能評価基準（Swallowing Ability Scale）の妥当性について—．日本耳鼻咽喉科学会会報 100：1401-1407，1997．

2）森本邦子：舌・口腔底癌術後の送り込み障害への工夫—圧を用いた送り込み 法の検討—．第8回日本言語聴覚学会総会学術講演会 6，pp.2-3，2007．

●言語聴覚療法の評価・診断のポイント

- 過去の癌治療歴や今回の術式によっては，舌骨上筋群切離による喉頭挙上運動の制限や声門閉鎖不全などが起こり，嚥下訓練に影響するため，主治医や手術記録などから十分な情報を得ておく必要がある。
- 仕事復帰に向けては，仕事内容や職場の理解などを調査し，仕事内容の変更などを含め，職場との連携が必要になることがある。

●言語聴覚士の介入のポイント

- 術直後の介入は，創部の状態や嚥下造影検査などの評価のタイミング，現状の説明をどう行うかなどを含め，主治医と十分な連携をとって進めていく必要がある。
- 濃厚流動食を含め経口摂取がある程度可能になると，外来でのリハビリテーションへ移行することも多いため，安全に経口摂取できる食形態や食べ方などを，本人だけでなく食事をつくる家族とも共有しておく必要がある。その際，手軽に購入して使用できる食品などをアドバイスできるとよりよい。
- 化学療法や放射線治療が術後早期に開始される場合は，いったん改善傾向にあった嚥下機能が低下することもある。また，術前に化学療法や放射線療法を受けている場合は，頸部の腫脹などにより，喉頭挙上運動の確認が視覚的に難しいこともあるので，直接触れて評価を行う必要がある。
- 頭頸部癌は術後に，化学療法や放射線療法などを予防的に継続することも多いため，嚥下障害が悪化することも念頭に入れておく必要がある。また，外科的治療による見た目の変化や再発のおそれなどによる精神面への影響へも配慮が必要である。

D 神経難病の摂食・嚥下障害

1．患者基本情報
- 患者：70歳代　男性[1]
- 主訴：以前，食事中に食べ物がのどにつまり苦しかったが，今後もできるだけ食事を口から取りたい

<医学的情報>
- 医学的診断名：筋萎縮縮性側索硬化症（ALS）
- 既往歴：腰椎圧迫骨折
- 現病歴：昨年秋より右上肢脱力，呂律が回らない，唾液の飲みにくさを自覚し，当院神経内科を受診し ALS と診断。その後，今年4月に通所リハビリテーション利用時に昼食場面で窒息し併設の医療機関で吸引の処置を受けた。その後，神経内科受診時に，胃瘻造設を勧められ，今回胃瘻造設目的に当院入院。胃瘻造設後も口から食べ続けたいということで嚥下リハビリテーションの実施希望あり
- 神経学的所見：意識清明，四肢麻痺を呈しているが麻痺の進行は上肢優位。現在，両上肢は挙上困難であるが，下肢については筋力の萎縮と膝の屈曲制限を認める。
- 神経心理学的所見：失語，失行，記憶力低下は認められない
- ADL：寝返り可能，起き上がり介助，立ち上がり自立。歩行は連続20m 自立歩行可能であるがその後の倦怠感は強い状態であった。ALS 機能評価スケール（ALSFRS-R）：35/48点（唾液・起座呼吸・呼吸不全以外の項目で減点あり）

<生活面の情報[2]>
- 家族構成：妻と長男との3人暮らし。次男は県外在住
- 職業歴：定年まで県庁職員として働いていた。定年後も民間企業で役員などを担当
- 社会活動：民生児童委員や町内会の役員などを務めている。書き仕事が難しくなってきたため，今後引退を予定している。
- 教育歴：大学卒
- 趣味：旅行。食べ歩きが好きで妻と日本全国のさまざまな観光地に出向き楽しんでいた。また運動が好きで，フィットネスなどに通っていた。
- 介護保険サービス：要介護3。入院前は訪問リハビリ2日/週（理学療法士・言語聴覚士），通所リハビリテーションを2日/週利用していた。
  福祉用具は介護用ベッドレンタルを利用
- 障害者手帳：身体障害者手帳1級
- 今後の生活設計：自宅へ戻り，これまでと同様の生活を予定。家族

患者のプライバシー保護の観点から，患者情報における年月日表記などは伏せるようにする（第3章-6参照）。

[1] ALS（Amyotrophic Lateral Sclerosis）は高齢者で球麻痺から発症のケースにおいて，呼吸障害を早期に呈する症例が多いため，高齢者の場合は，発症時期に着目することが必要。

ADL（Activities of Daily Living）

[2] 進行難病の場合，症状の進行は止めることができないため，生活面において，今後どのように考えているか，自身の症状の把握がされているかが大切であるため，必要情報として収集する。

の受け入れについても，同様の方向．栄養摂取については胃瘻を希望したが，その他の延命措置については希望していない．

＜他部門からの情報❸＞

- 医師：嚥下機能はここ2か月で低下．1度ではあるが窒息のエピソードあり，本人の希望もあって今回胃瘻を造設した．経口摂取は現時点で可能と判断している．窒息に注意すればこれまでどおり，経口摂取可能．現在，これまでと同様の生活を送っているが，急変もあり得る．余命については数か月単位で考えなければならないという旨を本人に伝えている．
- 看護師：両上肢の動きを必要とするADLについては，すべて介助を要する．病棟生活においては，ナースコールを呼吸スイッチ式にし，必要時に看護師を呼ぶことができており，危険行動はない．
- 理学療法士：両肩，両手指に軽度関節可動域（ROM）制限，MMTは上肢1～2レベル，下肢3～4レベル，体幹3レベル，胸郭可動性の低下を認めている❹．自室からトイレなどの短距離の屋内歩行の継続と基本動作能力の維持をめざしたリハビリテーションを実施．
- 作業療法士：上肢の活動を必要とするADLすべてに介助を必要としている．日課の新聞を読むことや読書については自身で行いたいと希望があり，自助具作成や使用の練習など，環境調整を行っている．
- 管理栄養士：身長170cm，体重45kg，BMI 15.5
常食（2,200kcal）提供❺．摂取のしやすさを考慮し一口大にカットし提供．摂取量7割程度．以前より味が濃く，歯ごたえのあるものが好きであるが，この頃はより味のはっきりしたものが好みとのこと．食事が一番疲れると訴えあり．
- 医療ソーシャルワーカー：指定難病医療受給者証・特定疾患医療受給者証の手続きは完了している❻．胃瘻造設に伴い，退院後は訪問看護サービス利用予定．家族へレスパイト目的の入院などのサービスの紹介をしたが，特に利用希望はないとのこと．

2．評価
1）全体像
こちらからの話しかけに笑顔で応じ，穏やかな印象．会話の内容，応答のタイミングは問題を認めない．常に，発話の明瞭度を気にしており，会話中に相手を気遣う様子がみられる．声量は静かな場所で相手が聞こえる程度であり，疲労に伴い低下がみられる．話題の転換部では，大きく息を吸い直し，意識的に明瞭度の調整をしている．数分の会話場面で何度も頭をもち上げなおしている．

2）評価項目
① スクリーニング検査 （X年Y月Z日）

---

❸ その他薬剤師などの職種からも情報があれば収集する．

ROM（Range of Motion）

MMT（Manual Muscle Testing）

❹ ALSでは全身の筋力低下をきたすため，筋力の状態について把握する．

BMI（Body Mass Index）

❺ ALSでは基礎代謝の亢進があり，痩せが進むため現時点でどの程度の栄養が提供されているかを把握する．

❻ 退院後のサービス利用に必要な情報である．指定難病については，介護保険被保険者であっても，医療保険や公費優位でサービス受給が可能である．

コミュニケーション手段は発話のみ。拡大代替コミュニケーション（AAC）は用いていない。書字項目については，上肢操作困難であり未実施。

HDS-R　30点

② 構音機能
- 発声発語機能検査　（Z＋2日）
  呼吸機能：呼吸数　20回／分❼
  発声機能：最長発声持続時間9秒
  鼻咽腔閉鎖機能：開鼻声　中等度

③ 呼吸機能

咳	可能だが弱い
食事時の息切れ	少し息があがる
発話時の息切れ	少し息があがる
％FVC	50％❽
食事時酸素使用	なし
食事SpO₂低下	なし（S_PO_2　97〜98％）❾
夜間SpO₂低下	なし（S_PO_2　95〜98％）

- 発話明瞭度　3/5開鼻声著明。会話時鼻を押さえて話す場面がみられており，聞き返しを要する。会話場面において，口唇や頬の協調運動が低下し，発話スピードの低下を認める。

④ 摂食嚥下機能
- ALS機能障害尺度嚥下部分（FRSsw）　3（嚥下障害を自覚）
- 改訂水飲みテスト　プロフィール2
- VF検査　（Z＋3日）
  口腔期：口腔内の食塊保持不良，食塊形成不全
  　　　　食塊の口から咽頭への移送障害
  咽頭期：鼻咽腔閉鎖不全による鼻咽腔への逆流，咽頭収縮不良，喉頭挙上不良などがみられ少量ではあるが，誤嚥を認める。
- RSST　2回／20秒
- 食事場面評価

　　食事時間は60分程度❿。半量〜7割程度の摂取。

　　自助具のバネつき箸，軽いスプーン・フォークで摂取。はじめから右前腕に左手を添え，机に置いた右肘をテコのように用いて口に運ぶ。体幹前傾させ，食べ物を迎えにいく。

　　食事は常食摂取。摂取しやすいよう一口大に調整。水分はとろみなしで，ストローにて摂取。焼き魚や蒸し鶏などについては，飲み込みにくさの訴えあるが，本人希望にて現在の食事内容となっており，食べにくいものについては自身で摂取の調整を行っている。

AAC (Augmentative and Alternative Communication)

HDS-R (Hasegawa's Dementia Scale for Revised)

❼20回／min など，略した表記をしない。

❽努力肺活量（Forced Vital Capacity：FVC）が50％以上であることが低リスクに経皮内視鏡的胃瘻造設術（Percutaneous Endoscopic Gastrostomy：PEG）を行う要件である。

❾数値に幅がある場合その通りに表記する。

VF (Videofluoroscopic examination of swallowing)

RSST (Repetitive Saliva Swallowing Test)

❿食事時間が45分を超え延伸がみられる場合，何が要因で時間が長くなっているかを探る必要がある。

食事後半～食後の内服時にて水分摂取時にむせ出現。喀出は可能だがすべてを喀出するまでに時間を要している。

3．全体像の整理⓫

	肯定的側面	否定的側面
心身機能	＃1　経口摂取可能 ＃2　言語・記憶機能良好 ＃3　口頭コミュニケーション可能	＃6　嚥下障害 ＃7　鼻咽腔閉鎖不全 ＃8　声量低下 ＃9　全身の筋力低下（上肢＞下肢）
活　動	＃4　口頭で来客などの対応の日常会話が可能 ＃5　電話での会話可能	＃10　嚥下機能低下にて希望する食事レベル摂取困難（＃6） ＃11　発話明瞭度低下にて意思伝達の環境制限あり（＃7＃8＃9）⓬
参　加		＃11　地域の役割遂行困難（＃7＃8＃9＃10）
個人因子	70歳代　男性 民生児童委員　町内会の役員，今後引退を予定している 趣味：旅行　運動 コミュニケーション意欲高い リハビリテーションに意欲的	
環境因子	人的因子：妻・長男と3人暮らし 物理的環境：持ち家。手すりは介入前から廊下と階段，浴室に設置されている。玄関から駐車場まで段差あり。屋内に階段昇降機設置済み。身体障害者手帳1級。	

（本人のニーズ）できれば食事は口から食べ続けたい。
（家族）自宅に帰って，夫に好きなものを食べてほしい。

4．治療方針

　筋力低下の進行を緩やかなものとし，現時点では経口摂取可能であるため，本人の食べたいものを食べられることをめざす。

　摂取量の不足分については，経管栄養を併用することで補うため，経口量は問わない。

　過剰な筋負荷にならないよう，症例に対しては「がんばりすぎない程度」と提示した運動負荷量にて練習を行う。

5．訓練計画
1）目標
- 短期目標（1か月）：現在の摂取内容の食事形態の継続維持⓭
- 長期目標（6か月）：環境設定をしながら，経口摂取の維持⓭

ICFの分類に関しては国際生活機能分類，中央法規出版，2002年に準拠。

⓫＃はシャープではなくナンバー。

⓬活動に影響を与えている心身機能の番号を列挙する。

⓭患者の状況に応じ，進行性疾患では維持することも前向きな目標設定となる。

2）訓練内容
- 構音器官の運動を含めた間接嚥下練習を実施し，残存機能を活かすリハビリテーションを実施する。
- 実際の食事場面においての環境調整を含めた介入を実施する。
- 食事場面においては，食形態や食具の検討，座位姿勢などの環境調整を実施する。

① 間接嚥下練習

（目的）顔面筋の柔軟性維持

（方法）筋疲労をきたさない程度に，徒手的に顔面筋マッサージを実施。マッサージ時には，頭の下垂症状に対応するため，ヘッドレストのあるいすや頸椎カラーを用いて実施する。

（目的）発声発語器官・嚥下器官の筋力維持

（方法）筋疲労をきたさない程度に，口腔周囲筋・舌筋の徒手的なストレッチ1～3回を1セットにし実施。実施セット数は実施時の体調に合わせる。併せて，努力的にならない程度に通常の会話レベルの声の大きさによる発声運動療法を実施。施行時には，十分な休息を入れる。

（目的）嚥下反射惹起遅延改善

（方法）食事前の冷圧刺激（thermal-tactile stimulation）：開口維持時の筋疲労を起こさないよう，1～2回に休憩を挟みながら前口蓋弓に冷温刺激や触圧刺激を加えることで，嚥下誘発のための感受性を高める。

（目的）開口能力の改善

（方法）顎関節のROM練習：半開口の状態で前後左右に自動運動にてゆっくり動かす。疲労感を訴える際には，セラピストから抗重力的に軽く下顎を支える介助を行う。

（目的）コミュニケーション能力維持

（方法）リラクゼーション：リハビリの最後に深呼吸をゆっくりと行い，負荷をかけた筋のリラクゼーションを行う。

- 訓練頻度：週5日　1日20分×2回 ⓮
- 訓練期間：平成○○年○月○日から△月△日

② 直接嚥下練習

（目的）嚥下機能に適した食事形態への変更

（方法）形態調整食の摂取練習：昼食時などに，現在の食事と同様のものと，レベルを調整した食品を比較しながら実食する。常飯と軟飯，常菜と軟菜，とろみなし水分ととろみあり水分について比較しながら摂取。言語聴覚士の評価だけではなく，本人にも取り込み・咀嚼・送り込み・嚥下のしやすさについてモニタリングしてもらう。

⓮リハビリテーションの提供時間は20分1回とし，2～3回まで連続で実施可能であるが，症例のような負荷量の調整を必要とする場合，20分1回のリハビリテーションを複数回に分けて提供することができる。

6. 訓練経過

- 発声発語器官・嚥下器官の筋力維持訓練については，本人の疲労感を聴取し実施，1回の介入にて各動作ともに2～3回3セット実施した。介入時間を食事時間から十分に時間を空けた時間帯[15]に設定することで，食事時間に訓練施行による疲労の影響はなかった。
- 顎関節のROM練習については，言語聴覚士の介助を要することなく，自動運動にて練習を行った。
- 嚥下反射惹起遅延改善については，食事前の冷圧刺激を継続的に行った。食事場面には常に家族が立ち会っており，実施時の留意点について説明を行った。

7. 再評価[16]

- 発声発語機能検査（Z＋32日）
  呼吸機能：呼吸数　22回／分
  発声機能：最長発声持続時間10秒
  鼻咽腔閉鎖機能：開鼻声　中等度
- 呼吸機能
  食事時・夜間のSpO_2の低下なく経過している。
- 摂食嚥下機能
  ALS機能障害尺度嚥下部分（FRSsw）　3（嚥下障害を自覚）
  RSST　3回

  医師からの提案あり，摂取時間と本人の疲労感を踏まえ，食事の内容を常食から常飯＋軟菜へ変更となった。当初は常食以外は拒否していたが，数回の試食と自己評価を重ね変更となった。摂取困難時の不足栄養分は胃瘻から補うこととなった。現時点では継続して常飯を摂取している。内服については胃瘻からに変更となった。

8. まとめ

ALSにより咽頭期障害が先行し嚥下障害を呈した症例である。発症より数か月が経過し，窒息のエピソードがあったものの，現時点では低栄養，脱水，肺炎発症などなく経過している。常食のみの摂取希望であったが，段階的に自己評価する場面を通し，自分にとって今食べやすい食事はなにか納得し，食形態の変更を行い，摂取時間の短縮化を図ることができた。また，胃瘻からの補助的な経腸栄養を併用することで，栄養状態の改善も図られた。

9. 考察

- 過剰な筋疲労を伴う運動練習は筋力低下を悪化させる可能性がある[1]とされているため，負荷量については本人の疲労感や最大筋収縮を起こさない範囲の負荷設定を必要とした。適切な範囲の運動

[15] リハビリテーション施行後は疲労感が強いため，食事提供時間を軸に，時間を空けてリハビリテーション提供の時間設定が必要。

[16] 本症例では嚥下機能について着目した評価であったが，コミュニケーション機能，呼吸機能などについても評価が求められる。

は，廃用性の筋力低下を防ぐことにつながるため，今後も継続した実施が必要であると考えられる。
- 筋力低下から運動範囲の狭まりを生じ，ROMとともに，筋・腱や関節周囲の柔軟性の低下が生じることが予想されるため，現在の可動範囲を維持することを目標とした顎関節の可動域練習は有効であった。
- ALSはすべての患者が経過中に嚥下障害を合併する可能性をもち，嚥下障害が現れてからは比較的急速に症状が進行するのが特徴[2]であるといわれていることから，今後も急激な症状の変化に対応するため定期的な評価を継続的に実施することが必要である。

＜引用文献＞
1) 日本神経学会：筋萎縮性側索硬化症診療ガイドライン2013，南江堂，2013.
2) 山本敏之：筋萎縮性側索硬化症，パーキンソン病に対する嚥下障害の評価と対策．臨床神経51：1072-1074，2011.

●言語聴覚療法の評価・診断のポイント

- 今回の主訴のように窒息のエピソードをもつ症例については，急激な嚥下機能の低下をきたす恐れもある。
- 呼吸状態をみながら胃瘻造設が検討・施行されるため，胃瘻造設の時期にはまだ経口摂取可能であることがある。しかしながら，数か月間に段階的な症状の進行に伴い口腔期と咽頭期の両者が徐々に障害され，経口での栄養摂取が困難となり，経口摂取困難な時期を迎えることになる。
- ALS患者の嚥下障害は，早期から患者自身が経験のなかでの試行錯誤により本人なりに代償的に飲み込む方法を会得していることがある。評価時には，通常と異なる嚥下方法であるということだけに着目せず，患者自身が代償的に得た嚥下手段であるかどうかについて見極めることが必要である。自分なりの嚥下方法以外を急に提示された場合，うまく実施できず，これまでと同様の経口摂取が難しくなることがある。
- 発症初期からの呼吸と嚥下の両面での対策が必要であり，特に誤嚥物の喀出が可能であるかどうか，咳嗽についてはその強さと意図的なタイミングでの十分な喀出が可能であるかどうかの評価が必要となる。

●言語聴覚士介入のポイント

- ALSの摂食嚥下障害の症状はさまざまであり，進行に合わせた介入が必要である。ALSなどの運動ニューロン障害では，嚥下機能と実際の嚥下能力より難易度の高い摂食状況（その時の症状の重さに合っていない食事）である傾向があるといわれている[1]。

- 進行疾患であるため，摂食・嚥下機能の関する症状はその時々の体調などにより常に変化する。食事のむせが"いつものこと"になってしまい，症状の進行に対しての対応が遅れてしまうことも多い。
- 本人の自覚症状だけではなく，家族をはじめとしたかかわりをもつすべての人々が，嚥下機能の変化に気づくことが必要である。また，さまざまな機能が低下していくなかで，残存している機能の継続に期待を寄せる患者も多く，経口摂取についてはこれまでと同様を望む患者も少なくない。
- 安全面でいえば，早期から適切な増粘剤の使用や食形態の調整などの環境からの積極的なアプローチも可能である。しかしALS患者の場合，通常，残されている経口摂取可能期間があるのが現実である。今後摂取継続可能な期間を考慮しながら，本人の望む食事は何か，食事に対してどのような思いがあるのかを聞き取り，本人・家族を含め，主治医などと経口摂取方針を決定する必要がある。経口摂取の継続については，嚥下機能と呼吸機能の両者を含めた評価が必要である。
- ALSの摂食嚥下障害では，誤嚥性肺炎だけではなく，高い窒息のリスクも抱えており[1]，言語聴覚士は，低栄養や脱水，肺炎のリスクに加え，窒息のリスクについても判断するための定期的な摂食・嚥下機能評価を行い，医師をはじめとした関連職種と情報を共有し，患者のすべての食事場面においてその時々に適した食事場面を提供することが求められている。

引用文献

1) 埼玉県難病医療連絡協議会：埼玉県難病患者医療支援事業 難病患者支援マニュアル 10，神経難病のリハビリテーション，2015.

参考文献

- 小森哲夫ほか：神経難病領域のリハビリテーション実践アプローチ，メジカルビュー社，2015.
- 中島 孝ほか：ALSマニュアル決定版！Part 2，月間『難病と在宅ケア』編集部，2009.
- 日本摂食嚥下リハビリテーション学会医療検討委員：訓練法のまとめ（改訂2014）日本摂食嚥下リハビリテーション学会医療検討委員会版，2014.
- 山本敏之：筋萎縮性側索硬化症，パーキンソン病に対する嚥下障害の評価と対策．臨床神経 51：1072-1074，2011.

5 耳鼻咽喉科領域

A 音声障害（ケース1　筋緊張性発声障害（過緊張性発声障害））

> 患者のプライバシー保護の観点から、患者情報における年月日表記などは伏せるようにする（第3章-6参照）。

1．患者基本情報

- 患者：20歳代　女性
- 主訴：半年前から声がかすれてきた。普段の会話で聞き返されたり、「風邪をひいているの」と質問されることが増えた。話をしていると息切れ、のどが痛くなる。特に夕方になると声のかすれがひどい。また、固いものを飲み込むとき、時々のどに引っかかる感じがする。

＜医学的情報＞

- 医学的診断名：筋緊張性発声障害（過緊張性発声障害）、逆流性食道炎
- 既往歴❶：喘息、逆流性食道炎
- 内服薬❷：PPI（プロトンポンプ阻害薬）
- 家族歴：特記事項はない
- 現病歴：平成○年△月より、時々、声のかすれを自覚する。徐々に仕事に支障をきたすようになったため近医耳鼻咽喉科、内科を受診。声帯麻痺や声帯の腫瘍性病変など器質的疾患は認められず経過観察となる。半年近く経過し、嗄声が慢性化し改善がないため他院から紹介され受診（平成X年Y月Z日）となる
- 喉頭内視鏡所見（平成X年Y月Z日）：/e:/ の発声時、声門上部絞扼を認める（図1）。安静呼吸時には、喉頭前庭の絞扼、披裂軟骨の過内転は認めない（図2）。両側披裂部に発赤、腫脹を認めた。披裂部の振戦はなし。

❶音声治療を行うことで、症状が悪化しそうな疾患はあらかじめ把握しておくとよい。

❷胃食道逆流症の標準的な薬物療法は消化管運動改善薬、胃酸分泌抑制薬、漢方薬が処方されることが多い。PPI（Proton Pump Inhibitor）は胃の細胞壁のプロトンポンプに作用し、胃酸の分泌を抑制する薬剤。薬物治療が無効の場合には、手術的治療が選択されることもある。

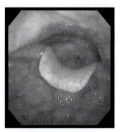

図1：発声時

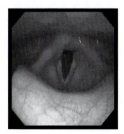

図2：安静呼吸時

- 口腔内視診❸：/a:/ の発声時に舌背の挙上あり。舌の器質的異常な

❸舌の形状、歯牙の状態、扁桃の大きさなど構音器官の状態が共鳴に影響することもあり得るため確認する。

し。歯牙欠損なし。

＜生活面の情報＞
- 家族構成❹：父親，母親，妹
- 職業歴：事務職員。専門学校卒業後，事務職の契約社員として勤務。勤務態度が認められ1年前より正社員となる。
- 教育歴：○○年△△月　専門学校卒業
- 性格：明るく，朗らかな性格
- 趣味❺：読書，映画鑑賞
- 喫煙：なし　受動喫煙：なし
- 飲酒：1回／月　飲酒量：ビール500mL／1回
- 水分摂取量：約500mL／日　＜1.5L／日❻
- 食事後就寝までの時間：平均4時間（食事時間，量は不規則）
- 睡眠時間：平均6時間
- ストレス：あり（主として社内の人間関係，声が出ないこと）
- 声の使用状況：連続発声40分程度（日によって変動あり）電話応対で声を多用する。大声は出さない。

＜他部門からの情報＞❼
- 耳鼻咽喉科医：逆流性食道炎に対して服薬治療を開始。生活指導として簡単な食事量と食後の姿勢の注意点を指導。声の不調を訴えてから半年以上経過しており，本人は声のかすれと発声時の息苦しさを自覚している。
- 看護師：ネブライザー処置中に，「自分の声がこのまま出ない状況になるのではないか」「精神的な問題が声の障害を引き起こしたのではないか」という不安を訴えた。表情も不安そうであった。

2．評価
1）全体像
　穏やかで真面目な性格。問いかけに積極的に応答し，コミュニケーション態度は良好。気息性，粗糙性，努力性嗄声を認める。声域が縮小し，抑揚の調整が困難な様子あり。起声時に硬起声が認められ，大声は出せない。長文音読では，両肩を大きくもち上げる吸気動作が認められた。また，発声時に顔面が紅潮し，鼻梁，手指に発汗があった。

2）評価項目❽
① 聴力検査（平成X年Y月Z日）
　純音聴力検査：右耳15 dB，左耳14 dB（4分法）
② 呼吸機能：特記事項なし。　安静時呼吸数：13回／分
③ 聴覚心理的評価❾（平成X年Y月Z日）
- 課題：音読「北風と太陽」，数唱（1〜10），日本語母音
- GRBAS評価：G（3）R（1）B（2）A（0）S（3）

---

❹同居者のなかに，喫煙者や聴覚障害者の有無を確認する。

❺声を乱用する趣味がある場合（例：長時間のカラオケやスポーツなど）は，具体的に注意点を説明しておくとよい。
❻循環器疾患あるいは水分摂取に制限がある場合には，過剰な水分摂取を指導したりしないように注意。

❼他院からの紹介状や訓練経過報告書などには，重要な情報が記載されていることも多いため，あらかじめ情報を収集しておく。

❽検査および質的評価。検査については検査名と検査施行日を明記する。

❾線形（リニア）PCM（Pulse Code Modulation）方式のデジタル録音機器を使用し，録音しておく。

- 発話明瞭度：1／5（よくわかる）
- 声のふるえ：0（なし）

④ 自覚的評価（平成X年Y月Z日）
- VHI[10]：40／120（点）
  機能的側面20点：身体的側面18点：心理的側面2点

⑤ 音響分析〔Multi-Dimensional Voice Program（MDVP）：Kay-Pentax〕（Sampling Rate 44.1KHz）（平成X年Y月Z日）（表1）

表1：初診時の音響分析結果

パラメーター[11]	実測値（％）	正常平均値（％）
PPQ	0.658	0.366
APQ	3.278	1.397
NHR	0.140	0.112

⑥ 空気力学的検査（Phono-Laryngo-Graph：RION）（平成X年Y月Z日）
- 最長発声持続時間：8.7秒　＜10秒
- 声の強さ：51.0dB　＜70〜80dB
- 発声時呼気流量：58.0mL／秒　＜100〜200mL／秒
- 声域：上限327Hz　下限207Hz

3）評価のまとめ
- 言語病理学的診断名：過緊張性発声障害

喉頭内視鏡所見で披裂部の腫脹，発赤が認められたが，声帯の器質的異常は認められなかった。しかし，発声時に声門上部狭窄，仮声帯の過内転が認められた。聴覚心理的検査では，気息性嗄声，努力性嗄声が確認され，声の抑揚に乏しかった。

その他，喉頭周囲筋や胸郭上部，広背筋周囲の痛みを訴えており，発声時の過度な筋緊張が推測された。加えて，起声時に硬起声が認められ，日常会話でも息苦しさからか，発話速度が速くなり，一息で話そうとする習慣が常態化していると考えられる。以上のことから本症例は逆流性食道炎を合併した過緊張性発声障害と推察される。

3．全体像の整理

	肯定的側面	否定的側面
心身機能・身体構造	＃1　ほかの心身機能，身体構造は問題ない	＃4　発声時に声門上部が絞扼する ＃5　気息性嗄声である ＃6　努力性発声である ＃7　声の抑揚がない ＃8　音声疲労がある
活動	＃2　気息性嗄声，努力発声であるが会話や仕事は可能である	＃9　電話応対が不十分 ＃10　長時間の話ができない

[10] 音声治療前後の自覚症状を定量化し，評価する方法としてVHI（Voice Handicap Index）がある。アンケート形式のため利用しやすい。機能性音声障害の患者で心因性の要素が高く関係している場合には自己評価抑うつ尺度（Self-rating Depression Scale：SDS）などを用いてもよい。
◎機能的側面（F：Functional）：社会生活での支障度，社会活動の制限を問う内容
◎身体的側面（P：Physical）：声の状態がどの程度悪いと感じるか，それに対して努力しているかを問う内容
◎感情的側面（E：Emotional）：声に対する不安や精神的抑圧などを問う内容

[11] PPQ（Pitch Period (frequency) Perturbation Quotient）：声帯振動の平均周波数に対するゆらぎの百分率
APQ（Amplitude Perturbation Quotient）：振幅の平均値に対するゆらぎの百分率
NHR（Noise-to-Harmonic Ratio）：雑音成分の割合をみる指標

ICFの分類に関しては国際生活機能分類，中央法規出版，2003年に準拠。

		（#5，#6，#7，#8）
参　加	#3　電話応対を減らし，仕事を継続している	声の不調に対する周囲の理解が乏しい 毎日，電話応対をしなければならない
個人因子	20歳代　女性　事務職　4人家族（両親，妹） 会社内での部署移動の不安があるが，音声治療への意欲は高い	
環境因子	通院可能な範囲にある耳鼻咽喉科医院で言語聴覚士による音声治療が可能である 2週間に1回程度の通院は可能 上司との面談で声の状況を説明できそうである	

（本人のニーズ）

　声を元に戻したい。電話で楽に話せるようになりたい。
　息苦しさを改善したい。

4．治療方針⓬

① 逆流性食道炎と音声障害の関連性の理解を促し，声の衛生指導として生活指導を行う。
② 発声時の姿勢の改善と同時に喉頭周囲筋や構音器官の過緊張を改善し，発声効率のよい声を獲得すること。

5．訓練計画

1）目標

- 短期目標（1か月）：生活改善，声門上部絞扼消失，姿勢の改善
- 長期目標（6か月）：日常生活における正しい発声法の般化，安定した話声位の獲得

2）訓練内容

① 声の衛生指導
　（目的）・発声機能に対する正しい理解と逆流性食道炎と音声障害の関連性の理解の促進
　　　　・職場の音声障害に対する理解度，職務内容の調整などの環境調整⓭
　（方法）・正常な声帯運動の動画や喉頭筋群の解剖図を使用し，発声についての理解を促す。発声時に「何が起きているのか」「何が問題なのか」を確認し，音声治療に対する理解と意欲を向上させる。
　　　　・食事量，摂取時間，嗜好傾向，食後の姿勢など詳細を確認し，生活改善に結びつくような助言を行う。
　　　　・初回面接の際，職場環境や職務内容について工夫ができるのかなど具体的に確認する。

⓬リスク管理として，呼吸訓練で過呼吸発作を起こしたり，頸椎症や顎関節症などを悪化させたりしないように，音声治療を行う際に，あらかじめ問題となり得る情報は把握しておく。

⓭発症から半年以上経過しており仕事に支障をきたし始めている。音声障害に対する職場の理解は良好とはいえず，そのため心的負担も高いと推察される。そこで，心理的サポートを併用することで早期改善に結びつく可能性が高いと考える。

・必要に応じて医師の診断書や言語聴覚士の意見書の準備。
② 症状対処的訓練
- チューブ発声❶
 （目的）声道形態の変化により共鳴を改善させる
 （方法）ストローを軽くくわえ楽な高さで母音の /uː/ を発声。5秒間，50回／1日を実施。口唇周囲の振動を意識するよう指導。毎日の継続が改善を促すことを説明し，自宅練習を促す。
- 喉頭マッサージ❶
 （目的）喉頭周囲筋の疼痛緩和
 （方法）喉頭周囲筋の疼痛緩和のため，徒手的に10分程度施行。同時に発声をさせ声質を確認しながら行う。楽な発声が確認できるようになったら，段階的に何もせずに発声が可能な状態にする。
- 舌突出法❶
 （目的）舌背の挙上を抑制し，舌根部の緊張緩和，咽頭腔の拡大
 （方法）軽く開口させ舌尖部を下口唇に触れるように挺舌し /iː/ と発声させる。安定した発声が可能になった時点で母音発声を練習し，段階的に舌を口腔内に段階的に戻す。
- 軟起声発声
 （目的）起声時の声門閉鎖の緊張緩和
 （方法）ゆっくりと吸気した後，息を止めずに母音発声を実施。起声時に呼気とやわらかい音声を意識させ誘導。単音節から単語，短文，長文，苦手な単語などの訓練を実施。
③ 包括的訓練
 （目的）声の安定化
 （方法）Lessac-Madsen 共鳴強調訓練のなかから，必要な方法を選択し実施。鼻梁や口唇の固有振動覚を利用することで，体性感覚を強化し，自宅でも繰り返し練習するように指導。発声発語器官のストレッチも可能な限り自宅でも実施するよう指導。
④ 般化訓練
 （目的）日常生活への般化
 （方法）言語聴覚士との簡単な短文会話から，徐々に，自分の趣味の話など，長文会話を練習。さらに実際に電話による応答練習。
- 訓練頻度：2回／月×3か月，1回／月×3か月（計9回6か月）
- 訓練期間：平成○○年○月○日〜△月△日

❶声道の形態変化。

❶外部からの頸部圧迫による喉頭位置の下垂。

❶自動反射的運動。

6．訓練経過
- 初回訓練：正常発声の動画を利用し，現時点で何が起きているのかを説明し，訓練目的と方向性の相互理解を深めた。
- 初期訓練期間（1〜3か月）：声門上部絞扼が強く起声時に息の詰まりを自覚。ゆったりとした吸気を指導し，ため息から有響音を誘

導。発声時の呼吸苦が改善してから，チューブ発声を実施。チューブ発声訓練直後に声の出しやすさを自覚するも般化せず，自由会話では努力性嗄声となる。可能な限り自宅や職場などでも練習を継続するように指導。訓練開始から2か月後の喉頭内視鏡所見では，声門上部の前後径が伸張し，披裂部浮腫の改善が認められた。しかし，口腔内視診においては舌背挙上が確認され，さらに，喉頭筋の疼痛と音声疲労の訴えが継続していたため喉頭マッサージを実施。3か月後には母音，1モーラ音，数唱で聴覚心理的な改善を認めた。さらに起声時の硬起声の改善目的で，舌突出法と軟起声を導入し，硬起声が改善された。

- 後期訓練期間（4～6か月）：訓練室では安定した発声が確認できたが，職場の電話対応時の緊張や，長時間会話での音声疲労は継続していた。そこで話声位の安定化を目的とした共鳴強調訓練を指導。その結果，自身の発声法に対する気づきも増え自覚的フィードバックが可能となった。さらに，声が不調になってから長期にわたるため，目標とする声がわからなくなり般化に支障をきたしている様子がうかがわれた。そこで，「出せる声」から「使える声」への変容を目的として，自由会話練習を実施。短文会話練習から，段階的に文章を長文にできるように練習をすすめた。6か月後の聴覚心理的評価で，ごく軽度の粗糙性嗄声が残存するものの，努力性嗄声は消失し，発声機能では声域の拡大と話声位の安定が確認された。また，自覚的にも，喉頭周囲筋の疼痛が消失し，音声疲労の改善も認められた。職場では，周囲の環境音より大きな声を出してしまいそうになるため，送話音量を大きくし，また電話機の設置場所を変更することで楽な姿勢を維持できるようにした。その結果，職場でも問題なく発声可能とのことで音声治療終了となった。

7．再評価

① 聴覚心理的評価（Z＋184日）
　課題：音読「北風と太陽」，数唱（1～10），日本語母音
　- GRBAS 評価：G（1）R（1）B（0）A（0）S（0）

② 自覚的評価（Z＋184日）
　- VHI：2/120点
　　機能的側面0点：身体的側面2点：心理的側面0点

③ 喉頭内視鏡所見（Z＋184日）（図3）

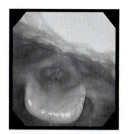

図3：発声時

④ 音響分析（MDVP；Kay-pentax）（Sampling Rate 44.1KHz）（Z＋184日）（表2）

表2：再評価時の音響分析結果

パラメーター	実測値（％）	正常平均値（％）
PPQ	0.423	0.366
APQ	1.256	1.397
NHR	0.119	0.112

⑤ 空気力学的検査（Phono-Laryngo-Graph;RION）（Z＋184日）
- 最長発声持続時間：20秒　＞10秒
- 声の強さ：62.0dB　＜70〜80dB
- 発声時呼気流量：97.0mL/秒　＜100〜200mL/秒
- 声域：上限659Hz　下限165Hz

8．まとめ

　逆流性食道炎を合併した過緊張性発声障害の症例について報告した。器質的疾患の状態と機能的要因の関連性をしっかりと確認し，治療計画を立て，音声治療技法を用いることが治療を進める上で必要不可欠である。

　今後の課題としては，再発予防が重要であり，不適切な発声行動とはどのようなことなのか，また，どのタイミングで耳鼻咽喉科を受診するのかなど，生活習慣や仕事内容に適した具体的な方法をわかりやすく指導することが大切である。

9．考察
1）過緊張性発声障害に対する音声治療の方法

　過緊張性発声障害は，発声に際して，喉頭およびその周囲筋が過度に緊張するために起こる声の障害である[1]とされている。したがって，音声治療で声門閉鎖を緩和する症状対処的訓練や包括的音声訓練を行うことで，そのアンバランスな筋緊張を修正することが大切である。Thomas らは，過緊張性発声障害に対する症状対処的治療法のなかでも，喉頭内視鏡による視覚フィードバックの有効性を認めている。さらに包括的音声治療法のうち Vocal Function Exercise，レゾ

ナント法などにおいて，健常者の発声能力の向上と疾患治療効果が認められたとしている[2]。

本症例は，現時点で「何が起きているのか」という理解を高めるために知覚的フィードバックを適宜導入した。すなわち，毎セッション終了時に，必ず自覚的変化が自身で確認できるように，簡便な音響分析プログラム[17]を利用して実際の音声波形の変化をモニター上で視覚提示したり，筋緊張の違いを直接手指で触れて確認するなどの触覚フィードバックを利用したりすることも訓練効果を高めた要因であると推察される。

[17] インターネットで無料配布されている Praat や WaveSurfer などがある。

2）逆流性食道炎への対応

音声障害患者の喉頭所見に披裂部の発赤，腫脹，披裂部間の粘膜肥厚が認められる場合，逆流性食道炎，咽喉頭逆流症と診断されることも多い[3]。主訴として，声の出しにくさや頻回の咳払い，咽喉頭異常感を訴えることもある[3]。本症例では逆流性食道炎と音声障害の関連性を説明し，理解を促すとともに，具体的な生活指導を含めた声の衛生指導は必須と考えた。直接訓練に先だって実施することで，声の不調に対する疑問や不安な気持ちが減少し，治療に対する積極的な行動に結びついたのではないかと推察される。さらに，薬剤による治療が奏効してくるにしたがって，発声困難感が軽減してくる様子が見受けられた。

3）音声治療の訓練期間と頻度

音声治療の期間と頻度は，1週間に1～2回のセッションを1～2か月間行い，8セッションを目安に行うことが望ましいとされる[4]。しかし，本症例は現住所が遠方のため，音声治療期間の間隔が開き治療に対する意欲低下が懸念された。意欲低下を未然に防ぐ対応として①言語聴覚士が「何をしてほしいのか」ではなく，本人が「自分で何ができるのか」を軸に具体的に相談しながら治療方法を決めたこと，②訓練効果を適宜フィードバックしながら治療を継続したことが，改善を導いた要因の1つであると思われる[18]。

[18] 逆流性食道炎治療のため，定期的な耳鼻咽喉科受診の必要性を認識していたことも，音声治療継続の意欲を高めたと考えられる。

＜引用文献＞
1）大森孝一編：言語聴覚士のための音声障害学，pp.78，医歯薬出版，2015．
2）Thomas LB, Stemple JC：Voice therapy：Does science support the art?. Communicative Disorders Review 1：51-57, 2007．
3）Satalloff RT, et al（新美誠二他監訳）：GERD による喉頭炎とその周辺 Reflux Laryngitis and Related Disorders, インテルナ出版，2004．
4）熊倉勇美，今井智子編：標準言語聴覚学 発声発語障害学 第2版，医学書院，2015．

言語聴覚療法の評価・診断のポイント

- 記載情報（カルテ）からだけではなく，耳鼻咽喉科医師の診察に可能な限り立ち会い，発声時の喉頭内視鏡所見を得ることが大切である。その際，試験的音声治療を同時に行えることが望ましい。
- 問診では，患者と言語聴覚士との信頼関係が成り立っていないと，正確な情報を得ることが難しいこともある。患者のニーズをしっかりとらえ，問診内容の優先順位を考えることも信頼関係を構築する上で重要である。
- 症例によっては定量的評価が困難な場合もある。その場合，分析できなかったという結果を理由とともに記載しておく。

言語聴覚士介入のポイント

- 医学的治療と音声治療を併用するときは，診察における患者の症状や服薬状況など，医師と情報を常に共有しながら，介入をすすめることが必要である。
- 過緊張性発声障害は，単に誤った発声習慣によって引き起こされる場合だけでなく，その背景に心理的要因が見受けられる場合や器質的疾患に合併する場合もある[1]ので，その病態を慎重かつ的確に判断しなければならない。
- 過緊張性発声障害の患者は，器質的異常が認められないため，音声治療終了まで至らずドロップアウト[1,2]（自主的に通院加療を途中でやめてしまうこと）することが多い。したがって，訓練方法について常に患者にわかりやすい簡便なことばでの説明を心がけなければならない。また，訓練方法の説明だけではなく，「何のための訓練か」に「この訓練はどのように効果があるのか」など，適宜，目的と効果を説明しながら行うことが重要である。
- 音声障害患者が，音声治療終了まで至らずドロップアウト[1,2]することが多い要因として，①音声障害の原因疾患が重複していて重度である，②音声障害のために就業上の問題を抱えている，③音声障害以外にも健康上の問題を抱えている，④自覚的評価（Voice Handicap Index）の得点が高く音声障害の自覚度が高いこと[1,2]などが挙げられている。したがって，患者自身が主体的にかつ積極的に訓練に参加できる環境を整え，アドヒアランスを高める努力が言語聴覚士に求められる。

引用文献

1）熊倉勇美，今井智子編：標準言語聴覚学 発声発語障害学 第2版，p.76，医学書院，2015.
2）大森孝一編：言語聴覚士のための音声障害学，p.83，医歯薬出版，2015.

B 音声障害（ケース2　声帯結節）

1．患者基本情報
- 患者：40歳代　女性
- 主訴：声が出しにくい。音楽の授業で歌えない

＜医学的情報＞
- 医学的診断名：両側声帯結節
- 既往歴・現病歴：22歳で中学校の音楽教師となり，1年目より嗄声出現。以後約20年間，声が出にくくなっては治癒を繰り返していた。かかりつけの耳鼻咽喉科医院に行くことはあったが，音声訓練は未経験

　○年△月から感冒を呈したことをきっかけに声が出にくくなる。かかりつけの耳鼻咽喉科医院に通院するが症状が改善しないため，10か月後のX年Y月に音声外来のある当院紹介となる。
- 内服薬：吸入薬❶
- 喉頭所見：両側声帯結節を認め，発声時には後部声門間隙あり。声帯全体に軽度浮腫あり（図1）

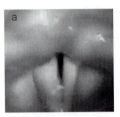 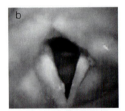

　　a：発声時　　　　　　b：安静呼吸時

図1

＜耳鼻咽喉科医からの指示＞
　吸入治療を行いながら，言語聴覚士は声の衛生指導を実施する。炎症が治まり，声帯結節が消失してきたら，吸入治療と並行し，音声訓練を開始する。効率のよい発声方法を習得し，再発を防ぐことを目的に，音声訓練を実施する。

＜生活面の情報＞
- 家族構成：夫，娘2人（中2，高2）と4人暮らし
- 職業：中学校の音楽教師
- 教育歴：音楽大学教育学部卒
音楽教育専攻。声楽の教育歴あり
- 趣味：なし❷

患者のプライバシー保護の観点から，患者情報における年月日表記などは伏せるようにする（第3章−6参照）。

❶主に気道の炎症を抑える吸入薬。感冒症状があったため処方。副作用としては，口腔および咽喉頭症状（不快感，むせ，疼痛，刺激感，異和感），嗄声，口腔カンジダ症，口内乾燥，吐き気，発疹，蕁麻疹，顔面浮腫などがある。

❷カラオケや大声を出すスポーツなどの趣味は，音声障害の誘因となるため，必ず確認する。

2．評価

1）全体像❸

話しかけられると明るくハキハキと対応し，コミュニケーション態度は良好である。発話速度はやや速く，やや多弁。嗄声および硬起声が認められる。

2）評価項目

① 問診（X年Y月Z日❹）
- 家庭環境：家族との会話は多く，娘を叱ることも多い。
- 職場環境：週16～20コマ（1コマ50分）の音楽の授業あり。中学校のため，大きな声で授業をしている。
- 合併症状：長時間の発話や歌唱時，手のしびれあり
- 生活習慣：喫煙・受動喫煙歴なし，飲酒歴なし。残業が多く，睡眠時間は平均5時間
- その他：2年前に閉経❺

② 聴覚心理的評価（X年Y月Z日）
- GRBAS評価：母音発声持続時 G（1）R（1）B（1）A（0）S（1）
  　　　　　　自由会話時 G（2）R（2）B（2）A（0）S（2）
- 音読課題「北風と太陽」：硬起声であり，発話速度はやや速い

③ 最長発声持続時間（MPT）と最長呼気持続時間（MET）（X年Y月Z日❻）
- MPT：8.5秒
- MET：19.5秒

④ 声の高さと強さの評価（X年Y月Z日❼）
- 話声位：A3
- 声域：D3～F4（裏声の発声は困難）
- 強さ：61.4～82.3dB

⑤ 音響分析〔Multi-Dimensional Voice Program（MDVP）；Kay-pentax〕（X年Y月Z日）
- 実測値は，すべて正常範囲内（表1）。

表1

パラメーター	実測値（％）	正常平均値（％）
PPQ	0.586	0.366
APQ	2.498	1.397
NHR	0.083	0.112

⑥ 空気力学的検査（PS-77E；永島医科器械）（X年Y月Z日❽）
- 呼気流率：216.5～304.6mL/秒
- 呼気圧：29.5～62.2daPa

⑦ 歌唱評価（Z＋7日）
- F4以上は歌唱困難。声域はメゾ・ソプラノ。

---

❸声帯に器質的な病変がない場合は，精神面からの影響も考えられるため，患者の表情やアイコンタクトなども観察する。

❹必要に応じて自覚的評価（Voice Handicap Index：VHI）なども問診に加えるとよい。

❺女性は閉経後，声が低くなる傾向があり，声帯が浮腫傾向となることも多いため，閉経時期も確認する。
MPT（Maximum Phonation Time）
MET（Maximum Exhalation Time）

❻MPTの異常値
平均値
男性30秒
女性20秒
異常値
臨床的に10秒未満

❼声の高さと強さの異常値
話声位：
男性
G♯2～D♯3の範囲外
女性
G3～C♯4の範囲外
声域：
男性
上限G4より低い
下限G2より高い
半音数28半音以下
女性
上限B4より低い
下限G2～G3の範囲外
半音数20半音以下
強さ：60～100dBの範囲外

3）評価のまとめ

家庭・職場ともに音声酷使を認めた。さらに，中学校教師で，職業的に硬起声が習慣化し，これらが声帯結節の誘因であると考えられた。また，飲酒・喫煙歴はないが，睡眠時間が少ないことから，十分な休養はとれておらず，生活習慣を見直す必要があると考えられた。

発声時に，後部声門間隙が認められ，呼気流率も高値を示し，非効率的な発声となっていた。

長時間の発話や歌唱時の手のしびれは，後部声門間隙からの息漏れによる酸欠症状であると考えられた。

3．全体像の整理

	肯定的側面	否定的側面
心身機能 身体構造	＃1　精神機能安定	＃3　声帯結節 ＃4　嗄声 ＃5　後部声門間隙
活　　動		＃6　発声・発話の制限 ＃7　歌唱困難 ＃8　睡眠不足
参　　加	＃2　対人関係良好	＃9　音楽の授業遂行の制限
個人因子	40歳代　女性　音楽教師	
環境因子	夫，娘2人と4人暮らし	

（本人のニーズ）
音楽教師の仕事を続けたい。

4．治療方針

現病歴が長期にわたるため，まずは生活習慣も含めた声の衛生指導をていねいに行う。声帯結節が消失した後，音声訓練を行う。

音声訓練では，呼吸・発声・共鳴のバランスを整える訓練を行い，効率のよい発声方法の習得を目ざす。さらに，音楽の授業で歌唱できるよう，声のコントロール能力の改善をめざす。

5．訓練計画
1）目標
- 短期目標（1週間）：
①声の衛生を守ることができる
②声帯結節の消失
- 長期目標（2か月）：
①効率のよい発声方法の習得
②音楽の授業が遂行できる

---

❽空気力学的検査異常値
呼気流率：
　男性46～222mL/秒の範囲外
　女性43～197mL/秒の範囲外
呼気圧：
　平均値
　男性65.9daPa
　女性52.7daPa
　異常値
　40daPaより低い
※声帯振動に必要な声門下圧は40daPa程度とされる。声門下圧の実測は困難なため，発声機能検査装置で測る呼気圧を近似値とする。

ICFの分類に関しては国際生活機能分類，中央法規出版，2002年に準拠。

2）訓練内容
① 声の衛生指導
　（目的）声帯結節の消失
　　　　　適切な発声習慣の習得
　（方法）まず，発声のメカニズムについて説明し，なぜ現在の音声の状態になったのか，患者の理解を促す。次に，1週間の声の安静を指示する。2日間は完全沈黙し，残る5日間は，できる限りの声の安静を指示する。具体的には，声を使いすぎないこと，咳払い禁止，水分摂取やマスク使用による声帯の保湿，軟らかい声でゆっくり話す，ささやき声は禁止，十分な休養の確保など，基本的な声の衛生指導を行う。これらの注意事項を紙面に示したものを，患者に渡し，毎回の訓練でこれらが守られているか確認する。
1週間後，耳鼻咽喉科医から音声訓練の指示後，以下を実施。
② アクセント法❾

❾ここでは，発声のバランスを整えることを重視し，包括的訓練を選択している。

　（目的）効率のよい発声方法の習得
　　　　　後部声帯間隙の改善
　（方法）アクセント法による腹式呼吸の練習をする。呼吸のコントロールが声門でのベルヌーイ効果を高めるため，これを利用し，後部声門間隙の改善を促す。さらに，発声時の呼気流と声帯の内転力のバランスを整え，効率のよい発声を促す。ラルゴから開始し，習得された後，アンダンテを導入する。
③ Vocal Function Exercise（VFE）
　（目的）声域の拡大
　　　　　声のコントロール能力の改善
　（方法）VFEによる発声持続練習，音階上昇・下降練習などを行い，呼吸・発声・共鳴のバランスを整え，喉頭のコントロール能力を改善させる。
- 訓練頻度：週1回　1回40分×8回
- 訓練期間：Z＋7日からZ＋52日

6．訓練経過

- 声の衛生について理解し，声の安静を守ることが可能であった。硬起声については，声の衛生指導のみで改善が認められた。
- 1週間で声帯結節はほぼ消失したため，1週間後よりアクセント法を開始した。
- アクセント法の習得が早かったため，訓練下でアクセント法を2回行った後，自宅練習として，毎日アクセント法のラルゴを行うよう指導した。
- 訓練4回目になると，腹式呼吸が定着し，喉頭の力みがとれ，嗄声の改善が認められた。このことから，呼吸・発声のバランスが整え

られてきたと考えられた。そのため，訓練5回目より声域の拡大を図るため，VFEを加えた。

7．再評価（Z＋52日）
- 家庭・職場ともに発話の回数を減らし，発話時は柔らかい声でゆっくり話し，睡眠時間も確保するなど，声の衛生を維持できていた。
- 聴覚心理的評価では，母音発声持続時，自由会話時ともにほぼG（0）に改善を認めた。
- MPTは14.5秒に延長した。
- 声域はD3～F5に拡大した。
- 呼気流率は180.3～256.9mL/秒に減少し，正常範囲に近づいた。
- 発話時・歌唱時の手のしびれは消失した。
- 歌唱評価では，裏声発声が可能となり，唱歌など簡単な曲の歌唱が可能となった。
- 喉頭視診では，声帯結節は消失し，後部声門間隙の減少を認めたが，声帯全体の軽度浮腫は残存した。

8．まとめ
　音楽教師が20年にわたり，嗄声を繰り返していた症例である。今までの発声習慣が，音声障害に影響していると考えられたため，声の衛生指導をていねいに行った。

　本症例は，今後も音楽教師を続けていくことを希望していた。再発を防ぐため，呼吸・発声・共鳴のバランスを整え，効率のよい発声方法を習得することを目的に音声訓練を行った。また，授業で歌唱ができるよう，声のコントロール能力を改善させる訓練を導入した。

　その結果，呼気流率が減少し，嗄声の改善が認められた。また，簡単な曲の歌唱も可能となった。

9．考察
①治療方針決定の根拠
　本症例は，長期にわたり嗄声を繰り返していた。嗄声が就職直後に出現していた経過があることから，以前から非効率な発声方法であったこと，音声酷使があったことが推察された。そのため，声の衛生指導をていねいに行い，発声習慣を見直す必要があると考えた。

　発声機能については，後部声門間隙があり，呼気流率が高いことが，非効率的な発声となる原因の1つであると考えた。そのため，アクセント法を行うことで，呼気流と声帯の内転力のバランスを整え，効率のよい発声方法が習得できると考えた。

　また，今後も音楽の授業を行うにあたり，歌唱する必要があることから，声のコントロール能力を改善させるため，VFEを追加した。

② 考えられる問題

本症例は，声帯所見として声帯全体に軽度の浮腫を認めている。これは，閉経後の女性であり，ホルモンバランスの変化によるものであると推察された。その影響によるものか，声帯結節が治癒しても，歌唱機能はいまだ不十分な状態である。

また，本症例は音楽教師を続けていくことを希望している。音楽教師として就労する場合，音声酷使を控えることには限界がある。

今の環境のなかで，いかに再発しないように生活していくか，不十分な歌唱機能でどのように授業を行っていくかが，今後の課題である。

＜参考文献＞
- 日本音声言語医学会：新編声の検査法，医歯薬出版，2009.
- 廣瀬　肇監：STのための音声障害診療マニュアル，インテルナ出版，2008.
- 平野哲雄，長谷川賢一，立石恒雄ほか編：言語聴覚療法臨床マニュアル 改訂第3版，協同医書出版，2014.
- Kotby, MN著，渡辺陽子訳：音声治療　アクセント法，医歯薬出版，2004.
- 廣瀬　肇：音声障害の臨床，インテルナ出版，1998.

言語聴覚療法の評価・診断のポイント

- 音声障害の場合，その誘因は日常生活にあることがよくある。問診では，家庭環境や職場環境などについて詳しく確認する必要がある。
- 聴覚心理的評価では，大まかな病態予測ができる。例えば，粗糙性（R）が認められる場合は，声帯縁の軟らかい病変などの存在によって声帯振動が不規則になっていると考えられる。また，気息性（B）が認められる場合は，声門閉鎖不全に伴う息漏れが考えられる。無力性（A）が認められる場合は，声帯の緊張不全などに伴う喉頭音源が弱い状態であると考えられる。努力性（S）が認められる場合は，過剰に力の入った，いきんだような発声であり，声帯硬化病変や痙攣性発声障害などの可能性も考えられる[1]。
- 音声障害の評価では，喉頭視診や問診，定量的評価など，判断材料が多いため，1つひとつの検査結果や数字にとらわれがちとなる。患者の発声機能について「呼吸・発声・共鳴」とシンプルにとらえ，重視すべき問題点を整理することも必要である。
- 音声障害臨床では，患者の喉頭の状態を観察する必要があり，医師との連携は必須である。本症例のように，発声を伴う直接訓練は，医学的治療後に開始することも多いため，医師の指示を仰ぐ必要がある。

●言語聴覚士介入のポイント

- 介入時にまず必要なことは，発声のメカニズム，患者の現在の病態について，図や絵などを用いてわかりやすく説明することである．声の衛生の重要性を理解することや，訓練をスムーズに進めるために不可欠である．
- 声の衛生指導では，患者の仕事内容や家庭環境を考慮し，可能な範囲での指導が必要である．声の沈黙期間は，マスクに×印をつけ，筆談をするなど，具体的な方法を指導する必要がある．
- 音声治療における直接訓練では，患者が声を出す頻度が重要である．城本は健常成人女性の場合，日常生活への般化のためには少なくとも1,500回以上の総発声回数が必要としている[2]．
- 訓練が進むにつれて，訓練中の口頭でのフィードバックは，毎回の運動試行ごとに行うよりも5回ごとぐらいに5回分を1回に要約してフィードバックを行うほうが定着がよい[2]．
- 訓練課題は，同じものを反復訓練して段階的に進むよりも，さまざまな段階の難易度の異なる課題を取り混ぜて繰り返したほうが定着がよい[2]．

引用文献
1）日本音声言語医学会：新編声の検査法，医歯薬出版，2009．
2）城本　修，小池三奈子，遠藤裕子ほか，廣瀬　肇監：STのための音声障害診療マニュアル，インテルナ出版，2008．

参考文献
・城本　修：音声障害の行動学的治療―言語聴覚士による音声障害の治療―．耳鼻臨床 100（9）：697-705，2007．

C 成人聴覚障害

1．患者基本情報
- 患者：70歳代　男性
- 主訴：1年前くらいから人との会話が聞き取りにくくなった。補聴器を試してみたい。

＜医学的情報＞
- 医学的診断名：両側感音難聴
- 既往歴：なし
- 家族歴：難聴の家族歴なし
- 現病歴：X年Y月Z日，会話の聞き取りにくさを自覚し，A病院を受診。両側感音難聴と診断され，補聴器の装用を希望し補聴外来受診
- 耳内所見：異常なし
- 純音聴力検査（図1）：
  平均聴力レベル
  （3分法❶）
  右耳50dB・
  左耳55dB
- 語音聴力検査（図2）：
  最高語音明瞭度
  右耳80％（80，90dB）
  左耳70％（90dB）

患者のプライバシー保護の観点から，患者情報における年月日表記などは伏せるようにする（第3章-6参照）。

❶平均聴力レベルの算出方法についても記述する。

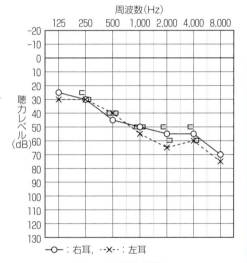

図1：純音聴力検査

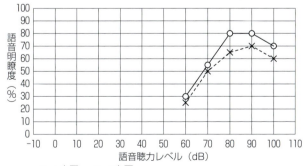

図2：語音聴力検査

<生活面の情報>
- 家族構成：妻と2人暮らし。近隣に娘家族在住
- 職業：無職（元会社員）
- 社会活動：自治会の会合参加（月に1度）
  　　　　　地域清掃ボランティア（月に2度）
- 趣味：油絵，読書
- 身体障害者手帳：該当せず❷
- 補聴器装用経験：なし

❷身体障害者手帳の基準を確認する。

2．評価
1）全体像
話の内容を正確に聞き取れれば，質問に対して的確な返答がある。聞き返しが多い。

2）評価項目
① 問診
- 主訴の確認（補聴器へのニーズ❸）：家族との会話や，会合などで聞こえるようになりたい。
- 会話の聞き取り：静かな部屋で相手が一人だと聞き取れることが多い。複数人での会話は聞き取りにくい。
- 電話・テレビ：電話は左耳で使用しているが，人の名前を聞き間違えることがある。テレビは家族と同じボリュームでは聞こえない。
- その他❹：聞こえが悪いことは家族以外には伝えていない。聞き返せずに，適当に返事をしてしまう。複数人で集まる外出を控えるようになった。
- 家族からの情報収集：聞き返しが多く，何度も同じことを言わなくてはいけない。

② 問診時の行動観察❺：言語訓練室内で口形を見せ大きめの声で話すと，ほぼ正確に聞き取ることが可能である。しかし，声を小さくしたり，発話速度を速くすると，「え？」という聞き返しや聞き誤りが出現する。

③ 質問紙：「きこえについての質問紙2002」
「静かな所」など好条件下では「聞き取れることが多い」が，雑音下など条件が悪くなると，聞き取りの困難さが顕著となる。聞こえにくいことによる心理的な影響が大きい（図3）。

❸補聴器に対する具体的なニーズを確認する。

❹自己の難聴に対する認識や，コミュニケーションが困難な場面でどのような対応をしているのか，ということがとても重要な情報となる。

❺実際に声の大きさや発話速度を変化させながら，聞き取りの状況を評価する。

下位尺度		評価点 1	2	3	4	5
きこえにくさ	比較的よい条件下の語音の聴取		○			
	環境音の聴取			○		
	比較的悪い条件下の語音の聴取				○	
心理的影響・社会	行動			○		
	情緒反応				○	
コミュニケーションストラテジー					○	

図3：きこえについての質問紙2002（補聴器装用前）

3）評価のまとめ[6]

両側中等度の感音難聴を認め，補聴器の適応と考える。極端な明瞭度の低下はみられず，特殊な聴力型ではないことから，補聴器が有効であると推察される。聴力や語音弁別に左右差はなく，両耳装用効果も期待できる。補聴器装用に影響を及ぼす身体的制限はない。

会話の聞き取り困難といったコミュニケーション障害に加え，外出を控えるなど社会的活動にも影響が生じている。また，家族以外に難聴であることを伝えていない点や，具体的なコミュニケーションストラテジーを使用していない点から，補聴器適合と同時に，難聴理解やコミュニケーションストラテジーの習得に対する指導も必要である。

[6]聴力検査の結果だけではなく，実際の会話場面などにおけるコミュニケーション障害の状況把握が重要となる。

3．全体像の整理

	肯定的側面	否定的側面
心身機能	#1　ADL自立	#4　両側感音難聴
活　動	#2　コミュニケーション意欲良好	#5　聴覚障害によるコミュニケーションの制限
参　加	#3　地域活動への参加	#6　地域活動や友人との交流における困難
個人因子	70歳代　男性　元会社員	
環境因子	妻と2人暮らし・通院への同伴あり 近隣に娘家族在住	

ICFの分類に関しては国際生活機能分類，中央法規出版，2003年に準拠。

4．治療方針
1）聴覚リハビリテーション[7]
- 適切な補聴と残存聴力の活用
- 障害認識と社会適応の促進
- コミュニケーション障害の改善

[7]聴覚リハビリテーションは，補聴器の調整だけではなく，障害認識の促進やコミュニケーション障害の改善に対する支援も含む。

5．訓練計画
1）目標
- 短期目標（1か月）：補聴器適合，家庭内での装用の安定，補聴器の着脱，管理の自立，家族との会話場面における聞き取りの改善。
- 長期目標（3か月）：家庭以外のさまざまな場面での装用の安定とコミュニケーション障害の改善。難聴や補聴器の限界についての正しい理解，効果的なコミュニケーションストラテジーの使用。

2）訓練内容
① 適切な補聴と残存聴力の活用
- 補聴器：DSLに基づいて調整された耳掛型補聴器を病院内にて2器種試聴し，家庭で試す補聴器を決定する[8]。
- 装用耳：両耳・片耳の両条件下で試聴し装用耳を決定する。
- 補聴器適合検査：語音明瞭度の測定，環境騒音の許容を指標とした適合評価，音場での補聴器装用閾値測定，補聴器特性図による特性評価，質問紙による適合評価を実施する。

② 障害認識と社会適応の促進
　補聴器の試聴開始前に，本人と家族へ聞こえのしくみ，難聴の種類や特性，補聴器の効果と限界，種類や価格などについてパンフレットを用いて説明を行い，障害理解の促進を図る。

③ コミュニケーション障害の改善
　補聴器を装用しても残存するコミュニケーション障害に対し，コミュニケーションストラテジーの説明を行い習得を促す。

訓練頻度：週に1度～2週に1度

6．訓練経過
1）訓練初回（Z＋2日）
① 障害理解の促進
　難聴や補聴器についての説明を行った結果，「思っていたよりも聞こえが悪いのだと感じた。補聴器だけで解決しないこともあるのだとわかった」との発言が聞かれ，難聴や補聴器についての理解が促進された。

② 補聴器適合
　特性図から最大出力が110dBを超えず，利得が十分であることを確認した補聴器AとB，2種類を試聴し，「ことばが聞き取りやすく，雑音が少ない」とBの補聴器を選択した。音場での補聴器装用閾値は30dB前後であった。雑音のうるささについて許容範囲であることを確認し，補聴器の着脱や管理の練習を行った後，補聴器を貸出した。
　試聴は，両耳装用もしくは片耳装用（右耳）とし，両条件下で比

DSL（Desired Sensation Level）

[8] 補聴器のフィッティングルールについて確認する。

較することとした。装用時間や装用場所，聞こえの状態などについての記録表を渡し記入を求めた。

2）訓練2回目（Z＋7日後）

① 補聴器適合
- 試聴結果：「妻との会話はよく聞こえたが，騒がしい場所では聞き取れなかった。テレビを見ているときに話しかけられても気がつかなかった」との感想が聞かれた。

  装用耳は，「両耳に装用したほうが小さい声でもよく聞こえる」と両耳装用を希望した。

  記録表からは毎日ほぼ5時間程度装用しており，家族との会話，買い物など多くの場面で試聴を行っていたことがわかった。

  人ごみ・車の走行音などの雑音は許容範囲であったが，高い声・食器のぶつかり合う音が「我慢できない」との訴えがあった。補聴器の着脱は可能であり，電池交換やボリュームの調整は実施していなかった。

- 対応：1対1での会話場面では聞き取りが改善しており，補聴器の装用効果を認めた。雑音のうるささの訴えに対し，補聴器の最大出力を下げ，高音域の利得を3dB下げる調整を行った。また，雑音下での補聴効果についての限界を再度説明し，話者に近づく，雑音源から遠ざかるなどのコミュニケーションストラテジーの指導を行った。装用耳は両耳とし，ボリューム調整，電池交換，電話使用の指導を行った。

  耳掛型補聴器を希望し，イヤモールド作成のために耳鼻咽喉科医が耳型を採取した。

3）訓練3回目〜5回目（Z＋21日，Z＋35日，Z＋49日）

イヤモールドは痛みやハウリングなどのトラブルなく装用が可能であった。雑音に対しても許容範囲内となり，補聴器の装用は常時装用となった。うるさい場面ではボリュームを下げ，確実に聞きたい場面ではボリュームを上げるなど，ボリュームの調整方法も習得し，電池交換などの補聴器の管理も可能となった。

障害理解やコミュニケーションストラテジーについては，周囲の人に難聴であること，補聴器を装用していることを伝えることができ，会合などへの参加回数が増加した。妻からは，「以前よりも表情が明るくなり，外出の機会が増えた」，「大きな声を出さなくてもよくなった」との感想が聞かれた。補聴器の装用が安定し，装用効果も感じており購入に至った。

7．再評価

補聴器装用は常時装用となり，自治会の会合にも参加している。ボリュームの調整が可能で，場面によって積極的に調整して活用してい

る。電話の使用は少ない。

聞き取れなかった際の対応となる、発話内容の繰り返しなどは定着していない。

1）補聴器適合検査
- 音場での補聴器装用閾値（ファンクショナルゲイン）（図4）

   装用閾値は30dB前後、ファンクショナルゲインは20～30dB。

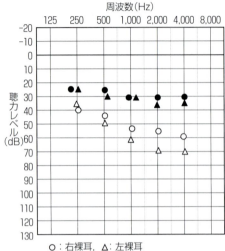

図4：音場閾値検査

- 語音明瞭度（図5）

補聴器装用時の語音弁別能は60dB入力で80％と裸耳の最高語音明瞭度とほぼ等しい。

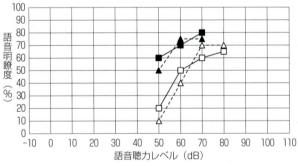

図5：語音聴力検査

- 環境騒音の許容（表1）

  すべて許容範囲

表1：環境騒音に対する許容評価

朗読音65dB　　環境騒音50dB　　（S/N比＋15dB）			
環境騒音	補聴器使用可否		備考
駅プラットホーム	(使用できる)	補聴器を装用するのが困難である	
幹線道路交差点	(使用できる)	補聴器を装用するのが困難である	
レジ袋	(使用できる)	補聴器を装用するのが困難である	
食器洗い	(使用できる)	補聴器を装用するのが困難である	

- 補聴器特性図による特性評価

  最大出力は110dB以下，20～30dBの利得

- 質問紙による評価（図6）

  聞こえにくさの明らかな改善が認められ，それに直接関連した行動にも改善を認めた。コミュニケーションストラテジーの活用についての変化は小さい結果となった。

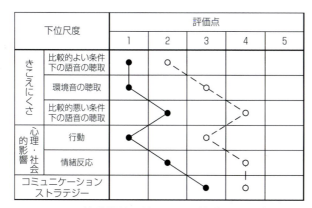

図6：きこえについての質問紙2002（補聴器装用前後）

8．まとめ

　補聴器適合検査，質問紙による評価の結果，補聴器適合は適切な状態と考える。自覚的にもコミュニケーションの改善を感じており，場面に応じてボリュームを調整するなど，補聴器を効果的に活用できている。補聴器適合と同時に難聴理解を促す指導を行った結果，聴覚障害や補聴器の限界についての理解が本人，家族とも促進され，外出などの社会的活動も増加した。

　しかし，長期目標に挙げた発話内容の繰り返しによる確認といった

コミュニケーションストラテジーについては積極的に活用する段階には至っておらず，今後も集団指導なども通して指導を継続する必要がある。

9．考察
① 評価根拠
本症例は両側中等度感音難聴により，静かな環境下での会話においても聞き返しや聞き誤りを認めていた。さらに，集団場面では聞き取りの困難さが顕著であり，社会的な活動の減少も生じていた。

② 治療方針決定の根拠
難聴の程度は中等度であり，語音弁別能が最高80％であることから，補聴器装用により会話の聞き取りが改善される可能性が高いと考えた。

ADLは自立し，定期的な通院も可能であるなど，補聴器を装用するにあたり，特別配慮すべき問題点も認められなかった。

同時に，難聴や補聴器に対する正しい知識の習得や聞き取りが困難な場面で必要となるコミュニケーションストラテジーの習得が必要であると判断し，難聴理解の促しとコミュニケーションストラテジーの指導を立案し実行した。

③ 全体的な問題
本症例は会話場面における聞き取りの困難さに加え，集団での会話を必要とする場への外出が減るなどの社会活動にも影響をきたしていた。

適切な補聴に加え，難聴や補聴器の限界を理解し，補聴器の装用と同時に積極的にコミュニケーションストラテジーを活用できるよう支援をしていく必要があると考える。

● 言語聴覚療法の評価・診断のポイント

成人聴覚障害は，聴力レベルや障害の進展，社会活動やライフステージなどにより多様な障害像を呈する。徐々に難聴が進行する難聴の場合，本人の障害認識や困り感と家族の困り感が一致しない場合も多く，家族に勧められて補聴器の試聴を開始する場合もある。そのため，言語聴覚士は医学的な聴力評価に加え，多くの側面の評価を行う必要がある。家族構成，社会的活動，本人がどの程度自己の難聴やコミュニケーション障害について理解をしているのかなどを把握し，コミュニケーション障害についての評価，診断を行う必要がある。

● 言語聴覚士の介入のポイント

成人聴覚障害のリハビリテーションは「聞こえにくい，あるいは聞こえない耳をもつ人が，十分に自らを活かし，快適な社会生活を送ることを可能にするための専門的な支援」と広く定義され

る。
　補聴器の適切な選択と調整に限定されるのではなく，補聴器の試聴を通して自己の難聴について理解し，補聴後も残存するコミュニケーション障害への対処法を助言指導することが重要である。そして，障害認識と社会適応の促進，コミュニケーション障害の改善が相互に影響することで，補聴器の適合が可能となる。
　高齢になるにつれ，外出の機会や他者とのコミュニケーション場面が減少していくなか，難聴によるコミュニケーション障害やコミュニケーション場面の減少は認知的側面にも影響を及ぼしかねないため，適切な補聴とコミュニケーション障害の改善に向けての支援が必須と考える。

参考文献
・藤田郁代監：標準言語聴覚障害学 聴覚障害学 第2版，医学書院，2015．
・喜多村健編：言語聴覚士のための聴覚障害学，医歯薬出版，2002．
・飯干紀代子，吉畑博代編：高齢者の言語聴覚障害，建帛社，2015．
・小寺一興，細井裕司，真鍋敏毅ほか：補聴器適合検査の指針（2010）．Audiology Japan 53：708-726，2010．
・鈴木恵子：聴覚リハビリテーション施行後の評価法．JOHNS 24（9）：1277-1281，2008．
・鈴木恵子：補聴器適合検査としての『きこえについての質問紙2002』の応用に関する検討．Audiology Japan 52：588-595，2009．
・岡本牧人：聴覚に関わる社会的医学的諸問題「超高齢社会と聴覚補償」．Audiology Japan 56：50-58，2013．

6 生活行為向上マネジメント症例

A　ICFを用いたリハビリ後の社会参加の例①

患者のプライバシー保護の観点から，患者情報における年月日表記などは伏せるようにする（第3章-6参照）。

1．患者基本情報
- 患者：60歳代　男性
- 主訴：早く帰って仕事がしたい

＜医学的情報＞
- 医学的診断名：アテローム血栓性脳梗塞
- 既往歴：高コレステロール血症，便秘症
- 現病歴：X年Y－1月家族が話しかけても返答なく落ち着きのない行動がみられた。その後転倒やことばの出にくさ，タバコをうまく吸えないなど，右上肢の動かしにくさの訴えもあり急性期病院を受診。脳梗塞の診断にて点滴加療。右片麻痺，失語症を認め，X年Y月Z日にリハビリテーション目的で当院の回復期リハビリテーション病棟へ入院となる
- 神経学的所見：意識清明，右顔面を含む右片麻痺
- 画像所見：左中・下前頭回皮質下の梗塞を認める（図1）
- 神経心理学的所見：失語症，注意障害，言語性・動作性保続，遂行機能障害が認められる

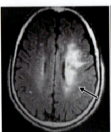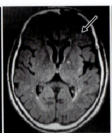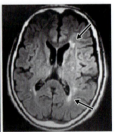

図1：入院時頭部MRI

＜生活面の情報＞❶
- 家族構成：妻，娘夫婦，孫3人の7人暮らし（キーパーソン：妻）（図2）
- 職業歴：運送業，廃品回収（入院直前まで営業）
- 社会活動：特になし
- 教育歴：高校卒業
- 趣味：定期的に家族との旅行に出かけていた

❶生活面の情報は，ICFの背景因子でもあり詳しく聞く。どのような暮らしかを，1日単位から週・月・季節・年単位で把握すると生活像が捉えやすい。この際，生活機能にどのように影響する（促進因子，阻害因子）のかという視点で聞く。

＜他部門からの情報＞❷

- 医師　：全身状態は安定，再発予防に努める。
- 薬剤師：クロピドグレル錠75mg（抗血小板薬），アトルバスタチン錠10mg（コレステロール低下薬），ニセルゴリン錠5mg（脳循環改善薬），レバミピド錠100mg（胃薬），マグミット錠330mg（便秘薬）を服薬中。

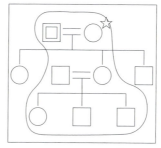

図2：家族構成❸

- 看護師：起居・移乗は一部介助，セルフケアは車いすを使用して一部介助～見守り。移動は車いす自走可能だが，ブレーキ・フットレストの管理の不十分さ，動作要領の粗雑さあり。ナースコール使用は不十分。失語症残存があるがうなづきやジェスチャーでの表現がみられる。
- 理学療法士：Br.Stageは上肢Ⅱ，手指Ⅱ，下肢Ⅲ。右上下肢の筋力低下，表在覚，深部覚低下あり，立位保持は一部介助，平行棒内歩行は長下肢装具にて一部介助レベル。麻痺側振り出し困難で歩行時膝折れあり。
- 作業療法士：入院時は表情暗く，セルフケアの練習は消極的。麻痺側の管理が不十分であり，起き上がりの際に麻痺側上肢を忘れる様子あり。セルフケアは健側上肢を中心に使用して実施。興味・関心チェックシート❹ではADL向上に意欲が高いことがわかった。趣味は特になく，仕事一筋であった。
- 医療ソーシャルワーカー：自営業。妻と2人で運送業を行っている。妻は現在パートで働いており，自営業の運送業は行っていない。今後は，自宅復帰し復職したいとのこと。

2．評価
1）全体像

　頑固で無口な性格であり，表情も暗いことが多い。もともと，家族などの話をあまり聞かないような性格。リハビリテーションには積極的に取り組んでいる。そのほかの時間は，ベッドに臥床している時間が多く，時折ラジオを聴く程度。TVなどの鑑賞も行わない。そのほかコミュニケーション活動もなし。同室者との交流もなかった。

2）評価項目

① 標準純音聴力検査　平均聴力レベル（4分法）右：21dB　左：25dB
② 言語機能検査
- WAB失語症検査：AQ 54/100
- RCPM：30
- トークンテスト：98/166
- 失語症語彙検査（一部抜粋）

---

❷他職種からの情報は，情報そのものだけでなく，している活動としてコミュニケーション能力を把握する。

❸家族の情報も，患者の生活機能への影響が大きいことが少なくないので，詳しく聞く必要がある。

Br.Stage (Brunnstrom)

❹日本作業療法士協会作成。本人にとって意味のある活動を確認するためのシート。各作業項目について「している」，「してみたい」，「興味がある」のうちから該当するものをチェックする。(p.245参照)
ADL (Activities of Daily Living)

AQ (Aphasia Quotient)
RCPM (Raven's Colored Progressive Materices)

語彙性判断：文字7割，音声10割　意味カテゴリー別呼称検査：
　　45/100
　　動詞理解（音声）：9割，表出困難　類義語判断（文字）：8割
- SALA失語症検査
　　文の聴覚的理解：27/48　非可逆文8割，可逆文4割　文の産生：困難

③ 発声発語器官検査
- 右下部顔面神経麻痺を認める
　　口唇の引き動作で健側に比べ運動範囲の低下あり

④ 高次脳機能検査
- コース立方体組み合わせテスト：IQ79.7
- TMT-A：104秒（3箇所誤りあり）　TMT-B：実施困難
- 図形模写2次元：角度の曖昧さがあるがおおむね可能，3次元：立体的な描画困難
- 線分抹消：見落としなし
- FAB：9/18

⑤ コミュニケーションADL
- 時間理解可能
- 金銭管理：大まかな計算は可能
- 電話：使用困難
- 伝言：困難

⑥ 摂食・咀嚼・嚥下機能
- ROAG❺16点（欠損歯多数），RSST 3回/30秒，MWST・FT：プロフィール5

3）言語病理学的診断名
- 前方病変による超皮質性運動失語（中等度）

　　音声言語は，聴力に問題はないが聴覚的理解力は単語レベルで6割，短文レベルで5割。復唱良好で構音障害は認めないが，物品の視覚性呼称は5割程度，文レベルの表出は困難。文字言語は，かな・漢字単語レベルの読解は9割，短文レベルは4割。書字は基本情報から困難。言語機能の4側面に障害を認めており失語症と考えられる。
　　なお，失語症の要素的症状であるアナルトリー，音韻性錯語，喚語困難，単語理解障害のうち，本症例は喚語困難と単語理解障害を認め，またこれらは前方病変（左中・下前頭回皮質下）の梗塞による症状であると考えられる。
　　以上を踏まえ，大槻[1]による失語症分類のフローチャートより，本症例の失語症タイプは前方病変による超皮質性運動失語（中等度）と判断した。

3．ICF整理チャートによる全体像の整理
　図3を参照のこと。

SALA (Sophia Analysis of Language in Aphasia)

TMT (Trail Making Test)

FAB (Frontal Assessment Battery)

❺ROAG (Revised Oral Assessment Guide)：ICUなどで使用される口腔内評価ツール。声，口唇，粘膜，舌，歯肉，歯・義歯，唾液，嚥下の項目をスコア1，2，3で評価する（8点が正常，9～12点が軽微な口腔機能障害，13点以上が中等度～重度の口腔機能障害）。
RSST (Repetitive Saliva Swallowing Test)
MWST (Modified Water Swallow Test)
FT (Food Test)

6 生活行為向上マネジメント症例／A ICFを用いたリハビリ後の社会参加の例①

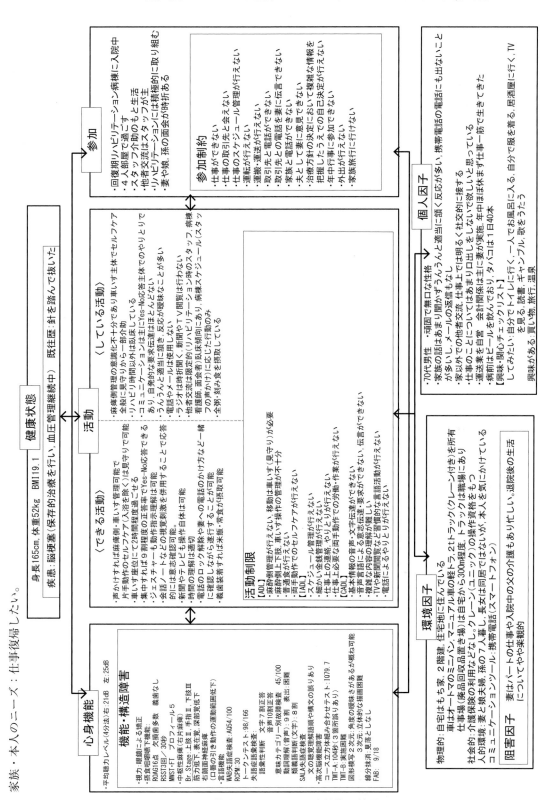

図3：ICF整理チャートによる全体像の整理

4．目標
1）主目標（参加レベルの目標）❻❼
- 自宅復帰し，夫・祖父としての役割を果たす
- 家のことについての重要な決定には夫として意見する
- 会話相手の補助を得ながら複雑な内容についても自己決定が行える
- 家族旅行に参加する
- 年中行事に参加して慣用的な挨拶が行える
- 妻と協力しながら限定的に復職する
- 仕事上での車の運転は妻が行うが，クレーンの操作は本人が主体で行う．また，その際に必要な両手動作での作業は妻が補助を行う
- カレンダーを使用して仕事のスケジュール管理を行う
- 携帯電話での取引先とのやりとりについてメモなどの代償手段を使用しながら妻へ伝言する

2）する活動（活動レベルの目標）❽
- 屋内の移動は独歩にて自立し屋外は長距離の移動ではT字杖を使用する
- 入浴も含め，両手動作でのセルフケアが自立する
- 氏名，住所，電話番号などの基本情報を音声言語で伝達する
- 内部状況について応答的に音声言語で伝達する
- 近況について応答的に音声言語で伝達する
- カレンダーにスケジュールを書き込めるようになる
- 健側上肢にて書類に自分の氏名・住所・電話番号，金額などを書く
- 相手の氏名・住所・電話番号を聞き取って書く
- 新聞・TVを習慣的に見る
- 日常的な簡単なやりとりを音声言語にて行う

3）副目標（心身機能・構造レベル　言語機能について）
- WAB失語症検査のAQ：80/100
- 聴覚的理解力：単語レベル9割，短文レベル　非可逆文9割，可逆文7割
- 発話：視覚性呼称8割，非可逆・能動・2項・主語文頭文の表出が5割
- 読解：単語レベル9割，短文レベル7割
- 書字：基本情報の自発書字可能，基本情報レベルの書き取りが可能

5．支援計画 ❾
- 訓練頻度：毎日　1日40分～80分
- 訓練期間：平成○○年○月○日から△月△日（○日間）

1）社会参加促進・支援
- 他者交流場面への参加を促して顔見知りをつくる
- 他患者も含めて，会話訓練を行う

❻主目標は，参加レベルの目標として捉える．参加は，自宅で行う役割，楽しみ，生きがいなどである．経験が少ないと目標レベルが低くなることが少なくないので注意が必要であり，他の専門職も含め複数のチームで確認することが重要である．

❼目標設定は，参加レベルの目標から考える．そのために，本人・家族のデマンドをしっかり聴取することも必要となる．

❽参加レベルの目標を達成するために必要となる活動レベルの目標を考える．

❾具体的なアプローチ計画も参加レベルから立案することによって，目標志向的なアプローチが実践できる．

- 家族を含めて，近況や今後について会話訓練を行う，また自己決定を促す
- 自宅に試験的に外泊を行い家族と過ごす
- 正月や法事など年中行事の際に外出・外泊をして家族・親戚と交流する
- ピアサポートグループ（地元の友の会）の紹介

2）活動向上訓練
- 氏名，住所，電話番号などの基本情報を音声言語で伝達する
- 内部状況の確認について Yes-No，音声言語（単語レベル）で応答する
- 出来事・体験の自発的伝達，応答的伝達
- 相手の基本情報を小さなメモ用紙に書き取る
- 電話使用した通話内容の書き取り練習
- 通話内容の伝言の工夫（電話をハンズフリーにしてメモする）の練習
- 新聞記事やニュースについて感想を応答的に答える
- 身振りや描画，文字を使用しながら生活歴について具体的な情報交換を行う
- スケジュールに合わせて自身で移動するように促す

3）機能回復訓練
- 単語絵カードと仮名・漢字文字単語のマッチング
- 仮名・漢字単語の音読・復唱的音読
- 単語絵カードの復唱的呼称
- 単語絵カードの呼称
- 短文の復唱
- 助詞の理解が必要な物品操作
- 単語～短文の書き取り
- 動詞の表出
- 文の表出練習
- マッピングセラピー

4）環境因子に対するかかわり[10]
- 制度的：介護保険の申請・利用
- 人的：家族に対する障害説明，コミュニケーション方法の指導
- 物的：コミュニケーションツールの活用（携帯電話，新聞，TV）

6．訓練経過

- 入院1か月：ナースコールを使用してスタッフを呼べる場面が増えた。車いす移乗は自立。
  Yes-No応答以外にも単語レベルでの自発的表出，ジェスチャーの使用を認めるようになったが，まだ喚語困難は顕著であり推測でき

[10] 環境調整により実際にしている活動（コミュニケーション活動など）が向上するので，環境へのアプローチも必ず考慮する必要がある。

ない場合も多い
- 入院2か月：入浴以外のセルフケアが車いすで自立。具体的な単語表出が増加し，推測可能な場面が増加した。また，居室から出て他者交流する場面も見られるようになった
- 入院3か月：新聞やTV閲覧，携帯の使用など，余暇時間のコミュニケーション活動が徐々に拡大。同室者との交流も習慣的になってきた
- 入院4か月：聞き手の推測のもと音声言語主体で，出来事の伝達ができるようになってきた。また，聞き手が文字を併用しながら意思確認することで，今後のことについて具体的に相談できるようになってきた。携帯電話を使用して，仕事上の取引先からの電話に対応したり，またそのことを妻に伝言する場面がみられるようになった

7．再評価（入院5か月時）
1）全体像
笑顔が増え，慣れたスタッフに対しては音声言語とジェスチャーを交えながら冗談を言ったりする。理学・作業・言語聴覚療法には時間になるとリハビリテーション室まで自分で来て準備をしている。リハビリテーションの時間外でもベッドに座りテレビや新聞を見たり，スマートフォンのゲームを行ったりしている。自主訓練に取り組む一面もあり。同室者とは積極的な交流あり。家族にも自分から電話をかけている。病棟内ADLは入浴も含め自立。

① 言語機能検査
- WAB失語症検査：AQ77/100
- RCPM：30
- 失語症語彙検査（一部抜粋）
意味カテゴリー別呼称検査：89/100　動詞理解（音声）：9割，表出9割
- SALA失語症検査
文の聴覚的理解：37/48 非可逆文8割，可逆文6割　文の産生：16/22（2項文まで15/17）
SALA失語症検査　文の聴覚的理解：語順レベル　文の産生

② 高次脳機能検査
- コース立方体組み合わせテスト：IQ90.0
- TMT-A：48秒（誤りなし）　TMT-B：非実施
- 図形模写2次元/3次元：おおむね適切に可能
- WAIS：動作性IQ87
- CAT：視覚性抹消課題（図形）正答率100％　所要時間：年齢平均よりやや下

WAIS (Wechsler Adult Intelligence Scale)
CAT (Clinical Assessment for Attention)

③コミュニケーションADL
- 電話：発着信可能，あらかじめ用意したメモを使用した伝達も可能
- 書き取り：電話番号程度は可能，個人名や住所などは書き誤りあり

④摂食・咀嚼・嚥下機能
- ROAG 9点（上下部分義歯装着），米飯・常食摂取

8．まとめと今後の課題

　脳梗塞による超皮質性運動失語（前方病変）を呈した60歳代男性の症例である。約5か月の経過にて，屋内のセルフケアは短距離は独歩，長距離はT字杖歩行にて自立，屋外歩行は最大800m見守りのもと可能，コミュニケーションは推測のもと音声主体にて簡単なやりとりが可能となった。さらに試験外泊は2度実施し，入浴を含む自宅内の活動が1人で行えること，家族・親戚間のコミュニケーションが妻の補助のもと行えることが確認できた。復職については，仕事場の物品運搬（最大10kg），クレーンの操作は行えることは確認できたが，職務における具体的なコミュニケーション内容やその際の課題抽出は行えていない。

　退院後は，自宅復帰し妻と協力しながらの復職を目指す予定である。介護保険サービスは，通所リハビリテーションに見学後，利用回数などを具体的に決定する予定となっている。なお，本症例は訪問リハビリテーションの必要性が高く，入院中からも本人・家族・ケアマネジャーと検討を重ねたが，妻が多忙であることや，本人が仕事のことにあまり深く立ち入られたくないとの理由から，退院直後のサービス利用につなげられていない。

　担当ケアマネジャー，通所リハビリテーションスタッフには退院後の課題として，自宅周囲における独歩での動作の安全性確認，右上肢の疼痛管理・生活場面での使用頻度拡大，コミュニケーション時の工夫，復職に向けた課題整理などを挙げ，情報提供を行った[11]。とりわけ言語面については，復職に際してのコミュニケーションにおける課題の整理と，入院中に行っていた個別的なかかわりの継続の必要性を明記し情報提供を行っている。訪問リハビリテーションについては必要に応じて再度提案してもらう予定である。

[11] ケアマネジャーや他施設との情報交換では言語機能やコミュニケーション面だけでなく，生活面全般の情報交換が求められ，言語障害と生活との関係を十分把握していく必要がある。

＜引用文献＞
1）大槻美佳：失語症の定義とタイプ分類．神経内科 68（suppl 5）：155-165，2008．

● 言語聴覚療法の評価・診断のポイント

- 評価は全体像に基づいて諸検査を行うもので，言語機能検査などの結果が，患者の全体像や日常のコミュニケーション状況に，どのように影響しているかという視点で捉えることが重要である。
- 家族の言語障害などの理解度，今後の訓練への協力や関心なども把握することが望ましい。患者にとって家族は人的環境因子であり，促進因子にも阻害因子にもなり得る。
- 生活機能（心身機能，活動，参加）を向上させるために，言語機能がどのように影響するのか，あるいは生活機能の低下は，言語機能障害（ここでは失語症）だけによるものなのかなどに注意する。個人因子や環境因子も影響する場合が多いので，その関係を捉えることが肝要である。

● 言語聴覚士介入のポイント

- 主目標の具体像が活動であり，可能な限り具体的に明示することで，本人・家族への説明や理解も得やすくなる。
- 心身機能，活動，参加へのアプローチについては，必ずしも心身機能から始めるのではなく，直接，参加や活動にアプローチするほうが効果的な場合が多いので注意する。訓練は参加レベルの目標を達成するために行うのであり，その最も効果的な方法や順序には配慮しなければならない。
- 心身機能が改善するだけでは参加目標が達成するわけではないことを，高いレベルで自覚する必要がある。
- 自宅訪問することでアプローチ方法の手がかりが多く得られるので，積極的に行う。本人が同行することでコミュニケーション状況や参加レベルの情報も多く得られることが少なくない。
- 実際の訓練では，参加レベルの目標を達成するために行っているという参加の具体的な姿を繰り返し行うことが肝要であり，参加目標を具体的に説明することで，訓練を行うことが目標となってしまうことを防ぐことができる。訓練を行うことが目標で楽しみ（訓練人生）とならないように常に注意する。

興味・関心チェックシート

氏名：＿＿＿＿＿＿＿＿＿＿年齢：＿＿＿歳　性別（男・女）記入日：H＿＿年＿＿月＿＿日

　表の生活行為について，現在しているものには「している」の列に，現在していないがしてみたいものには「してみたい」の列に，する・しない，できる・できないにかかわらず，興味があるものには「興味がある」の列に〇を付けてください．どれにも該当しないものは「している」の列に×をつけてください．リスト以外の生活行為に思いあたるものがあれば，空欄を利用して記載してください．

生活行為	している	してみたい	興味がある	生活行為	している	してみたい	興味がある
自分でトイレへ行く				生涯学習・歴史			
一人でお風呂に入る				読書			
自分で服を着る				俳句			
自分で食べる				書道・習字			
歯磨きをする				絵を描く・絵手紙			
身だしなみを整える				パソコン・ワープロ			
好きなときに眠る				写真			
掃除・整理整頓				映画・観劇・演奏会			
料理を作る				お茶・お花			
買い物				歌を歌う・カラオケ			
家や庭の手入れ・世話				音楽を聴く・楽器演奏			
洗濯・洗濯物たたみ				将棋・囲碁・ゲーム			
自転車・車の運転				体操・運動			
電車・バスでの外出				散歩			
孫・子供の世話				ゴルフ・グランドゴルフ・水泳・テニスなどのスポーツ			
動物の世話				ダンス・踊り			
友達とおしゃべり・遊ぶ				野球・相撲観戦			
家族・親戚との団らん				競馬・競輪・競艇・パチンコ			
デート・異性との交流				編み物			
居酒屋に行く				針仕事			
ボランティア				畑仕事			
地域活動（町内会・老人クラブ）				賃金を伴う仕事			
お参り・宗教活動				旅行・温泉			

出典）日本作業療法士協会作成

B　ICFを用いたリハビリ後の社会参加の例②

1．患者基本情報
- 患者：70歳代　男性
- 主訴：少しでも食べられるようになって早く自宅へ帰りたい

<医学的情報>
- 医学的診断名：廃用症候群
- 既往歴：高血圧，大腸憩室炎，腎盂腎炎，パーキンソン病，痔瘻および前立腺肥大の手術歴あり
- 現病歴：×年〇月〇日，発熱がありA病院へ救急搬送。誤嚥性肺炎の診断によりA病院へ入院。翌日より言語聴覚士が介入し食事の摂取を行うものの，嚥下や自己喀痰は不十分であり食事摂取量は安定しなかった。同年Y月Z日，リハビリテーション目的で当院の回復期リハビリテーション病棟へ転院となる。
- 神経学的所見：意識混濁（傾眠），著明な麻痺はなし
- 神経心理学的所見：認知機能の低下，注意障害

<生活面の情報>
- 家族構成：妻との2人暮らし，近隣に娘2人が住んでいる（キーパーソン：妻）（図1）
- 職業歴：会社役員
- 社会活動：特になし
- 教育歴：大学卒業
- 趣味：犬の世話，TV鑑賞（相撲・野球），ゴルフ，囲碁

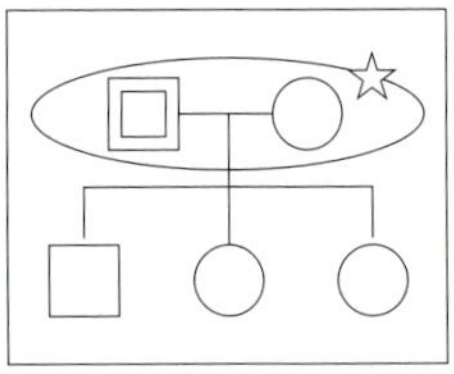

図1：家族構成

<他部門からの情報>
- 医師：全身状態は安定，栄養状態の改善，肺炎の再発予防に努める。
- 薬剤師：ドロキシドパカプセル100mg（ノルアドレナリン作動性神経機能改善剤），カルフィーナ錠1μg（活性型ビタミンD_3製剤），ニュープロパッチ9mg（抗パーキンソン剤），マドパー配合錠（パーキンソン病治療剤）を服薬中。
- 看護師：起居・移乗，セルフケアは全介助。移動はリクライニング車いすに離床し介助にて行っている。口腔内乾燥が強く，頻回なマウスケアと夜間の吸引が必要。声かけに返答がみられることもあるが，明瞭度が低く聞き取れないことが多い。前院では末梢静脈栄養を行っていたが，栄養状態改善のために経鼻経管栄養が開始となった。
- 理学療法士：ヤールの重症度分類Ⅴ❶。四肢の麻痺は認めない。左右上下肢の筋力低下，手指関節・手関節・肩関節に拘縮あり。全身

患者のプライバシー保護の観点から，患者情報における年月日表記などは伏せるようにする（第3章-6参照）。

❶パーキンソン病の重症度を示す指標として，ヤールの重症度分類と生活機能障害度が用いられる。ヤールの重症度分類では，ふるえなどの症状が片方の手足のみである場合をⅠ度，両方の手足にみられる場合をⅡ度，姿勢反射障害がみられるようになった場合をⅢ度，日常生活に部分的な介助が必要になった場合をⅣ度，車いすでの生活や寝たきりとなった場合をⅤ度として分類される。

の筋緊張は高く，上肢の安静時振戦がみられている。立位保持は一部介助，前方腋下介助歩行にて数メートル歩行可能。
- 作業療法士：入院時，表情や声かけに対する応対は乏しかったが，最近は担当者の顔を覚え笑顔もみられるようになった。もともと自宅で妻が介護をしていたが，本人の協力動作を待たずに介助することが多く，今後家族指導も必要。
- 医療ソーシャルワーカー：今回の肺炎発症以前より，妻と2人暮らしであった。日中はリクライニングのいすに横になって過ごしていたとのこと。介護保険は要介護5。デイケアと訪問リハビリ（作業療法）を週3回ずつ利用していた。最近食事摂取量は減っていた❷とのことで，10時頃と夕食の2食，家族と同じものをなんとか食べていた。家族としては，少しでも経口で食べられるようになったら早めに自宅へ帰りたいとの意向。

❷パーキンソン病による嚥下障害と考えられるが，今回の誤嚥性肺炎に至るライフスタイルや食事状況に問題がないかを考えることも重要である。

2．評価
1）全体像
真面目で穏やかな性格であるが，妻に対してはいら立ちをみせることもある。日内変動により覚醒度や介助量にはムラがある。リハビリ以外の時間はベッドに臥床しており，TVなどの鑑賞も行わない。妻は毎日来院しているが，小柄であるため現在の本人の状態では介護に不安がある。

2）評価項目❸
① 標準純音聴力検査　平均聴力レベル（4分法）右：24dB　左：22dB
② 発声発語器官検査
- 運動低下性構音障害
- 発話明瞭度4（ときどきわかることばがある）
- 口腔周囲筋群，舌筋の筋力低下を認める
- 顎関節の脱臼や頸部の筋緊張亢進により常に開口している状態

③ 高次脳機能検査
- 覚醒が不十分であり検査の導入は困難
- 生活場面の観察より，日時や場所の把握は困難。家族や担当スタッフの顔はわかる程度

④ コミュニケーションADL
- 時間：理解困難
- 金銭管理：困難
- 電話：使用困難
- 伝言：困難

⑤ 摂食・咀嚼・嚥下機能
- ROAG18点，RSST 0回/30秒，MWST・FT：プロフィール3，

❸パーキンソン病の薬の影響で機能変動があることを念頭において評価，記録する。状態が良いときと悪いときの違いやその時間なども確認することで，今後の訓練計画に役に立つこともある。

ROAG (Revised Oral Assessment Guide)

RSST (Repetitive Saliva Swallowing Test)
MWST (Modified Water Swallow Test)

FT (Food Test)
MNA (Mini Nutritional Assessment)

MNA：3（低栄養）
- 舌圧：測定困難
- 口腔内湿潤度：25未満（高度乾燥）ムーカスにて
- 嚥下造影検査（Z＋1日）リクライニング30～60°，ゼリー・とろみ水使用
　先行期：声かけに開眼，食物認知良好．摂取は介助を要す
　準備期：閉口や咀嚼不十分であり，食塊形成困難．ゼリーはスライス法にて対応❹
　口腔期：舌での送り込みに時間を要す
　咽頭期：嚥下反射惹起遅延．喉頭蓋・梨状窩に残留を認め，嚥下反射促通手技で追加嚥下．誤嚥や呼吸変化は認めなかった
　食道期：良好
- 食形態：全粥・ソフト食・とろみ茶（段階2）を昼食のみ摂取

3．ICF整理チャートによる全体像の整理
図2を参照のこと．

4．目標
1）主目標（参加レベルの目標）
- 自宅復帰し，デイサービス・訪問リハビリを利用しながら妻との2人暮らしを再開する
- 昼食時，妻が調理した煮魚や市販品のゼリー，プリンを，リビングのリクライニング式のいすに座り妻介助のもと，楽しんで摂取できる
- 娘の訪問があったときは，食卓を囲んでとろみをつけた酒を数口楽しめる❺
- 家族についての重要な決定事項には，妻の確認により夫としての意見を伝達できる
- 家族が選言的質問を行うことで自己決定が行える❻
- 用事があったときに「おーい」と妻を呼べる
- 年中行事に参加して慣用的な挨拶が行える
- 車いすを使用して，妻介助のもと庭や自宅周囲の散歩が行える．その際は地域住民からの声かけに会釈や挨拶が行える
- デイサービスでレクリエーションに参加し，他者と交流が行える

2）する活動（活動レベルの目標）
- 屋内の移動は妻の手引き歩行にて行い，屋外での長距離の移動は車いすを使用する
- 上がり框や玄関前のアーチの段差は，左右腋下からの2人介助（妻と娘あるいは妻と送迎スタッフ）で昇降する
- 入浴はデイサービスを使用，更衣・整容は本人の協力動作を得ながら

❹咀嚼を評価することは大変重要であり，口腔機能向上のための食形態の選択時にも必要となる．また，歯周病や歯の欠損，義歯の状態も視診と触診で確認，とりわけ高齢者では義歯の適合は口腔機能の良不良によることもあるため，口腔周囲筋の状態もしっかりと評価する．

❺酒を飲むことは活動だが，酒を家族とともに楽しむことは，参加レベルと考える．

❻家族の選言的質問に答えることは活動レベルだが，夫として自己決定することは参加レベルである．

6 生活行為向上マネジメント症例／B ICFを用いたリハビリ後の社会参加の例②

家族・本人のニーズ：少しでも食べられるようになって自宅に帰りたい。

健康状態

身長 174cm　体重 40.5kg　BMI13.3
疾患：老眼、眼鏡による矯正はなし
既往歴：高血圧、腎盂腎炎、大腸憩室炎、パーキンソン病、痔瘻手術歴、前立腺肥大手術歴

心身機能

- 平均聴力レベル（4分法）右：　左：
- 視力：老眼、眼鏡による矯正はなし
- 摂食嚥下機能：
  ROAG11点　欠損歯上顎前歯　義歯なし
  RSST0回/30秒
  MWST・FT　プロフィール3
  口腔内湿潤度27
- 中枢性麻痺　なし
- 筋力低下
- 運動低下性構音障害
- 発話明瞭度4
- 口腔周囲筋群、舌筋の筋力低下
- 顎関節脱臼
- 高次脳機能検査
  検査の導入困難

機能・構造障害

- 廃用症候群

活動

＜できる活動＞

- 覚醒がよいときは声かけと動作の誘導にて寝返りが行える
- 「イチーテーン」の声かけだけで手引き歩行が5m行える
- 車いすに30分は離床できる
- 2人介助でトイレの便座に座ることができる
- 選定的質問で意思確認が行える
- TVをつけれは鑑賞できる
- リクライニング車いすを使用すればとろみ茶やゼリー類が食べられる

＜している活動＞

- セルフケアは全介助、移動は車いすですべて行う
- リハビリ時間以外は臥床している
- 排泄はオムツを使用しているベッド上
- 本人からの発話が聞かれず意思確認が行えない
- TVの閲覧は行っていない
- 言語聴覚療法訓練以外は経口摂取していない
- 他者交流や会話相手は限定的（妻と担当スタッフ）

活動制限

【ADL】
- 寝返りや起居・移乗動作が一人で行えない
- 移動は車いす
- 食事はゼリー食以外摂取できない
- トイレで排泄が行えない
- 更衣や整容、口腔衛生が行えず一人で清潔を保てない

【IADL】
- 薬の管理、金銭管理、買い物や外出ができない

【CADL】
- 基本情報の音声・文字伝達ができない
- 音声言語による意思伝達・要求・伝言できるときとできないときがある
- 複雑な内容の理解が難しい
- TVや新聞閲覧など習慣的な言語活動が行えない
- 電話が行えない

参加

- 回復期リハビリテーション病棟入院中
- 個室で過ごす
- スタッフ来院している妻が介助のもとに生活
- 他者交流は担当スタッフと家族が主
- リハビリテーションへの参加は覚醒により浮動的
- 妻の面会は毎日、2人の娘の面会が時々ある

参加制約

- 家族と自宅で過ごせない
- 家族と食卓を囲めない
- 吸引など医療的な管理が必要で、スタッフルーム前の個室から大部屋に移れない
- 夫としての意見が伝わらない
- 地元の人との交流がもてない
- 外出が行えない
- 家族旅行に行けない

個人因子

- 70代男性　・真面目な性格
- 妻に対しては口調が厳しくなることがあるが、娘やスタッフには穏やか
- 会社役員として、責任の大きい仕事を一筋にしていた
- 薬を飲むことに抵抗があり、パーキンソン病は対症療法で治療していた
- 現役時代は酒を毎晩晩酌していたがパーキンソン病の診断後は酒をたしなむ程度
- 趣味はゴルフや囲碁、TVでの野球・相撲観戦、リビングで犬と寛ぐこと
- 和食好き、特に焼き魚を毎日食べていた

環境因子

物理的：自宅は持ち家、2階建て、住宅地に住んでいる
門から玄関までのアプローチが長く段差が3段ある
車は本人、妻は所有しておらず、娘のオートマチックの普通車のみ

社会的：もともと要介護5。週3回デイサービスと訪問リハビリテーションを利用していた

人的環境：妻と2人暮らし。息子は遠方だが、娘2人は近隣に住んでおり時々訪問時間がある
コミュニケーションツール：電話やメモなどは使用しない

阻害因子

妻は小柄で現在の本人の介護に不安をもっているが、今まで自宅で介護してきた経験もあるため、介助動作が自己流になりやすい

図2：ICF整理チャートによる全体像の整理

ら妻介助で行う
- 排泄は尿意伝達を音声で行い，尿器またはオムツ交換で対応する
- 食事は胃瘻の造設を検討し，3食経管栄養にて栄養管理を行いながら，少量の経口摂取を妻介助にて継続する
- 内部状況について，応答的に音声言語または表情変化で伝達する
- 近況について，応答的に音声言語または表情変化で伝達する
- TVでスポーツ観戦（野球・相撲）をする
- デイサービス3回／週，訪問リハビリ作業療法2回／週，言語聴覚療法1回／週を利用する

3）副目標（心身機能・構造レベル　言語機能について）
- 発話明瞭度3（聞き手が話題を知っているとわかる程度）
- ROAG12点
- RSST　2回／30秒
- MWST・FT：プロフィール4
- 口腔内湿潤度：25以上

5．支援計画
- 訓練頻度：毎日　1日40分〜80分
- 訓練期間：X年Y月〜Y＋1月（35日間もしくは5週間）

1）社会参加促進・支援
- 自宅に定期的に外出・外泊を行い家族と過ごす
- 外出・外泊と併せて在宅訪問を行い，自宅環境での経口摂取方法について確認・指導する
- 家族を含めて，選言的質問を使用した会話訓練を行う，また自己決定を促す
- 妻を含めて車いすで散歩を行い，すれ違った人への挨拶を促す
- 集団訓練の場に参加し，他者交流や風船バレーなどの活動を行う

2）活動向上訓練❼
- 妻介助にてリクライニング車いすに離床し，口腔リハ・ケアをともに行う
- 安全に経口摂取が行える姿勢や一口量，とろみのつけ方についてパンフレットを作成し妻とともに確認しながら経口摂取を行う
- 内部状況の確認について音声言語（単語レベル）または表情変化で応答する
- 更衣や経管栄養開始前のタイミングで尿意を問い，尿意の有無を音声で行う
- 一日の過ごし方を検討し，妻の来院時には離床してTV鑑賞する時間をつくる

3）機能回復訓練
- リクライニング車いすへの離床

❼1日の流れのなかで，どの時間にどの活動を行うのかを考え，臥床時間を少なくするように働きかける。

- 口腔リハ・ケア
- 唾液腺マッサージ
- 口腔周囲筋群・舌筋のストレッチや筋力増強訓練
- 発声訓練
- 咳嗽訓練
- 構音訓練
- 咽頭アイスマッサージによる寒冷刺激入力
- 唾液嚥下訓練
- 経口訓練

4）**環境因子に対するかかわり**
- 制度的：介護保険のサービス内容の見直し
- 人的：家族に対する介助指導，コミュニケーション方法の指導
- 物的：福祉用具の再選定

6．訓練経過

- 入院1週間：リクライニング車いすへは30分連続離床可能となった。朝夕食は経鼻経管栄養にて対応し，昼食のみ言語聴覚士介入にて，リクライニング60度全粥・ソフト食・とろみ茶（段階2）での経口訓練開始。覚醒状態が浮動的であったほか，一口目の嚥下反射が特に遅延しやすく，経口摂取量は数口〜5割程度と安定しなかった

- 入院2週間：体調の確認や顔見知りのスタッフへの挨拶ができるようになってきた。食事は，昼食時の経口訓練を継続しているが，依然として摂取量は安定しなかった。本人・家族は今回の入院以前より，胃瘻の造設がいずれ必要になるであろうと考えており，第一に早期に自宅退院をしたい希望が聞かれていたため，家族を交えたチームカンファレンスを実施。急性期病院〜現在まで経口摂取が安定しなかったことや，今後の自宅生活をできるだけ長く続けることを優先し，胃瘻造設の運びとなる

- 入院3週間：A病院に胃瘻造設のため数日間転院。当院再入院後，再度VF実施。胃瘻造設前と嚥下機能は大きく変わらず，咀嚼・舌での送り込みの低下や嚥下反射惹起遅延を認めたが誤嚥はなかった。自宅でも経口摂取を楽しみとして継続できるよう，家族指導を行っていくこととなる

- 入院4週間：妻へ経口摂取方法の指導を開始。併せて，歯科衛生士と協働して口腔ケア方法の指導，管理栄養士と協働して安全に経口摂取できる調理方法の指導を行った。病棟看護師からは胃瘻の管理や注入方法の指導があった。本人・リハスタッフ同行で自宅への外出訓練を行う。

7．再評価（入院5週間時）
1）全体像
日中の覚醒状況は依然として浮動的であるが，覚醒がよいときはリクライニング車いすに離床して病棟内を妻と散歩したり，顔見知りのスタッフからの声かけに笑顔がみられたりするようになった。経口摂取は，言語聴覚士同席のもと，妻の介助でプリンやゼリー類，茶わん蒸しが楽しめるようになった。セルフケア場面では，声かけで協力動作が得られることが増えており，妻の介助への不安は軽減している様子。

① 発声発語器官検査
- 運動低下性構音障害
- 発話明瞭度4（聞き手が話題を知っているとわかる程度）
- 閉口すると口輪筋のしわが見えるようになった
- ポジショニングとリラクゼーションにて安静時の開口幅は軽減

② 高次脳機能検査
- 覚醒が不十分であり，依然として検査の導入は困難

③ コミュニケーションADL
- 時間：理解困難
- 金銭管理：困難
- 電話：使用困難
- 伝言：困難

④ 摂食・咀嚼・嚥下機能
- ROAG11点，RSST 1回/30秒，MWST・FT：プロフィール4
- 口腔内湿潤度：27
- 嚥下造影検査（Z＋42日） リクライニング30～60度，ゼリー・とろみ水使用

  先行期：声かけに開眼，食物認知良好
  準備期：入院時に比し閉口は行える。咀嚼は弱く，ゼリーはスライス法での対応を継続
  口腔期：舌での送り込みに時間を要す
  咽頭期：嚥下反射惹起遅延。喉頭蓋・梨状窩に残留を認めたが，誤嚥や呼吸変化はなし
  食道期：良好
- 食形態：L0ゼリー，ゲル化剤を使用したペースト食，とろみ茶（段階2），いずれも少量

8．まとめと今後の課題
パーキンソン病により自宅で妻介助のもと，生活していたが，誤嚥性肺炎後の廃用症候群にて入院となった70歳代男性の症例である。5週間の経過にて，屋内の移動は妻介助による手引き歩行，または覚醒に合わせて車いすを使用して一部介助で可能となった。屋外の移動は

妻が起居・移乗動作を介助し，車いすにて行うこととなった．経口摂取は，リクライニング車いすを使用し，妻介助にてプリン・ゼリー類や妻調理のペースト食を食べられるようになった．コミュニケーションは，本人と話題が共有できていれば会話内容の推測がつくようになり，慣れたスタッフには時折冗談も聞かれるようになった．入院中に行った外出訓練では，本人同行で自宅内での動作を確認した．特に経口摂取については，食卓のいすが低く円背となりやすかったため，入院前より本人が休息用に使用していたリビングのリクライニング式のいすにて行うこととした．今後は，自宅への外泊を行い，セルフケア全般や胃瘻の管理も含め，妻介助にて過ごす予定である．

本症例は，本人・家族ともに自宅でできるだけ長く暮らしたいという希望が強く聞かれており，退院後は，自宅復帰し妻介助のもとでの2人暮らしを再開する予定である．今後の課題の1つとして，誤嚥性肺炎の予防が挙げられるため，今までは利用していなかった訪問言語聴覚療法の利用を提案した．その結果，介護保険サービスは，利用回数の見直しを行い，デイサービスに週3回，訪問リハビリ作業療法を週2回，言語聴覚療法を週1回利用することとなった．訪問リハビリ言語聴覚療法には，妻への経口摂取の介助指導の継続や，パーキンソン病の進行による嚥下機能の変化に対応してもらえるよう直接情報提供を行った．また，訪問看護や医師の往診の利用も検討中である．

● 言語聴覚療法の評価・診断のポイント

- 心身機能，活動，参加を図2にまとめることで，効果的なアプローチが考えられた．また，その関係性を捉えることで，訓練の優先順位も考えられるようになる．
- 個人因子を十分把握することで，患者との効果的なかかわり方も考えられるようになる
- 廃用症候群の患者では，これまでの生活スタイルの問題で廃用につながっていることもあるため，これまでの1日の過ごし方などの評価も重要となる．
- 廃用症候群では，複数の心身機能の低下があるため，身体機能だけではなく，心肺機能や内臓機能，精神機能などにも影響していることを考慮する必要がある．

● 言語聴覚士介入のポイント

- 胃瘻のため口腔および口腔周囲の廃用につながらないよう指導しなければならない．そのため，家族への情報提供と家族指導，また施設への情報提供も大切である．
- 廃用症候群では，より活動的な生活につながるように，退院後の1日の過ごし方を考慮した入院中のかかわりが重要となる．臥床時間をできるだけ少なくする工夫を家族や施設との情報交換で行うことも大切である．
- 誤嚥性肺炎をできるだけ防ぐため，口腔ケア，口腔リハビリテーションの指導を家族や施設スタッフにも行う．

〔編著者〕

深浦　順一（ふかうら じゅんいち）	国際医療福祉大学大学院医療福祉学研究科	第1章1
爲数　哲司（ためかず てつし）	国際医療福祉大学福岡保健医療学部	第1章2，第3章3-B，第4章3-A
内山　量史（うちやま かずし）	春日居サイバーナイフ・リハビリ病院	第2章1・2

〔執筆者〕（執筆順）

森　淳一（もり じゅんいち）	言語リハビリテーションセンター言の葉	第2章3，第4章6-A・B
立石　雅子（たていし まさこ）	元目白大学保健医療学部	第3章1・6
佐藤　睦子（さとう むつこ）	総合南東北病院	第3章2
城本　修（しろもと おさむ）	県立広島大学保健福祉学部	第3章3-A
長谷川賢一（はせがわけんいち）	元東北文化学園大学医療福祉学部	第3章4・6
鈴木　恵子（すずき けいこ）	おぎはら耳鼻咽喉科	第3章5
中川　良尚（なかがわ よしたか）	仁生社江戸川病院	第4章1-A
渡辺　基（わたなべ もとい）	東京慈恵会医科大学附属病院	第4章1-B
山本　映子（やまもと えいこ）	済生会東神奈川リハビリテーション病院	第4章1-C
小田柿誠二（おだがきせいじ）	谷津保健病院	第4章1-D
目黒　祐子（めぐろ ゆうこ）	東北医科薬科大学病院	第4章2-A
小森　規代（こもり のりよ）	国際医療福祉大学保健医療学部	第4章2-B
橋本　香織（はしもと かおり）	南東北福島病院	第4章2-C
木羽　朋子（きば ともこ）	慶應義塾大学病院	第4章2-D
佐藤伊久生（さとういくお）	総合南東北病院	第4章2-E
治田　寛之（はるた ひろゆき）	東邦大学医療センター佐倉病院	第4章2-F
田中　眞一（たなか しんいち）	医療専門学校　水戸メディカルカレッジ	第4章3-B
小牧祥太郎（こまきしょうたろう）	鹿児島医療技術専門学校	第4章3-C
石川　幸伸（いしかわ ゆきのぶ）	国際医療福祉大学福岡保健医療学部	第4章3-D
櫻庭ゆかり（さくらば ゆかり）	仙台青葉学院短期大学	第4章4-A
平田　文（ひらた あや）	国際医療福祉大学保健医療学部	第4章4-B
森本　邦子（もりもと くにこ）	佐賀大学医学部附属病院	第4章4-C
志和　智美（しわ ともみ）	秀公会あづま脳神経外科病院	第4章4-D
阿部　千佳（あべ ちか）	倉敷中央病院	第4章5-A
鎌田　佳代（かまた かよ）	大和徳洲会病院	第4章5-B
梅原　幸恵（うめはら さちえ）	北里大学病院	第4章5-C

言語聴覚士のための臨床実習テキスト―成人編

2017 年（平成 29 年） 4 月 25 日　初 版 発 行
2023 年（令和 5 年） 2 月 10 日　第 7 刷発行

編著者	深 浦 順 一
	爲 数 哲 司
	内 山 量 史

発 行 者　筑 紫 和 男
発 行 所　株式会社 建 帛 社 KENPAKUSHA

〒112-0011　東京都文京区千石4丁目2番15号
　　　　　　TEL（03）3944-2611
　　　　　　FAX（03）3946-4377
　　　　　　https://www.kenpakusha.co.jp/

ISBN 978-4-7679-4539-2　C3047　　亜細亜印刷／プロケード
Ⓒ深浦・爲数・内山ほか，2017.
（定価はカバーに表示してあります。）　　　　　Printed in Japan

本書の複製権・翻訳権・上映権・公衆送信権等は株式会社建帛社が保有します。

JCOPY 〈出版者著作権管理機構　委託出版物〉
本書の無断複製は著作権法上での例外を除き禁じられています。複製される場合は，そのつど事前に，出版者著作権管理機構（TEL03-5244-5088，FAX03-5244-5089，e-mail：info@jcopy.or.jp）の許諾を得て下さい。